東日本大震災後の健康調査から見えてきたこと

大槌町 保健師による全戸家庭訪問と被災地復興

村嶋幸代・鈴木るり子・岡本玲子[編著]

明石書店

はじめに

　あの震災から、早1年になろうとしています。
　2011年3月11日14時46分に発生した東日本大震災は、巨大津波と火災を伴い、多くの人々の貴重な命や生活の糧を奪ってしまいました。亡くなられた方々に深い哀悼の念を捧げるとともに、ご家族やご親族、友人を亡くされた方々に心からお悔やみを申し上げます。
　本書は、この震災によって甚大な被害を受けた岩手県大槌町（おおつちちょう）で、震災後1カ月半の時点で、全国から集まった保健師たちによる全戸家庭訪問の記録です。
　大槌町は、岩手県南部、三陸海岸に面した、人口16,058人、世帯数6,408世帯（平成23年2月28日現在）の町です。東日本大震災で、巨大津波、引き続いて火事に襲われ、人口の1割以上を失ってしまいました。特に、町役場まで津波が押し寄せ、町長はじめ役場職員が多数亡くなったばかりか、基本的な帳簿類が失われてしまい、行政機能も麻痺してしまいました。
　「このままでは住民の健康状態が悪化してしまう！」「自殺が心配」「健康管理台帳を復活させる必要がある」と考えたのが、この町の元保健師、鈴木るり子さんです。鈴木さんは、28年間大槌町で保健師として勤めていました。今回の震災でも、大槌町の本宅と親戚を亡くしています。彼女は、全戸訪問をしながら、生存者の健康問題を把握したいと考えました。震災の経験や健康問題、困り事等について話を聞き取りながら住民のケアを行い、そこから、次の支援を行う手掛かりを得たいと思ったのです。
　大槌町の保健師さんたちからも、「自分たちは、今は、やりたくても家庭訪問できないので、手を貸していただけるとありがたい」という希望が述べられ、また、町からも全面的に協力が得られることになり、実施に踏み切りました。
　訪問調査の呼びかけは、一般社団法人全国保健師教育機関協議会、NPO

法人公衆衛生看護研究所、全国保健師活動研究会を通して行いました。その結果、全国から137人の保健師たち（現職と保健師教育機関の教員、医師や言語療法士等）が血圧計を持って参加してくださいました。

　農家の作業小屋に寝袋で泊まり、「保健師」と印字された黄色いベストを着用して、地図を片手に住民基本台帳のデータを貼った健康調査票を持って訪問しました。住民の安否確認をし、血圧を測り、震災後の生活や健康状態についてお話をうかがい、ご質問も受けました。ご相談に、すぐに答えられる場合には回答し、わからない場合は調べてお答えしました。宿舎では、住民から出された質問や重要な情報を朝晩のミーティングで共有し、必要な場合には印刷物にして配布しました。現実の重さに暗くなりがちな心を、参加者同士で支えあいました。延べ555人の保健師の訪問活動の中で見えてきたのは、震災によるダメージと、以前からあった町の健康課題、予防活動の大切さ、そして、大槌町を愛し、この町で生きていこうとする人々の存在でした。

　平成23年4月22日（金）～平成23年5月8日（日）の調査期間中に、3,728件の家庭訪問、5,082件の相談を行いました。そこで発見された「支援が必要な人」282人（うち、2週間以内に支援が必要な53人〈1.0％〉、3カ月以内に必要な229人〈4.5％〉）については、すぐに町の保健師につなげ、フォローをお願いしました。この訪問調査で、大槌町民の86.8％の安否を把握・確認できました。そこで得られたことを基に、提言を含む報告書『岩手県大槌町民の健康状況把握のための訪問調査に基づく提言（第一報）』を、5月7日に大槌町副町長（大槌町長職務代行者）に手渡しました。

　その後、調査結果である健康調査票は、調査票の設計をした岡山大学岡本玲子教授が、改めて大槌町の依頼を受け、大学の倫理委員会の承認を得て、平成23年度厚生労働省老人保健事業推進費等補助金（老人保健健康増進等事業分）を受けて「地震による津波で被災した一人暮らし高齢者・高齢者世帯の生活再構築のための支援過程の構造化」事業として情報の整理と分析を行いました。その結果の一部は本書にも掲載されています。また、すべての健康調査票や分析可能にした情報をパーソナル・コンピュータに入れ、そのコンピュータを報告書（第二報）と一緒に、9月6日に大槌町にご返却・寄贈

はじめに

いたしました。町職員の方々には、説明会も行いました。

　大槌町では、8月下旬の選挙で、碇川豊新町長が選ばれました。また、仮設住宅では、入居者による自治会もできてきました。これからは、復興に向けて弾みがつくと期待されます。調査に参加した全国の保健師たちからは、「今後も、長く大槌町に関わって、見守っていきたい」という希望が述べられています。町の方々や、大槌町に関心を持たれる多くの方々と一緒に、これからも大槌町に関わっていきたいと考えています。

　最後になりましたが、本調査は、参加したボランティア保健師だけでなく、快く受け入れてくださった大槌町の方々、また、多くの人々に支えられて遂行できました。心から感謝申し上げます。

2012年2月

一般社団法人全国保健師教育機関協議会会長
東京大学大学院医学系研究科教授
村嶋幸代

目次 ◉ 大槌町　保健師による全戸家庭訪問と被災地復興

はじめに　3

第1章　調査の発端と意義…………………………………………13
1. 調査の発端　13
2. 全戸家庭訪問の目的　14
3. 全戸家庭訪問の意義　15
   1）「保健師による全戸家庭訪問」の特徴／2）町民にとって／3）実施したボランティア保健師たちにとって／4）被災地に対する支援のあり方／5）学術の萌芽

第2章　大槌町の概要……………………………………………19
第1節　被災前の大槌町の状況　19
第2節　被災後の大槌町の状況　24
　　1）東北地方太平洋沖地震の概要（気象庁発表資料等から）／2）大槌町の詳細な被災状況（平成23年11月30日現在）

第3章　調査の準備から報告会まで……………………………33
1. 全戸家庭訪問調査の準備　33
   1）3月11日〜全戸訪問調査に至るまで／2）4月9-10日：現地事前視察（鈴木、村嶋）／3）健康調査票案の作成と修正／4）4月15-17日：現地事前準備（鈴木、岡本、岸、草野）／5）4月18-21日：岡山大学での調査準備／6）4月22日：調査開始前日に至るまで
2. 参加者の募集　40
3. 参加者の事前準備　調査の手引きの送付　40
4. 本調査（全戸家庭訪問）　47
5. 事後処理　51
   1）5月8日：第一報の報告まで／2）9月6日：第二報の報告と10月6・7・13日住民説明会／3）一般社団法人全国保健師教育機関協議会　東日本大震災復興支援　教育・研究プロジェクトの設立

第4章　全戸家庭訪問で行った調査の結果……………57
第1節　人口移動　57
1. 地震・津波が大槌町の人口にもたらした影響——大槌町2011年5月8日時点の人口ピラミッド　57
   1) 目的／2) 方法／3) 結果／4) まとめ
2. 大槌町内の人々の津波被害による住む場所の変化——元住所と現在の住所との比較から　61
   1) 目的／2) 方法／3) 結果

第2節　全戸家庭訪問による調査の分析からわかったこと　64
1. 町民の健康課題——地震・津波の影響と元からあった課題　64
   1) 調査対象者数と調査者の総合所見／2) 受診・服薬状況／3) 現病歴・既往歴／4) 血圧の実態および自覚症状との関係性／5) 自覚症状／6) 心理的初期対応を要する状況／7) まとめ

第3節　家庭訪問で見出された、早急に対応が必要な者・支援の必要がある者の概況　78
1. 方法　78
2. 結果　79
   1) 「早急に対応が必要」「支援の必要があり」と判断されたケースの概況／2) 支援が必要な理由とケースの例／3) 「早急に対応が必要」「支援の必要があり」の比較
3. まとめ　81

第4節　大槌町民の復興への思い——フォーカスグループインタビュー　82
1. インタビューの方法　82
   1) 焦点／2) 参加者／3) 方法／4) 実施日時および場所
2. インタビューの結果　83
   1) 復興のために私たちができること／2) 復興のために必要なこと
3. まとめ　88

第5章　大槌町から学んだこと、復興への提言……93
第1節　医療・福祉・保健の被災状況と提言　93
1. 被災前後の医療資源の状況　93
2. 被災前後の福祉資源の状況　98
   1) 調査の概況／2) 福祉施設の調査結果

3. 被災前後の保健資源の状況　104
   4. 大槌町の医療・福祉・保健資源に関わる課題　106
      1）医療資源に関わる問題／2）福祉施設等の調査（社会資源調査）からみた課題／3）今後の体制づくりに向けて
 第2節　生業の重要性と復興への提言　就業に関して　112
      1）生業の重要性／2）大槌町の生業／3）被災による打撃／4）被災からの復興に向けて／5）保健師の役割
 第3節　大槌町の仮設住宅の現状と課題　116
   1. 日々の生活の積み重ねが復興後のまちをつくる　116
   2. 生活の基礎としての住環境──仮設住宅の問題点　116
      1）長引く仮設生活を支えられるだけの質があるか／2）仮設住宅の問題点とその対処方法
   3. コミュニティケア型仮設住宅　117
      1）サポートセンターの設置／2）仮設住宅の工夫／3）岩手県遠野市、岩手県釜石市での実装
   4. 大槌町の仮設住宅地の難しさ　120
      1）用地不足／2）安渡地区仮設住宅
   5. 住環境の抱える具体の課題と後付アップグレード　122
      1）自治組織の立ち上げ／2）コミュニティ住環境点検活動／3）後付アップグレード
   6. 仮設住宅から復興住宅へ　124
 第4節　教育の重要性と復興への提言　125
   1. 失われた教育の場　125
   2. 新たな教育ビジョンの萌芽　126
   3. 今後の教育に生かすべきこと　127
 第5節　母子保健　128
   1. 全戸家庭訪問で見出された問題　128
      1）子どもの精神状態（心）に関する問題／2）子どもの心身症状に関する問題／3）子どもの健康管理に関する問題／4）子どもの生活環境に関する問題／5）親自身の健康不安の問題
   2. これからの課題と対策　131
 第6節　成人保健　133
   1. 生活習慣病のリスク　133
   2. 慢性疾患悪化のリスク　134

3．震災によって生じた心理社会的問題　135
　　4．今後必要となる支援　136
　　5．医療・保健・福祉体制の整備　137
第7節　高齢者保健　138
　　1．震災前から病気をもっていた人の生活に生じた変化　138
　　2．ふつうの生活に津波が与えた変化と新たな健康問題　140
　　3．復旧と復興の高齢者保健に向けて　140
第8節　精神保健　142
　　1．大槌町における精神保健ニーズの把握　142
　　　　1）全戸家庭訪問における被災状況／2）避難所における被災状況／
　　　　3）こころのケアチームからの情報
　　2．大槌町における震災後の精神保健の課題　147
　　　　1）震災による精神的問題の増加への対応／2）大槌町の復興と精神保
　　　　健
　　3．大槌町における精神保健対策　149
　　　　1）大槌町における今後の精神保健対策の提案／2）対策の具体的内容
　　4．災害支援における保健師の役割　152
第9節　総括：保健師活動の戦略として重要なこと──町の復興に向けて
　　　　のステップ　154
　　1．町民が元気になる保健医療福祉活動を！　154
　　　　1）こころの元気のために／2）からだの元気のために
　　2．町民が戻り、新たな人を連れてくる町づくり　156
　　　　1）ひとが増えるために／2）物流と交流の発展のために
　　3．大槌町民同士の生き抜く力をひとつに！　157
　　　　1）大槌を愛する町民を核に再生を！／2）津波を忘れない防災・減災
　　　　意識の伝承

第6章　保健師活動に向けた提言 　159

第1節　保健師活動の基盤となる家庭訪問──50日目に行う重要性　159
　　1．大槌町での家庭訪問への参加　159
　　2．大槌町での全戸家庭訪問からの学び　160
　　　　1）「帰りのバスは16時まで迎えに来ませんから、できるだけ多く訪問
　　　　してください」／2）一戸一戸から深く学ぶ訪問／3）健康状態を気遣

うことからはいることができる保健師の強み／4）個人だけでなく家族の健康状態と日常生活の実際を把握すること
  3. まとめ　165
第2節　全戸訪問調査ボランティア保健師の学び　166
  全国から集まった参加者の声　166
第3節　大規模災害（津波）に必要な保健師の教育・訓練と派遣方策　196
  1. 東日本大震災の災害としての特徴と保健師として必要なこと　196
      1）東日本大震災の特徴／2）全戸家庭訪問で明らかになった、保健師として求められたこと
  2. 保健師教育で必要な健康危機管理の内容　198
      1）「健康危機管理」が、保健師の教育内容として指定規則に位置づけられた／2）指定規則で求めている健康危機管理の内容／3）全戸家庭訪問で保健師教育に活用できると考えられた事項／4）新指定規則でも不足と認識された事項：「被災地の人々の暮らしをみる」
  3. 現任教育として　202
      1）家庭訪問（アウトリーチ）技術の重要性／2）地域全体を見て地域の資源を確保する先見性・統合性／3）防災計画に保健師がより深く関わることの重要性／4）保健師を、防災本部のメンバーとして位置づける
  4. 保健師の派遣について気づいたこと　204
      1）申し送りを地元で行い、地元保健師の負担軽減と効果的な情報提供を行う／2）保健所保健師の役割と保健師数確保の重要性
  5. 今後、取り組むべき課題　206
      1）大規模災害時に、保健師による全戸家庭訪問でニーズを把握し、予防に生かす必要性／2）ITの活用

第7章　全戸家庭訪問におけるマネジメント……209

第1節　概要　209
  1. 基本はセルフマネジメント　209
      1）調査の呼びかけと参加者の募集／2）ボランティア参加者の準備と現地入り／3）訪問調査時の注意事項／4）大槌町健康状況把握訪問調査の手引き
  2. 見える化の組織マネジメント　216
      1）統一ベストの着用／2）依頼文書の携行
  3. 調査本部の設営と事前準備　216
      1）調査拠点の確保／2）拠点の設営／3）生活できるようにするため

の最低限の配慮／4）食糧の確保／5）留守番兼調理担当者の確保／6）調査に直接必要な用紙類／7）調査用具、後方機器（パソコン等）、コピー機の準備／8）その他の物品

4. 調査時のマネジメント　220
1）毎朝夕のミーティング　調査内容の質の保証・調査事項の統一／2）住民基本台帳の復活に向けて（住民基本台帳を復活するための入力作業）／3）報告書（第一報・提言書）の作成／4）到着時間の確認と説明／5）次の日のスケジュール作成・調査宅の決定／6）宿舎の清掃等／7）経費のマネジメント・会計

5. 交流・講演会の企画——参加者の学びを深め、町民や役場職員も学べるような工夫　225
1）講演会の企画／2）フォーカスグループインタビュー（FGI）の企画と実施／3）医療・福祉・保健資源の被災状況の把握——企画と実施

第2節　衣食住　227
1. 食生活について　227
2. 住生活について　228
3. 衣生活について　231

第3節　1日のスケジュール（平成23年4月30日（土）の1日）　232

大槌町　保健師による全戸家庭訪問調査（平成23年4月22日〜5月8日）日報のまとめ　236

寄付者　238

全戸家庭訪問　参加者名簿　240

大槌町保健師全戸家庭訪問調査関連　報道記事一覧　245

編集後記　247

第1章
調査の発端と意義

1. 調査の発端

　これが、日本で起こっていることだろうか！　これって本当なんだろうか？
　3月11日の夕方、テレビに映し出される映像を見て、東京に居る筆者には、正直信じられなかった。
　その後、毎日の報道では、大津波の爪痕の大きさを報じていた。
　「何かしたい！」と思っても、どうしてよいかわからなかった。
　一方で、全国保健師教育機関協議会（以下、全保教）の会員校からは、東北の関係者を心配する声が上がってきた。多くの会員校は無事だったが、東北ブロックの岩手看護短期大学の鈴木るり子教授については、なかなか連絡が取れなかった。しかも、親戚が被災したらしい、という情報が入ってきた。
　もともと、鈴木るり子さんは全保教の会計を担当しており、その会議が、3月30日に開催されることになっていた。震災後、わずか19日目である。新幹線も止まっているのに、果たして岩手から東京に来ることができるのだろうか？　会議自体を延期したほうがよいのではないかと、危ぶんだ。
　しかし、鈴木さんは、盛岡発の夜行バスで、元気に東京に来た。朝6時30分東京駅日本橋口着である。そこで、もっと遅い時間から始める予定だった会議を、急遽午前中からに早めることにした。岡山から上京する副会長の岡本玲子さんも前の晩に東京に泊まることにし、もう一人の副会長岸恵美子さんも来て、朝9時から鈴木さんの話を聞いた。写真も見せていただいた。
　涙なしには聞けない話だった。
　大槌町にあった鈴木さんの本宅も流され、町で暮らしていた7人の親戚の命を失っていた。何よりも、町の大勢の人たちが命を落としていた。「悲

惨！」「もう悲惨！！」と叫ぶ鈴木さんの言葉に、私たちは声を失った。

しかし、「こんなことしてはいられないわ。自殺が増えるわ。何とか食い止めなくては……」「とにかく、みんなの安否を確認しなくては……」という鈴木さんの発言に、私たちは、自分たちがなすべきことを理解し、同時にその大変さを思った。

町の保健師たちが、長年にわたって町民の健康管理をしてきた記録も、すべてが失われていた。住民基本台帳すら無かった。

そのような中で、全国から保健師たちを集めて家庭訪問をする。

当初、まったく予想もできない計画だったが、3月30日に鈴木さんが話した内容と写真を全国の保健師教育機関の教員たちに送ると、「自分たちも何かしたい！」という反応が多数寄せられた。これだと、何とかなるかもしれない……。そう思うようになった。

調査票は岡本玲子さんが担当することになり、筆者は、本当に調査をしたほうがいいのだろうか？を考えるために、4月8日の夜行バスで盛岡に向かった。バス停で待っていた鈴木さんと合流し、大槌町で副町長等に会い、全戸家庭訪問を計画したい旨を話し、了解を得た。町の保健師たちにも会い、全戸家庭訪問をすれば、その結果を生かしていただけると確信し、調査を遂行することにした。

その後、全国の会員校に情報を流してボランティアを募ると、多数の応募があり、訪問調査が実施可能となった。詳細は、第3章をご覧いただきたい。

2. 全戸家庭訪問の目的

目的は大きく2つである。

1つ目は、震災後1カ月半の時点で、大槌町民の健康状態を家庭訪問によって把握し、支援が必要な人を見出して、支援につなげることである。

2つ目は、安否確認により住民基本台帳を整備することである。

最終的には、これらの調査結果を基に、町の復興に向けて提言し、将来的に町の保健福祉計画等の策定に生かしていただくことを目的とした。

3. 全戸家庭訪問の意義

1)「保健師による全戸家庭訪問」の特徴

　今回の「保健師による全戸家庭訪問」には、いくつかの特徴がある。

　まず、震災後1カ月半しか経っていない時期に行ったこと、次に、大槌町の農家の作業小屋に泊まり、合宿しながら訪問調査を行ったこと、家庭訪問で出された疑問を即座に調べ、調査した保健師自身が直ちに対象者に伝えたこと、対象者の中で緊急に対応が必要な人が見つかったら、即座に医療につなげたことである。また、「早急に対応が必要」（2週間以内に対応が必要）、「支援の必要あり」（3カ月以内に対応が必要）と判断したケースを抽出して町の保健師につなげ、早期の対応を依頼した。そして生存者の確認と人口ピラミッドの作成、地域資源の被災状況の把握、フォーカスグループインタビューにより住民の声を集約し、復興に向けての提言書を作成したことである。

2) 町民にとって

　このような中で、全戸家庭訪問は、まずは、町民の健康相談にのったという意義があったといえよう。特に、避難所だけでなく、一軒ずつ訪問して様子を見に来てくれたことに大変感謝された。

　実際に、「保健師さんに話を聞いてもらって良かった」「震災後、初めて血圧を測ってもらった」などの言葉が聞かれた。直接被災をしなかったために、一時罪悪感に悩まされたという町民もおり、保健師が、資料を見せながら回復の経過を説明したところ、「今日保健師さんに会ってお話ができ、また気持ちが楽になりました」と話されたということである。

　重度の褥瘡など、もっと直接的に、身体症状を見て医療につなげたケースもあった。

3) 実施したボランティア保健師たちにとって

　このような町民の反応は、実は、面接に歩いた保健師（教員）たちにも、大きな意義があった。

　「久しぶりの家庭訪問で、保健師らしさを感じた」「"保健師に会って話が

できて気持ちが楽になった"と言われて、私（ボランティア保健師）にとっても貴重な体験になりました」「"保健師です"というと"ちょうどよかった、お母さんの血圧を測ってください"と来るのを待っていてくれた」「保健師は住民の最も身近な支援者、相談者であることを再確認した」等々の感想が参加者から寄せられた。

「住民のニーズの高い時期に、そのタイミングを逃さずに地区に入っていくことの重要性を改めて感じ、そういうことができる保健師という職業の価値を感じることができた」という参加者の感想に代表されるように、今回の調査では、「家庭訪問で地区に入っていく」保健師の専門性を、保健師である参加者自身が改めて認識したことも大きな成果であった。

近年、保健師活動では、家庭訪問の件数が激減している。その背景に、業務量の増加や定数削減・人員不足等があるのは確かであろうが、一方で、これは、「専門職として必要性を感じたら、呼ばれなくても家庭を訪問し、自分の目で大丈夫か否かを確認する」という保健師としての職業の基本が崩れかけていることでもあり、放置できない事態である。

今回の家庭訪問調査は、このような保健師の活動方法・活動スタイルの重要性を再認識させてくれた。「地域の人たちが待っている」という感覚が参加した保健師（教員）たちに力を与え、次へのエネルギーになったことは、調査の副産物である。

4）被災地に対する支援のあり方

被災地に対する支援のあり方も、今回考えさせられたことである。

被災地への保健師派遣は、従来、国から都道府県を経由して市町村に出される。このため、各県から派遣された保健師たちは、保健所に申し送ることになる。また、避難所につめていれば、それ以外の住民、例えば半壊の家に住み続けている住民のニーズが拾えるわけではない。

本当は、被災した町の職員が、派遣されてきた専門職やボランティアのコーディネートができるのがよいのであろうが、町職員にはとても、そのような余裕はない。今回は、町の元保健師が実質的にコーディネートしたことになる。今後、このような役割を、どの機関が、どのように持つか、が、課

題として浮かび上がってきた。

　また、派遣期間も、1週間の滞在期間では短いという一方で、それ以上長くなるとさまざまな無理が生じる、ということもある。

　そのような、支援のあり方についても学んだ訪問調査であった。

5）学術の萌芽

　さらに、今回の調査には、学術の萌芽という側面もあるだろう。災害保健看護学、または災害公衆衛生学の構築である。

　被災地の復興に関しては、①住民や職員、支援に訪れた人々の健康が守られること、②当事者である住民自身が復興を担えること、③保健医療福祉資源が維持・整備され、機能することが重要である。今回の全戸家庭訪問から、被災地では、各々独自のニーズがあることがわかった。例えば、保健医療福祉サービスを利用していた者が、津波で流されるなどして一時的に減少することにより、サービスが維持できなくなる恐れがあること、その回復には時間が必要なこともわかった。これらの知見は、保健師の教育の際に、公衆衛生看護学の健康危機管理として生かせる。健康危機管理は、平成22年改正の指定規則に盛り込まれ、保健師の修業年限が6カ月から1年に延長された際の重点項目である。

　構築される学術として期待される事項は、保健師が家庭訪問を通して拾い上げたニーズに、地域の保健医療福祉資源やマンパワーの状況を勘案しながら必要事項を提案する地域診断方法であり、自治体の復興施策に反映できる事柄である。また、自ら立ち上がろうとしている住民をエンパワメントし、住民自身の復興への取り組みを支援する方法論である。

　被災地の復興を促進するための学術、アクションリサーチの方法論を開拓していく一歩ともなると期待される。

　その他、さまざまな出会いと学びがあった。詳しくは、各章をご覧いただきたい。

【村嶋幸代】

第2章
大槌町の概要

第1節
被災前の大槌町の状況

　大槌町は岩手県の中部に位置する。リアス式海岸の三陸海岸と、大槌湾、船越湾に面し、海岸から山のほうに細長い形をしている。北上山地から大槌湾へと南東方向に注ぐ大槌川、小鎚川がある。北は山田町と宮古市、西は遠野市、南は釜石市に隣接している。総面積200.59k㎡を有し、83.37％を山林が占めている（図1）。

図1　大槌町の位置

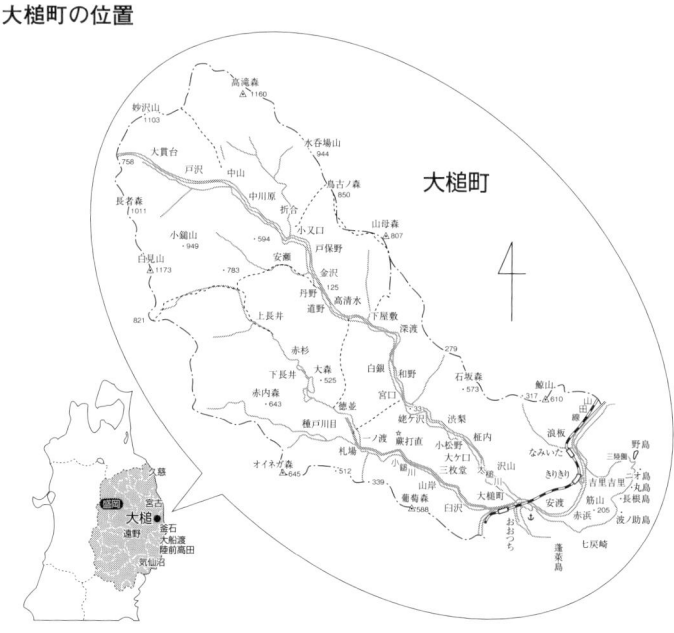

大槌町は、津波による自然災害を受けてきた地域でもある。その歴史をみると、869年、1611年、1896年に津波があり、三陸沿岸で溺死した人は各々数千人に及んだ。また、1933年の三陸大津波、1960年のチリ地震大津波でも甚大な被害を受けている。このため、三陸大津波の日にちなむ毎年3月3日には津波に対する防災訓練を行ってきた。
　大槌町は度重なる津波により多くの被害を受けてきたが、宅地面積確保のために埋め立てが行われ、宅地を造成し、町を発展させてきた経緯がある。
　人口は大槌湾に面した海沿いに集まり、山手の西部では人口が少ない。大槌町役場、消防署、町立図書館などの町の主要施設も海沿いに立地していた。主要道路や鉄道も海岸沿いを走っていた。道路は国道45号線・大槌バイパスが整備され、バスの3路線は住宅のある地域を運行していた。また、タクシー会社は沿岸に3カ所あった。町外へのアクセスは、大槌駅から花巻空港までは、JRで約3時間、東北新幹線の新花巻駅まで約2時間30分かかっており、交通はやや不便であった。
　平成22年国勢調査によると、漁業従事者は4.9%であるがそれに伴う製造業は23.7%と漁業関連従事者が約3割を占めている。大槌町は、江戸時代から続く新巻鮭をはじめアワビやウニの海産物を町の特産物としている。人口一人当たりの市町村民所得は170万円で、岩手県平均の236万円より低い。平成20年の大槌町町勢要覧によれば、町の活気に対する住民のイメージは低いものの、大槌町の半数以上の住民が町への愛着や定住意向をもっている。
　大槌町は振興山村、辺地、過疎地域に指定されている。平成22年国勢調査による大槌町の総人口は15,276人、65歳以上4,948人、高齢化率32.4%（全国23.1%）である。全体の人口は減少傾向にあるが、高齢者人口は増加傾向にあり、町民の3人に1人が高齢者である。75歳以上の後期高齢者は2,518人と高齢者人口の50%を占め、全国（48%）と比較してやや高い。年齢ごとの人口構成では、20歳～29歳の割合がとても低い。55歳～64歳の割合が高く、今後高齢者人口、後期高齢者人口ともに増加が予測される（図2、3、4）。
　大槌町には、介護福祉施設2カ所（50床・60床）、介護老人保健施設1カ所（96床）の計3カ所の他、認知症のグループホーム1カ所、小規模多機能1カ所がある。在宅で生活している高齢者の6割以上は子等の家族と同居し

第 2 章 大槌町の概要

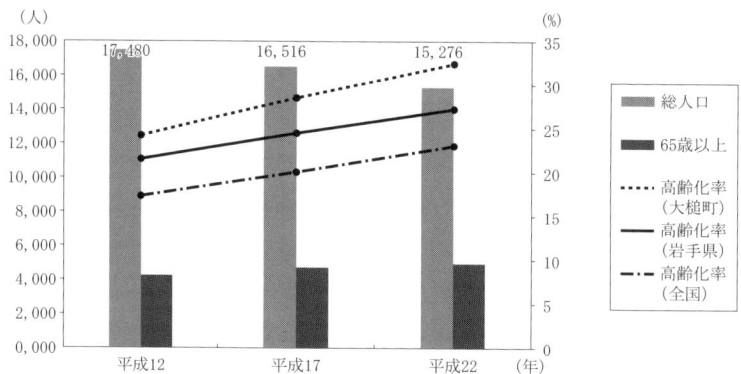
図2　大槌町の総人口と高齢化率の推移[8]

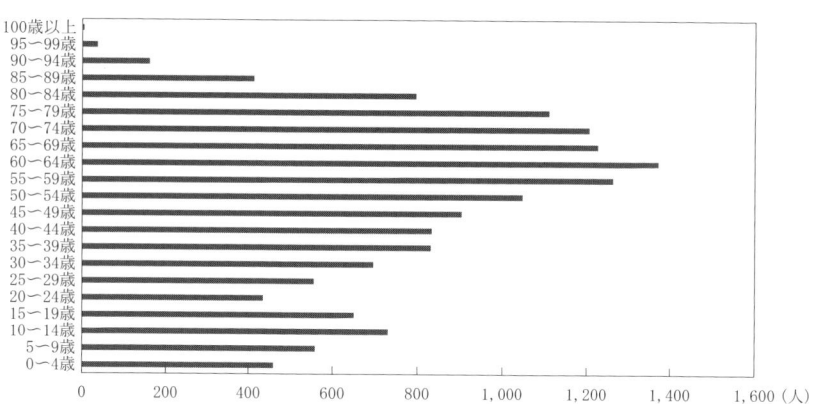
図3　年齢5歳階級別人口（平成22年）[8]

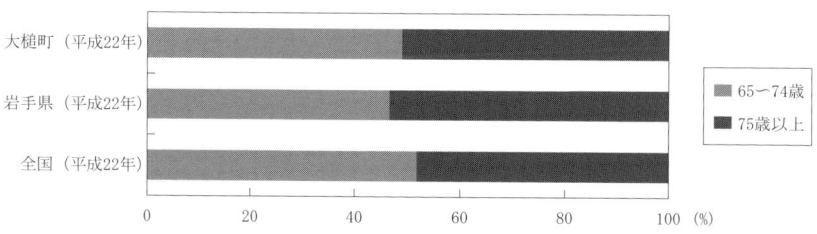
図4　高齢者人口に占める後期高齢者の割合[8]

ており、家族からの支援は受けやすい状況にある（図5）。平成22年度の要介護度の割合を全国と大槌町と比較したところ、大槌町では要支援の割合が全国の半分と少ないのに対し、要介護3以上が多い（図6）。

平成20年の大槌町の死因は心疾患が最も多く、次いで悪性新生物、脳血管疾患と続いている。その他の死因では、人口10万対の自殺率（平成20年）が釜石圏域（釜石市・大槌町）で37.2であり、岩手県33.7、全国の24.0と比較して高い。基本健康診査受診率（平成17年）は33％（県42％）と低く、がん検診受診率（平成18年）も、乳癌検診を除いたすべての検診（胃・子宮・肺・大腸）で全国を下回っている。基本健康診査の異常所見としては、総コレステロールや血圧が高値を示した割合が多い。また、高齢者の疾患分類は、

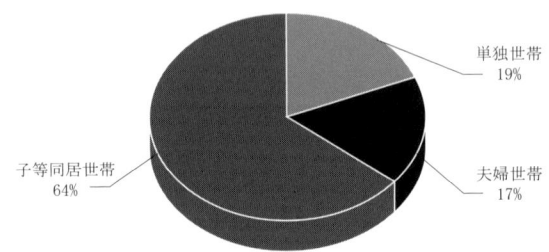

図5　大槌町の高齢者世帯の内訳[11]

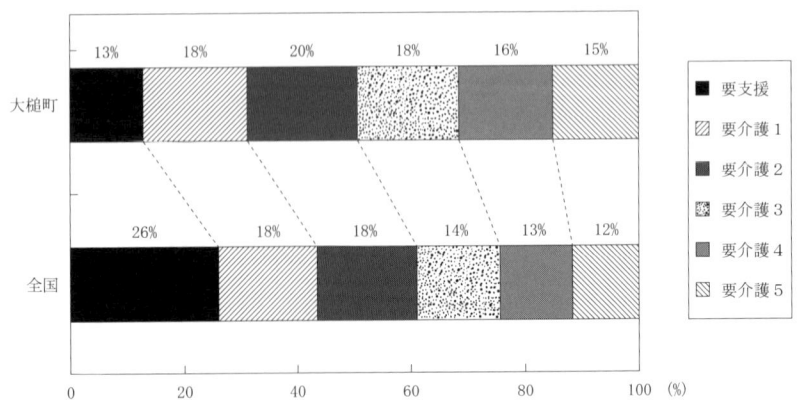

図6　要介護度別認定者数――全国と大槌町の比較（平成22年度）[10,11]

高血圧等の循環器系疾患が多い。

　医療機関に関して、釜石圏域（釜石市・大槌町）には、圏域の中核病院である県立釜石病院と地域病院である県立大槌病院があり、これらの公立病院がほぼ急性期、一般医療を担っている。長期療養、精神科医療等は、それぞれ民間の専門病院が担ってきた。県立大槌病院は60床（内科常勤医師3人、整形外科医・皮膚科・眼科・循環器内科・外科・婦人科派遣）、県立釜石病院は272床（心療内科・精神科・神経内科・皮膚科なし）で24時間体制で機能している。しかし、釜石圏域での人口10万対の医療者数（平成16年）は、医師84（全国200.9）・歯科医師72.6（全国31.2）で、医師充足率は80％未満である。かかりつけ医へ通院している住民も多いが、診療所は医師の高齢化に伴い廃業傾向にある。

　被災前の大槌町の概要から、以下の課題が挙げられた。
- 産業基盤の脆弱性からくる20代の人口減少と町民の高齢化
- 住民の高齢化に伴う医療の不足
- 生活習慣病・自殺の増加に対する保健サービス強化の必要性
- 津波被害のリスク

【鈴木るり子、大澤扶佐子、松岡真紀子、柳瀬裕貴、堂本司、有本梓】

第2節
被災後の大槌町の状況

平成23年3月11日に発生した地震、その後の大津波の概要は次の通りである。

1）東北地方太平洋沖地震の概要（気象庁発表資料等から）
（1）発生日時：平成23年3月11日（金）　14時46分頃
（2）震央地名：三陸沖（北緯38.06.2度、東経142.51.6度）
（3）震源の深さ：24km
（4）規模：マグニチュード9.0（モーメントマグニチュード）
（5）周辺の震度：震度6弱（釜石市）
（6）津波：3月11日　14時49分　大津波警報発表

表1　津波の最大波

調査地域	最大波
釜石	15時21分　4.2m以上
宮古	15時26分　8.5m以上
大船渡	15時18分　8.0m以上
久慈港	15時21分　8.6m以上

資料：気象庁発表資料等
3月12日20時20分　津波警報に切替
3月13日7時30分　津波注意報に切替
3月13日17時58分　津波注意報解除

大槌町の各地域における津波浸水高等（国土地理院）は以下の通りである。

表2　地区別津波浸水高

調査地域	最大波
吉里吉里	16.1m
吉里吉里港東側	22.2m
赤浜	12.9m
新港町	12.7m
町役場付近	10.7m
浪板（*津波遡行高）	19.1m

資料：国土地理院

大槌川を上がってきた津波の高さは安渡地区の瘢痕高（岩手県河川課）が最も高く、最大13.7mであった。一方、津波浸水面積（国土地理院）は、4平方キロメートルであり、宅地・市街地面積の52％に達した。

　図7に津波による大槌町主要部の浸水地域を示す。濃い色で表示した部分が家屋の多くが流された範囲（全壊）であり、薄い色で表示した部分が津波の遡上した地域（大規模半壊）である。港も船も、また海中にあった養殖いかだ、海沿いの水産加工場をはじめ、大槌町役場、消防署、警察、郵便局、小中学校、町立図書館、すべての医療施設などが津波の被害を受けた。ここは町の中でも人口が多い地域であり、発災当時の被災状況、特に人的被害状況は明確になっていなかった。

　全戸家庭訪問企画時は水道・電気の復旧の目途はなく、町内はヘドロと火災後の悪臭、零下の寒さの中、ガソリン不足と灯油不足の環境下にあった。

　東日本大震災津波による人的被害は、平成23年11月30日現在で、大槌町内で発見された死者数802人、行方不明者は505人となっている。

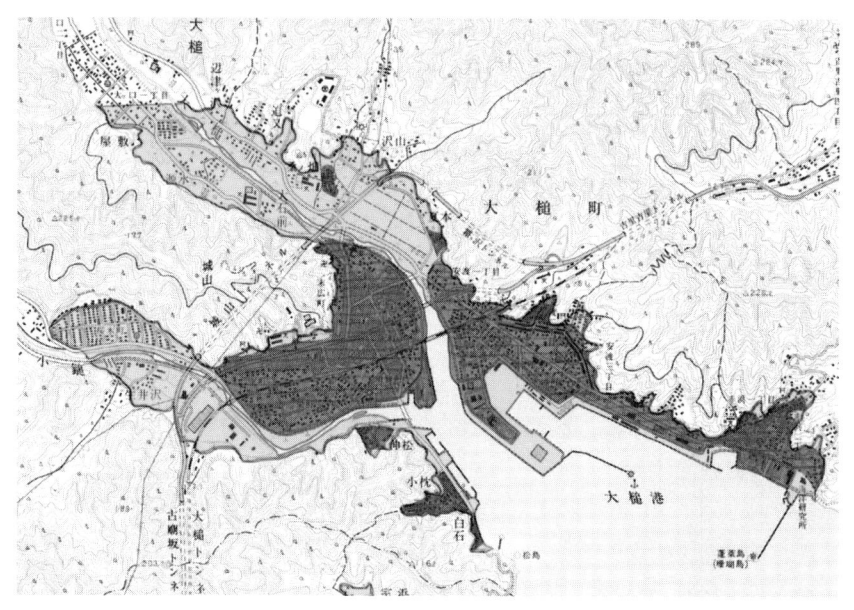

図7　大槌町主要部の浸水地域 [12]

家屋の被害は、全壊・半壊3,717棟、一部損壊161棟であり、被災棟数は3,878棟となっている。
　農林水産施設、商工業施設や観光施設等の産業被害額は約151億円、道路・海岸施設、上下水道、学校や社会教育施設、役場庁舎や消防署等の公共施設被害が約617億円となっており、産業被害と公共施設被害を合わせた物的被害は約768億円となっている。

表3　被害の状況

被害の区分		被害	備考
人的被害	死者数※	802人	11月30日現在
	行方不明者	505人	11月30日現在
家屋被害	全壊・半壊	3,717棟	9月28日現在
	一部損壊	161棟	9月28日現在
産業被害	水産業被害	5,127,926千円	水産施設、漁船、養殖施設等
	農業被害	610,000千円	水田、畑、用水路、農道
	林業被害	69,241千円	林野、林道
	商工業被害	8,867,745千円	建物、機械設備、商品等
	観光業被害	384,607千円	観光施設、自然公園
	計	15,059,519千円	
公共施設被害	役場庁舎等被害	9,555,102千円	建物、公用車等
	消防施設等被害	427,364千円	庁舎、機械、装備、消火栓等
	道路・海岸等被害	48,181,244千円	公共下水道等
	上水道施設被害	61,932千円	ポンプ場等
	学校被害	3,044,796千円	建物、設備等
	社会教育施設被害	284,140千円	公民館、図書館、運動場等
	社会福祉施設被害	136,660千円	児童・障がい・高齢者福祉施設等
	計	61,691,238千円	
産業・公共施設被害（合計）		76,750,757千円	

資料：大槌町災害対策本部（大槌町総務部総務課）
※死者数は、大槌町内で発見されたご遺体の総数であること。

2）大槌町の詳細な被災状況（平成23年11月30日現在）

　被災後、状況は刻々と変化した。4月時点では、被災状況の詳細は不明であった。ここでは、復興計画の基となった11月30日時点の資料を町の許可を得て用い、災害の状況とその後の町の状況について記す。

（1）人的被害の概要

　人的被害のうち、大槌町民は、死者数751人、行方不明者505人、合計

1,256人であり、当町の人口の7.8％が被害を受けた。

町内の各地域の被害状況をみると、小枕・伸松15.4％、町方14.9％、安渡11.2％、赤浜10.1％となっている。

行方不明者については、町方が突出して多くなっている。これは、津波による被害のほか、町中心部で発生した火災も要因の一つとして考えられる。

表4　地域別の死亡者および行方不明者数　　　　　　（単位：人、世帯、％）

No.	地域名	人口	世帯数	死者	行方不明者	被災者数	被災者率
1	町方	4,483	1,853	343	325	668	14.9
2	桜木町・花輪田	1,421	579	19	5	24	1.7
3	小枕・伸松	272	110	28	14	42	15.4
4	沢山・源水・大ケ口	3,104	1,195	60	19	79	2.5
5	安渡	1,953	824	161	57	218	11.2
6	赤浜	938	371	53	42	95	10.1
7	吉里吉里	2,475	954	72	28	100	4.0
8	浪板	404	143	13	11	24	5.9
9	小鎚	499	200	1	2	3	0.6
10	金沢	509	179	1	2	3	0.6
	合計	16,058	6,408	751	505	1,256	7.8

資料：大槌町民生部町民課（11月30日現在）
※人口は、平成23年2月28日現在（外国人を含む）。　※死者には、震災後の死者を除く。

（2）家屋被害の状況

家屋の全壊・半壊等は3,878棟に及び、全家屋の59.6％が被災している。

各地域の被害状況をみると、小枕・伸松では、一部損壊を含み、すべての家屋が被災したほか、町方、桜木町・花輪田で被災した家屋等の割合が高い。

表5　建物被害（大槌町税務課）（9月28日現在）

被害状況	被害区分	棟　数
住宅流出	全壊	2,506棟
1回天井まで浸水	全壊	586棟
床上浸水1m＋建物内ガレキ流入	大規模半壊	502棟
床上浸水	半壊	123棟
床下浸水	一部損壊	161棟
被災あり（計）		3,878棟
被災なし（計）		2,629棟
合　計		6,507棟

表6　地域別被害棟数　　　　　　　　　　　　　　　　　　（単位：棟）

No.	地域名	全壊	半壊	一部損壊	合計
1	町方	1,421	0	1	1,422
2	桜木町・花輪田	176	366	4	546
3	小枕・伸松	107	0	2	109
4	沢山・源水・大ケ口	215	175	82	472
5	安渡	535	23	4	562
6	赤浜	230	7	9	246
7	吉里吉里	355	45	24	424
8	浪板	53	5	13	71
9	小鎚	0	4	15	19
10	金沢	0	0	7	7
	合計	3,092	625	161	3,878

資料：大槌町総務部税務会計課（9月28日現在）

（3）町の活動拠点（庁舎、消防施設、生活の基盤）の被害

　大槌町の主要な建物、公的機関、鉄道の駅、商業の拠点等が町方にあり、大津波ですべて流され、そこを火災が襲ったため、被害が甚大となった。役場近くの大槌小学校は、正面は外観を保っているものの側面は黒く焦げ、火災の爪痕の激しさを物語っている。消防施設、商工・観光施設、水産関係の被害も甚大であり、消防士の屯所、青年団の拠点も失われてしまった。

表7　庁舎等被害

区分	建物	建物外	公用車
全壊	127	21	35
半壊	53	1	

資料：大槌町企画財政課

表8　消防施設等被害

区分	被害数
庁舎	7棟
自動車ポンプ	3台
ポンプ付積載車	1台
消防無線電話装置	20台
消火栓	120カ所

資料：消防防災課

表9　水産関係被害

区分	被害数
水産施設	6カ所
漁船	627隻
漁具	3カ所
養殖施設	540カ所
水産物	1,876 t

資料：大槌町産業振興課

表10　商工・観光施設関係被害

区分	被災事業所	被災従業員
商業関係	114	482
工業関係	39	720
宿泊施設	13	

資料：大槌町産業振興課

（4）教育環境面

　震災において、学校施設7校（幼稚園2園、小学校4校、中学校1校）および社会教育施設23カ所（公民館5カ所、集会施設7カ所、図書館1カ所、運動場10カ所）が被災した。

表11　学校等被害

区分	施設数	被災学校数	備　考
幼稚園	2校	2校	みどり幼稚園・おさなご幼稚園
保育園	6園	3園	大槌保育園、安渡保育園、吉里吉里保育園
小学校	5校	4校	大槌、安渡、大槌北、赤浜小学校
中学校	2校	1校	大槌中学校
高等学校	1校	0校	

資料：大槌町学務課・福祉課

表12　社会教育施設被害

区分	個所数	被害状況
公民館	5	安渡、赤浜、吉里吉里分館全滅
集会所	7	小枕、須賀町栄町保健福祉会館全壊
図書館	1	全壊
運動場等	10	Ｂ＆Ｇ海洋センター、農村広場全壊

資料：大槌町生涯学習課

　学校施設は、幼稚園1園で園舎の改修を行い教育を再開したほかは、仮設の園舎・校舎での教育を余儀なくされている。十分な学習環境を整えるためにも、園舎・校舎の建設が急務である。なお、建設に当たっては、子どもた

ちの生命を守るため、津波浸水区域外への高台移転を基本方針とし、災害発生時における避難施設としての機能を併せて整備していく必要がある。

また、社会教育施設は、公民館は仮設分館、図書館は移動図書館により業務を再開しているほかは、施設の移転場所、時期とも決まっていない。生涯学習・生涯スポーツの振興を図るうえでも施設の建設が急務である。

(5) 避難者の状況と応急仮設住宅の入居状況

避難所は、震災津波発生当日の3月11日に城山公園体育館などに設置され、最大で6,173人が身を寄せた。

表13 避難者の推移

区分	3月11日	3月18日	4月10日
避難所数	集計不能	38	38
避難者数	1,128※	5,144	6,173
備考	初回	避難所数最大	避難者数最大

※3月11日の避難者数は城山公園体育館のみ。　　　　　資料：生涯学習課

8月11日に、城山公園体育館、安渡小学校、吉里吉里地区体育館の3カ所も閉鎖され、町内のすべての避難所が撤収された。

応急仮設住宅は4月29日に吉里吉里仮設団地が完成して以降、順次建設が進み、8月5日の吉里吉里第6仮設団地の完成をもって、全48団地、2,106戸の住宅が整備された。また、高齢者等共同仮設住宅40戸も設置された。

表14 応急仮設住宅の入居状況 (11月30日現在)

区分	内容
団地の数	48 団地
住宅の戸数	2,106 戸
うち入居世帯数	2,080 世帯
うち入居者数	4,769 人
高齢者等共同仮設住宅	40 戸
うち入居者数	17 人

資料：大槌町復興局被災者支援室

【鈴木るり子、大澤扶佐子、松岡真紀子】

〈参考資料〉
1. 「元気・活きいき　大槌21プラン」大槌町、2004
2. 「第7次大槌町町勢発展計画　後期基本計画」大槌町、2001
3. 「第8次大槌町町勢発展計画──ダイジェスト版」大槌町、2006
4. 「大槌　町勢要覧」2004
5. 「大槌町町勢要覧　資料編」2008
6. 「釜石地域保健医療計画（案）」2006
7. 『高齢者白書　厚生労働省』（各年）
   http://www8.cao.go.jp/kourei/whitepaper/index-w.html
8. 「国勢調査　都道府県・市区町村別統計表」H22、H17、H12
   http://www.e-stat.go.jp/SG1/estat/GL08020103.do?_toGL08020103_&tclassID=000001007609&cycleCode=0&requestSender=search
9. 要介護認定者数　WAMNET
   http://www.wam.go.jp/wamappl/00youkaigo.nsf/aAreaSelect?OpenAgent
10. 「市町村インデックス」財政統計研究所
    http://www5.plala.or.jp/zaisei3/files/u1/03iwate.htm
11. 「大槌町地域包括支援センター運営協議会」大槌町、2010
12. 日本地理学会：2011年3月11日東北地方太平洋沖地震に伴う津波被災マップHP、
    http://danso.env.nagoya-u.ac.jp/20110311/map/index.html

第3章
調査の準備から報告会まで

1. 全戸家庭訪問調査の準備

1）3月11日〜全戸訪問調査に至るまで

　元大槌町保健師鈴木るり子は、地震発生後40数時間後の3月13日に、自宅のある盛岡市からライフラインの途絶えた大槌町に入った。鈴木の赤浜の家は全壊。津波は、家財道具一切を持っていってしまった。その後鈴木は、岩手看護短期大学の仕事の傍ら、大槌町に毎週足を運び、避難所や遺体安置所、城山体育館の災害対策本部等を飛び回った。

　鈴木から全国保健師教育機関協議会（全保教）に、3月23日に寄せられたメッセージは、下記のとおりである。

　　皆様、心からお礼申し上げます。大変心強く、全保教の理事で良かったと思っております。伝えられているように、私が長年勤めた岩手県上閉伊郡大槌町（かみへい）は壊滅状態です。医療機関（開業医もふくめ）、すべての商店、銀行、役場、多くの役場職員を失いました。津波の後の火事で寺が焼けました。大槌町の中心市街地が襲われました。小学校4校（残り1校）、中学校1校（残り1校）が被災しました。高校は残りました。遺体は火葬できず土葬することにしました。ライフラインの回復のめどは立っていません。仮設住宅を建てる土地がありません。復旧作業が遅れすぎです。何とかしたい……。奥歯をかみしめています。津波で助かった人を避難所で命を落とさせてはいけない……。不足ですが、救援医療チーム、物資が入りました。津波で助かった人々の生きるを支えたい、自殺防止が重要です。全戸家庭訪問をして安否確認したい。調査研究して保健師の教育方法を開発したい。

3月31日のメッセージ。

　皆様、この度の災害に多くのご協力をいただきまして、心から感謝申し上げます。三陸海岸では、度重なる津波被害のために、残された人々の2次災害を防ぐために、津波文化として『津波てんでんこ』（方言で津波がきたら、それぞれが1分1秒でも早く逃げるの意味）があります。サバイバーズギルトの抑制になればと思っています。4月2・3日と現地に入ります。村嶋先生からのメールにもありますが、皆様がたのお力をお借りしながら、復旧に取り組んでいきます。今回の災害で、保健師活動の真価が問われています。そして、保健師教育の真価が問われています。保健師が『人々の生きるを支える』とは……。その教育はどうあるべきか……。

（「全国保健師教育機関協議会ニュースレター臨時増刊号、会員校からのメッセージ　～東北・関東大震災に寄せて～、2011.3.31発行」より抜粋）

　この間、全保教の理事・監事は、「東日本大震災復興支援教育・研究にかかる募金」についてメール審議し、①東日本大震災の復興に関わる調査・研究のプロジェクトを設立し教育方法を開発する、②上記を遂行するための口座「全国保健師教育機関協議会　災害支援募金口」を開設することを決めた。これを、鈴木が被災後初めて上京した3月30日の将来計画委員会を経て、ニュースレター臨時増刊号に掲載した。

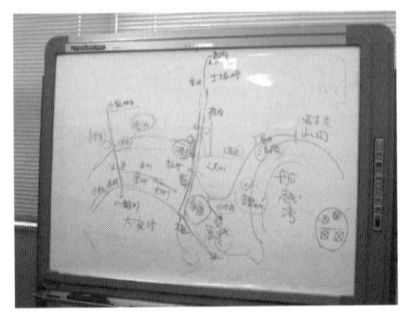 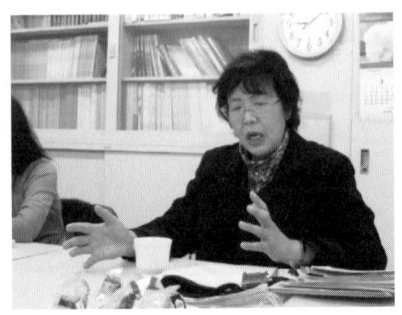

大槌町の被害状況を図示して語る鈴木るり子
（2011年3月30日、全保教将来計画委員会にて）

この日将来計画委員会では、同時に「平成23年度厚生労働省老人保健事業推進費等補助金（老人保健健康増進等事業分）」についても協議し、被災地支援のためにも、その知見を保健師教育に生かすためにも行動すべきとし、岡山大学を主管校として申請することを決めた。

2）4月9-10日：現地事前視察（鈴木、村嶋）

　鈴木の話を聞き、「全保教として調査に取り組むためには、その結果が生かされる必要がある」と考えた全保教会長の村嶋幸代は、やはり現地を見なければならないと思った。特に、調査をしても、町の保健活動に生かされないと無駄になってしまうので、カウンターパートになりそうな職員が、大槌町にいるか否かが重要だと考えた。そこで、夜行バスで4月9日に大槌町に入った。

　鈴木の話や鈴木が提供する写真から理解する以上の壮絶な現場がそこにあった。雨だったので匂いはさほどきつくはなかったが、瓦礫が散乱する中で、とても寒く、その中でたき火で暖をとっている人たちがいた。鈴木によれば、その中には、脳卒中の既往のある人がいるということだった。行く先々で、鈴木の知人と出会い、抱き合って無事を確認して喜び、亡くなった人の話をして涙ぐむ姿が見られた。泊めてもらった避難所には、お年寄りが昼間から寝ている姿があり、村嶋は、鈴木が言う健康状況把握のための家庭訪問調査の必要性を確認した。

　金曜日の夜行バスで東京を発ち、土曜日の朝6時に盛岡について大槌町に入り、日曜日の夜行バスで帰京するまでの丸2日間で、鈴木に連れられて、村嶋は多くの人々に出会った。その中で、日曜日の昼に出会った福祉課の岩間純子班長（保健師）は、調査結果を生かすことのできる人材だと感じた。岩間自身も津波を間一髪で逃れ、心身のダメージから震災後入院を余儀なくされて、4月10日（日）が初出勤日だった。

　「この人がいれば、調査結果を活用してもらえる」と思ったこと、また、東梅政昭大槌町職務代行者から、全戸家庭訪問調査に協力するという約束を得て、調査実施へ大きく傾いた。

　日曜日の午後には、内陸部の葉たばこ農家、佐藤典男さん宅を訪問し、そ

の作業小屋の2階を見せていただき、調査拠点として活用できるという感触を得た。

3）健康調査票案の作成と修正

村嶋、鈴木から要請を受けた全保教副会長の岡本玲子は健康生活調査票案等を、小千谷市で新潟県中越地震の際に用いられた被災者健康調査票を参考に、保健師教員の意見を入れて作成した。

4）4月15-17日：現地事前準備（鈴木、岡本、岸、草野）

岡本は、全保教副会長の岸恵美子、共同研究者の草野恵美子とともに調査の事前準備のため鈴木とともに大槌町に入った。

【4月15日（金）】（鈴木、岡本、岸、草野）

（1）大槌町役場とのミーティング（於、対策本部：城山体育館）

事前に大槌町の複数の職員から、今最も欲しい情報は「正確で客観的な安否確認情報」であるという要望を確認していたことから、まず、大槌町の要望に応じ、安否確認と健康状態の確認を行う調査が必要であること、そのための健康生活調査実施の案を作成したので見てほしいことを、大槌町長職務代行者東梅政昭氏と教育長伊藤正治氏に説明し承認を得た。同時に、調査は4月23日から5月8日まで実施すること、名札裏面には町長職務代行者からの依頼文を入れて訪問することについて確認し了承を得た。

次に、実際に調査を円滑に動かすために、町民の健康に密接に関わる福祉課とのミーティングを行った。出席者は、福祉課の瀧澤康司課長、介護班の越田由美子班長、関谷辰也氏、健康推進班の菊池範子班長（栄養士）、地域包括支援センターの岩間純子班長（保健師）である。このとき、調査後、最も効率的に町に安否情報が伝わるように、調査は、住民基本台帳と連動させることについて協議した。そして、調査票には住民基本台帳の番号を記し、調査終了後に調査班が住民基本台帳に情報を打ち込むところまで責任を持って行ってから、それを町に返すことを確認した。調査に際する福祉課の要望としては、対象者が不在等の場合は、近所からも情報収集してほしいこと、

今後住民用の日報（いわゆる広報のようなもので、毎日避難所に配布されている。在宅へは避難所から配布）に、調査実施について再度広報するとともに、調査内容の概要と、調査日程（地域別）を掲載したいことが述べられた。調査実施については「大槌町災害対策本部日報」にも掲載された。

　なお、住民基本台帳は、通常は非常に機密性の高い情報であるが、今回の調査は、大震災から間もない時点で、本来自治体が把握するべき情報を、町の依頼で我々が代替する形で実施したため、特別に町から提供されたものである。全戸家庭訪問に当たり、各住居に住む住民の名前が調査者に事前にわかって訪問し得たことは、対象者の確認と記入の手間を節約することができ、また、信頼を得ることにもつながったために、大変有効であった。もちろん、台帳の取り扱いには細心の注意を払い、厳重に管理しながら業務を遂行した。

（２）調査準備作業（岡本、岸、草野）

　町側とのミーティングを終えた後、調査準備班の３人は、鈴木の旧知の宿（奇跡的に津波を免れたが、まだ水道が通らず物資にも困窮し営業できずにいた「さんずろ家」）に寝る場所を得て、夜な夜な余震と波の音に身震いしながら、調査手順や、作成する帳票類、調査者への注意事項、リーフレット類、持参物、交通・宿泊、課題などについて確認し、作成物等についての役割分担を行った。

【４月16日（土）】（岡本、岸、草野）

（１）浪板の避難所と１件の家庭訪問での予備調査

　この日は天気も良く、避難所となっていた浪板交流センターでは、午前中ほとんどの方が外出されていた。準備班の３人は、体調が悪く横になっていた女性と、この避難所で彼女と知り合ったという同室の女性の協力を得て、健康面や生活面についての聞き取りを行った。初対面の方と話す際、何気ない話から、震災の壮絶な体験の話題に至るには、かなりの時間を要すること、立ち入ったところまで聴くことはとてもできないこと、方言の意味がわからないことなど、調査に際する留意点を考えるために役立つことがいろいろわかった。

　鈴木の知人の紹介で、家庭訪問も１件させてもらった。在宅で、要介護状

態の母親と実娘（長女）とその夫が暮らしている家庭であった。このお宅は、玄関のぎりぎりまで水がきたものの、浸水は免れたお宅である。地震後、3日間は避難所にいたが、3日目から、自宅へ戻ってきたとのこと。協力を得て、調査票案を用いて、健康面や生活面についての聞き取りを行った。ここでは、訪問時の配慮点に加え、調査票の修正を要する点がわかった。

（2）町との打ち合わせ（於、対策本部：城山体育館）

午後は、介護班から調査に必要な住民情報を得た。パスワードで保護された3月1日現在の住民基本台帳に、町が最低限ほしい「安否情報・現況住居地・緊急連絡先」の列が追加された電子ファイル、避難所にいる避難者リスト・避難所以外の場所にいる避難者リスト、死亡・行方不明者の情報をお預かりした。健康推進班の保健師3名からは、母子関係で町が調査を希望する内容についてうかがった。

印象に残っているのは、「町としては、くれぐれも無理せず（物理的にも、住民に対しても）、安全確保に十分気をつけて、可能な範囲で実施していただきたい」と念を押すように言っていただいたことである。

（3）調査準備作業

町との打ち合わせから、避難所にいる避難者の安否と健康情報は確認されていることから、在宅、特に65歳以上の高齢者と妊婦と母子（就学前まで）の把握、および支援の必要性がある人の把握が優先されることがわかった。

この夜は、鈴木と電話で連絡を取りながら、予備調査と役場職員および町内視察による情報収集の結果から調査票案を修正した。調査実施の手引き、調査実施者への基本事項案内（交通・宿泊・持参物など）、健康情報リーフレット、中短期の保健医療計画策定シートについても、分担して案を作成した。

【4月17日（日）】（岡本、岸、草野）

この日は、調査時の宿泊先となる葉たばこ農家、佐藤典男さん宅の作業小屋に物品を運搬し、部屋の整備を行った。64畳と30畳の部屋があり、これは思っていた以上に活用できると思った。次の週から全国からやってくる保健師の不安がないように、部屋や周りの様子の写真を撮ってリーフレットにす

ることとした。

　介護班へは、現時点での調査票（案）を届け、健康推進班の保健師にも確認いただくよう依頼、もし修正など意見があれば、4月20日までに岡本にメールでご連絡いただくこととなった。

5）4月18‐21日：岡山大学での調査準備

　調査は、世帯ごとの名簿を健康調査票に貼り付けて、住宅地図の端から端までをローラー作戦で全戸に家庭訪問する方法で行う。それに先だって、家庭訪問の効率化のために、現在わかっている情報を住民基本台帳に打ち込み、また、地域別の名簿を整える作業を行った。同姓が多いこと、台帳の住所や年齢と異なる情報を書いておくなど、同一人物と特定するのに数分を要することが多く、1万件近くの情報投入作業は難航した。4日間、協力者が早朝から夜間まで空き時間をすべて使って取り組んだ。

　教員（小出恵子、岡田麻里、大浦まり子、大塚元美、山口そのえ、西田真寿美、岡本玲子）、院生（茅野裕美）、学部生（粟根由希子、岡田慶子、我澤量子、足立妃彌、小西佑果、中川真希、古矢結子、渡邉みなみ）、事務（石岡律子）が関わった。

6）4月22日：調査開始前日に至るまで

　22日は、まず、準備した台帳等帳票類について介護班の越田班長、関谷さん、材津さんに報告し、訪問地域や訪問順序について相談し、情報収集を行った。その後、23日から全国からの保健師を迎えるための宿舎の準備を行った。夕方、岡本、岩本、齋藤が葉たばこ農家の作業小屋に着いたときには、すでに鈴木によって、調査期間中必要な物品、乾物等食糧、鍋類、食器類、住宅地図のコピーなどが搬入されており、感嘆した。3人は、次の日の朝から、すぐに動けるように、事務机の整頓や物品配置、帳票類準備などを行い、寝袋に入った。

2. 参加者の募集

　4月9-10日の大槌町の現地事前視察後、結論として、「全戸家庭訪問を実施する」「全国保健師教育機関協議会（全保教）として取り組む」ことを決めた。後者を実現するためには、全保教の理事・監事の賛同が必要である。そのため、①全保教として取り組むこと、②会員校にも声をかけること、の2点について、メール審議をした。その結果、全員から賛同が得られたため、全保教の会員校に呼びかけ文（資料1）および参加申込書（資料2）をメール配信した。

3. 参加者の事前準備　調査の手引きの送付

　参加申し込みをした人には、折り返し調査の手引きその1（資料3）と宿舎がイメージできるような写真付きの手引きをメール配信した。

資料1　呼びかけ文

全国保健師教育機関協議会　会員校の皆様へ

　この度の東日本大震災には、多くのご支援をいただき感謝いたしております。
　私は、会員校である「岩手看護短大」の地域看護学・教授の鈴木るり子と申します。

　私が、保健師として28年間勤めた岩手県大槌町では、町長を始め、人口の10％の方が死亡・行方不明になっています。また、町役場が流されたため、保健師活動の書類全てを失っています。

　そこで、全戸訪問をしながら、生存者の健康問題の把握をしたいと、調査を企画しました。調査といっても、話を聞き取りながら住民のケアを行い、そこから、次の支援を行う手掛かりを得ることを目的としています。そのため、調査に当たるのは、保健師と考えています。

　幸い、全国保健師教育機関協議会の役員の皆様にはメール審議でご理解・ご承認を得て、会員校の皆様に、この文を送らせて頂いています。

　また、東大・村嶋教授のご支援を得て、皆様のご登録は、東大の研究室の支援を受けることができるようになりました。お志のある方は、下記のアドレスまで、必要事項をご記入の上、お申し込みくださいませ。
【大槌町全戸訪問のための保健師募集】
e-mail：kango.tky@gmail.com　添付の参加申込書にご記入の上、東大・村嶋教授室　秘書　橋本宛に送付してください。

　なお、これは、ボランティアです。交通費を含めて、全て自前での参加になります。
　大槌町の、現場の保健師は、住居を失い、連日の勤務で疲労しています。
　どうぞお力をお貸しください。宿泊は農家の作業小屋を借りました。商店等ありません。
　希望される方は、寝袋持参の参加になります。参加される方は、自己の健康管理に必要な物品はご持参ください。大槌町での調達はできません。
　募集期間は2011年4月23日（土）～5月8（日）までです。

　持参していただきたいのは、血圧計、体温計、その他薬剤として便秘薬、風邪薬湿布等。

岩手看護短期大学　鈴木るり子　〒020-0151　岩手県岩手郡滝沢村大釜字千が窪14-1
TEL 019-687-3864　携帯 070-xxxx-xxx　e-mail：……@iwate-nurse.ac.jp

資料2　参加申込書

大槌町全戸訪問のための保健師募集
参加申込書

以下の項目についてご確認頂き、必要事項にご記入の上、FAX または e-mail でお申込下さい。
- 宿泊のためには、葉タバコ農家の作業小屋を借りることができる予定です。但し、寝袋等が必要です。
- 希望される方は、寝袋、自己管理に必要な物品はご持参下さい。
- 大槌町での物資等調達はできません。
- 持参していただきたい物：血圧計、体温計、薬剤（便秘薬、風邪薬、スギ花粉アレルギー薬等）
- 募集期間は、2011年4月23日（土）から5月8日（日）までです。

【送付先】
東京大学大学院医学系研究科地域看護学分野
村嶋幸代研究室秘書　橋本　宛
FAX：03-5841-xxxx
e-mail：kango.tky@gmail.com

〈　参　加　申　込　書　〉

氏　名	フリガナ		生年月	年　　月
住　所	【自宅】（〒　-　） 【勤務先】（〒　-　）			
連絡先	TEL（携帯電話可）：		メールアドレス：	
参加希望月日	月　日（　）　～　月　日（　）			
保健師免許の有無	有・無	保健師経験年数	約　　年	
大槌町までの利用交通機関			自家用車での参加の有無	有・無

※大槌町バイパスローソン前着　　　月　　日（　　　）

【大槌町までの交通機関のご案内】
　東京から釜石駅前まで、高速バスが運行しております。高速バスは釜石駅に7：30着ですので、釜石駅発7：57の路線バスに乗車し、大槌町バイパスローソン前（8：19着）で下車してください。
　※に到着日をご記入ください。迎えに行きます。
- 高速バス：池袋駅西口⇔釜石駅　遠野・釜石号（国際興業バス、岩手県交通）
  ＊秋葉原駅、上野駅からも乗車可能
- 路線バス：釜石⇔道の駅やまだ（岩手県交通）
  ＊各交通機関HP
  　国際興業バス：http://www.5931bus.com/kosoku/index.html
  　岩手県交通：http://www.iwatekenkotsu.co.jp/index.htm

資料3　大槌町健康状況把握訪問調査の手引き　その1

<＜大槌町健康状況把握訪問調査の手引き　その1＞

1. 集合場所・宿泊場所
 「大槌町大槌6　地割43-x　佐藤典男さん宅」
 葉たばこ農家の作業小屋に、寝袋で宿泊しています。

2. 連絡先
 ・4月28日までは、馬場千恵の携帯（090-xxxx-xxxx）
 ・4月28日の夜からは、村嶋幸代の携帯（090-xxxx-xxxx）
 ※「大槌町バイパスローソン前」に迎えが必要な方は、前の晩、9-10時の間に上記携帯にご連絡をお願いします。但し、バスが遅れる場合があるようです。
 その場合は、朝7-8時の間に連絡をお願いします。
 昼間は、訪問しています。電波が届かない場所も多いので、1時間あとなどにかけてみてください。訪問中で出られない場合もありますので、留守電の場合は、氏名・用件を簡潔に残して下さい。

3. 行き方（ご参考まで）
 【大槌町までの交通機関のご案内：バスの場合】
 東京から釜石駅前まで、高速バス運行中。釜石駅着7：30、釜石駅発7：57の路線バスで大槌町バイパスローソン前（8：19着）下車。予め到着日が分かっている場合は、迎えに行きます。
 ・高速バス：池袋駅西口⇔釜石駅　遠野・釜石号（国際興業バス、岩手県交通）
 ・路線バス：釜石⇔道の駅やまだ（岩手県交通）
 ＊各交通機関HP
 国際興業バス：http://www.5931bus.com/kosoku/index.html
 岩手県交通：http://www.iwatekenkotsu.co.jp/index.htm
 ※4月29日以降は新幹線が開通し、ずっと自由度が高くなります。

4. 調査概要
1) 調査目的：大槌町民の生活や心身の状況を把握し、健康問題を明確にすると共に、津波で流されてしまった保健台帳を整備することによって必要な支援を行えるようにする。また、町の保健福祉計画等の策定に用いる。
2) 調査主体：大槌町
3) 調査者：大槌町の保健活動を支援する全国のボランティア保健師等
 4月23日時点で、全国から125人、延べ519人が参加予定
4) 調査呼びかけ人：元大槌町保健師　鈴木るり子（岩手看護短大・教授）
 調査呼びかけ協力：
 ①一般社団法人全国保健師教育機関協議会（会長・村嶋幸代　東京大学大学院医学系研究科・教授）
 ②NPO法人公衆衛生看護研究所（事務局・菊地頌子）、全国保健師活動研究会（運営委員長・山岸春江）
5) 調査期間：4月23日～5月8日
6) 調査対象：全大槌町民約1.4万人中、避難所の約3千人を除く1.1万人。約5000世帯

7）調査方法：全戸家庭訪問（＋避難所の住民）※避難所には保健所を通して各地自治体が入っているため、本調査は在宅の住民を対象として実施

5. 調査の実施方法
1）調査者を保健師とする理由
保健師による家庭訪問を行うため。家庭訪問を基に、健康管理および健康支援の必要事項について検討し、継続的な支援につなげる。また、町の保健台帳整備につなげる。
得られた情報を統計的に分析し、町の保健福祉計画の策定に活かせるようにする。

2）緊急支援を要する場合の連絡先：
大槌町福祉課課長：瀧澤課長　090-xxxx-xxxx
その他当日何かあった場合の連絡先：
・4月28日迄は、本部リーダー：澤井直子（電話は上記○○さん宛お願いします）
・4月28日の夜からは、村嶋幸代（090-xxxx-xxxx）

3）調査の方法および内容（詳細は、「その2」参照。更新版は宿舎の壁の模造紙とその下の張り紙に書いているので、それを熟読してください。また前日の参加者から概要を聴取してください。）

6. 留意点
1.）注意事項
・無理しない（住民に対しても、自分自身も）。危険な箇所がまだ沢山あるので、無理をして立ち入らないでください。その際は、調査ができなくてもかまいません。
・危険な場所には近寄らない（場所によっては道路事情が悪いところもある。レンタカー注意）
・活動は、明るい時間帯にとどめる。
・余震は続いています。安全確保には十分ご注意ください。
・レンタカーで被災地域に入る場合は、瓦礫などで破損した場合には、保険がきかず自己負担になるとのこと（4/15現在の情報）

2.）被災者に接する際の注意点・心構え
・いきなり津波や地震の話から入らない。（無理に聞かない。相手から話してきたら）

以下、参考ホームページ：「公衆衛生ねっと　災害時の公衆衛生　被災者の心を支えるポイント」を参考
◆ 望ましい態度
・導入の例「東京から来た保健師の○○と言います。大槌町から依頼を受けて健康生活調査のために来ました。今、お話をうかがってもよろしいでしょうか？」
・穏やかな声でゆっくり、わかりやすい言葉で話す
・被災者が体験を話し始めたら、黙って耳を傾ける
・被災体験の詳細を質問するのは避ける
・わかったつもりにならない、憶測しない
・安易にあいづち、慰め、励ましをしない
など

◆ よくない言葉
- 「お気持ちはよくわかります」「（亡くなった人は）苦しむ時間もなかったでしょう」
- 「あなただけでも助かってよかった」「前向きに頑張りましょう」「希望を持ちましょう」
- 「つらいことは早く忘れましょう」「時間がたてば和らぎますよ」「もっとひどい所もあります」
- 「乗り越えるしかありません」「悲しいときは、悲しまないといけません」
- 「リラックスしないといけません」「これからあなたが一家を背負うんですから」
など

◇）その他、プチ情報
- ひらがなやカタカナのことを、「かなっこ」と言われることが多いように感じる。（名前がどのような漢字で書くかたずねたら、「かなっこ」といわれ、「かなこ」さんと思ってしまった、など）

7. 宿泊について
【大槌町での宿泊先】佐藤典男さん（葉たばこ農家）宅の作業小屋
- 64畳の広間で、寝袋にて雑魚寝となる。（となりに30畳程度の部屋もある）
- 電気あり。
- 水道は、佐藤さんのご自宅の正面向かって右側角の外の水道をお借りする。
- トイレは、基本的には、佐藤さんのお宅のトイレをお借りする（佐藤さんのご自宅正面向かって右側から回って外から入れる。洋式、和式両方あり）。（注：紙は流せません。添え付けのポリバケツに入れてください。）[注]
- 間に合わない場合は、佐藤さん宅を出て左に少し行ったところにある、「かみよ稲穂館」（避難所）をお借りする（名札を見せる）。
- 入浴はできない。

【周辺他市町での宿泊事情】
- 釜石市や遠野市など、近隣市で営業している宿泊施設に宿泊し、レンタカー等で通うという手段もあるが、4/16現在の情報では、自衛隊・警察・支援物資運搬車などが多く、朝晩に渋滞しており、片道2〜3時間かかるという。大槌町民も邪魔になってはとその時間帯は外出を控えている状況。自治体等からの派遣者で宿泊施設も数ヶ月は満杯。
  ◎大槌町内で滞在する場合、休息なしなら1回あたり2泊3日程度、3泊以上では半日入浴日（休息日）を設け、釜石市や遠野市で昼間お風呂に入れるところに行く（銭湯あり）、というつもりで自己管理する方が良い。

8. 食事事情
- 米はあります（とてもおいしいです、さすが東北）。炊飯器もあります。持ってくるならおかず、副食。
- 柑橘類、お菓子、ゼリーなどは陣中見舞いで大量にあり。
- 大槌町に入った日の昼食分は必ず各自持ってくること。

注）結局、仮設トイレを4台借りた。

- 車で移動できる場合は、吉里吉里（きりきり）方面の国道45号線沿いに、「きりきり善兵衛」というレストランでは食事がとれる。トイレもあり。4/18から営業時間が11：00～21：00に拡大される。さらに山田町方面に向かっていくと、お弁当屋さん、ラーメン屋さんなど数軒あります。（訪問時間を確保したいので、長期滞在者休養日向き）
- 炊飯器とポットあり。

9. 持参物

【必ず持参頂きたいもの】（二重線で消したのは、看護協会から貰った物資が、29日には到着予定）
- 寝袋（フロアマット、キャンプ用エアクッションなどもあるとより良い）
- クリップボード（板）、ボールペン、黄色のマーカー、鉛筆、消しゴム
- 登山靴のような歩きやすい靴（なるべく底が厚く、材質も固めのもの）
- 帽子、雨具
- 飲料水を入れることのできる水筒、食料（副食のみ）
- タオル、懐中電灯、絆創膏、常備薬
- 身分証明のできるもの
- 現金（身に付けておくこと）

【あると便利なもの】
- めがね（伊達めがね）…風の強い日は、ほこりが舞う。
- ラジオ（1チーム1つあると安心。）
- 入浴できないため、体を拭くシート、虫除け（クリーム、ジェル）、目薬
◇ 4月16日現在、思ったほど寒くなかったが、雨だと寒くなる。事前に天気予報も注意。
◇ 一般ボランティアと共通する持参物の詳細は、下記ホームページ掲載の「災害救援ボランティアの食料・装備等準備ガイド」を参照のこと。 http://kiki.umin.jp

10. 携帯電話事情
- 比較的電波が届く場所が多いが、場所によってはつながらない。

11. ボランティア保険
- ボランティア保険は、必ず各自で加入すること。災害Aが標準的。
http://www.fukushihoken.co.jp/
http://www.fukushihoken.co.jp/pamphlet/volunteer.pdf

4. 本調査（全戸家庭訪問）

　全戸家庭訪問は、2011年4月23日（土）〜2011年5月8日（日）に、災害後大槌町に在住する全町民を対象に実施された。調査者は、一般社団法人全国保健師教育機関協議会、NPO法人公衆衛生看護研究所、全国保健師活動研究会の呼びかけで全国から集まった137人の保健師等である。

　訪問に際しては、全員が黄色いベストを着用し、訪問する世帯ごとに家族員の名前を入れた調査票と地図、「大槌町民の皆様へ」という副町長名の依頼文書（資料4、次ページ）を持参した。これは、『大槌町民の健康状態を把握するための訪問調査を実施します』という調査の趣旨を町民に説明するためのもので、配布用の他に、名札の裏側（資料5）にも入れて見せられるようにした。

資料5　副町長が発行した保健師の身分証明書（名札）

> **大槌町健康状況把握訪問について**
>
> 町民の皆様へ
> この度の、津波による健康被害状況を把握するため、保健師による家庭訪問を実施いたします。是非、ご協力お願いいたします。
> 但し、家庭訪問期間は平成23年4月23日〜5月8日です。
>
> 　　　　　　　　　平成23年4月23日
> 　　　　　　　　　大槌町長職務代行者
> 　　　　　　　　　大槌町副町長　東梅　政昭

　調査内容は、訪問した世帯全員の安否情報と連絡先の確認、健康生活調査票の内容（資料6）であるが、できるだけ血圧を測定し、困りごと、心配ごと、欲しい情報などを聞き取った。

資料4　訪問時に持参した依頼文

大槌町民の皆様へ

「大槌町民の健康状況を把握するための訪問調査を実施します」

大　槌　町

　このたびの災害で、大槌町では役場が流され、住民基本台帳や保健師の活動台帳も流されてしまいました。
　町の再建・復興のためには、皆さんの健康が一番です。そのためには、全てのご家庭を回り、現在の皆様の健康状態を把握する必要があります。
一人ひとりの健康状態が把握できれば、必要な手立てを考え、将来の大槌町の保健福祉計画に生かすことができます。

　幸い、大槌町の元保健師である鈴木るり子さんの呼びかけで、全国の保健師の協力が得られ、全戸訪問調査が行われることになりました。調査は全てボランティアで行われ、下記のように実施されます。

「岩手県大槌町民の健康状況把握のための訪問調査」
1　調査目的
　大槌町民の生活や心身の状況を把握し、健康問題を明確にすることによって、必要な支援を行えるようにする。また、町の保健福祉計画等の策定に用いる。

2　実施方法
1）保健師による家庭訪問を行う。それをもとに、健康管理および健康支援の必要事項について検討し、継続的な支援につなげる。また、得られた情報を統計的に分析し、町の保健福祉計画の策定に生かせるようにする。
2）調査は9時30分から16時を予定。2人一組で家庭訪問する。
3）調査員（保健師等）は、専用の名札（裏に大槌町発行の証明書あり）を着用し、最初に、所属と氏名、訪問目的を説明する。

3　実施日程
　　平成23年4月23日（土）～平成23年5月8日（日）

　大槌町としてもこれを貴重な機会ととらえ、全住民の生活や健康の実態把握に努め、復興への足がかりにしたいと考えております。
　ただし、調査を受けるか否かは、皆さんの自由です。お断りになっても、もちろん、結構です。また、途中で取りやめても結構です。
　得られた健康情報の統計的な分析は、匿名性を担保した上で（個人情報を消した上で）、岡山大学を基軸とする研究機関に依頼する予定です。
　ご不明な点があれば、大槌町福祉課　瀧澤課長（090-xxxx-xxxx）にご連絡下さい。

資料6　健康生活調査票

健康生活調査票　　　　　　　　　　　　　　　　　　　　様式1（入力未・済）

基本情報
- 日時：平成23年　月　日　場所：　　　方法：1面接 2訪問 3電話 4その他（　）
- 台帳番号：　　　聴取者：1本人 2他（　）　調査者所属・氏名：
- 対象者氏名：　　性別：男・女
- 区分：1子どものいる家庭　4障害者(身・知・精)　8その他
  2妊産婦　5難病　6成人（　）
  3介護保険(介護度　)　7高齢者
- 生年月日 M・T・S・H　年　月　日生　歳
- 元の住所　大槌町
- 現住所
- 家屋：1全壊　2半壊　3浸水　4被害なし　5その他
- 避難場所：直後　月　日→　月　日→　月　日
  （　）（　）（　）
  1避難所名（　）2仮設　3自宅　4その他（　）
- 連絡先TEL　緊急連絡先TEL
- 同居以外のキーパーソン：続柄／職業・学校名／被災状況／現住所／連絡先(TEL)／区分
  （5行、各「変化あり」欄あり）
  ※氏名・続柄家族は台帳番号で可　1死亡　2行方不明　3他↑
  区分：1世帯主　2主介護者　3キーパーソン　4協力者　5その他

身体的・精神的状況
- 現病歴
- 医療機関　　主治医
- 連絡先TEL
- 受診　なし／あり(1継続 2中断)　服薬　なし／あり(1継続 2中断)
- 処方内容
- 既往歴

自覚症状（主訴）
- 循環器：めまい・動悸・胸痛・その他（　）
- 消化器：下痢・便秘・胃痛・腹痛・吐き気・嘔吐　その他（　）
- 呼吸器：発熱・咽頭痛・咳・痰・頭痛・さむけ
- 精神：怖い夢・フラッシュバック・不眠・ぼんやり・無反応・憂鬱・意欲↓・活動↓・焦燥感・他（　）
- 筋骨格系：肩こり・腰痛・麻痺・拘縮・その他（　）
- その他：被災による外傷・食欲の低下・倦怠感・視力・聴力・その他（　）

健康保険：1国保　2後期高齢者　3社保　（保険証紛失 あり）
福祉手帳：1なし　2あり：1)身障　2)精神　3)知的

介護保険利用
- 1なし　2あり：サービス名
- 介護度：要支援1・2　要介護1・2・3・4・5
- 担当ケアマネ氏名
- 事業所名
- 連絡先TEL

生活リズム：1日　0　　　12　　　24　　睡眠／服薬／食事など

日常生活の状況　1支障なし 2やや問題 3問題あり・要支援　被災後悪化に○
1)食事　　13)調理
2)嚥下　　14)掃除
3)口腔　　15)買物
4)歩行　　16)金銭管理
5)入浴　　17)電話
6)着脱　　18)薬の管理
7)排泄　　特記事項（訴え・観察）
8)睡眠
9)意思疎通
10)短期記憶
11)外出
12)交流

被災者の心理的初期対応を要する状況
- □ 1過去のトラウマ・心理的問題
- □ 2災害による負傷
- □ 3災害の間に命の危険にさらされた
- □ 4大切な人が行方不明または死亡した
- □ 5経済的な問題(収入 あり　なし)
- □ 6自宅の喪失・自宅からの退去
- □ 7住居の手配
- □ 8職場や学校を失った
- □ 9救助隊による救助や回復室での処置を受けた
- □ 10身体的／精神的な障害を持っている
- □ 11食物・大気・服薬の安全性について
- □ 12子どもに関する心配事
- □ 13宗教上の問題
- □ 14その他：

今後の方針について	本人・家族の意向	調査者の所見	健康・生活課題
	前向きな取り組み、希望、見通しなどポジティブな側面		1 支援の必要なし 2 経過観察 3 支援の必要あり 4 早急に対応が必要 5 その他

QOLチェック　※ご本人の状態から判断して記入してください。

A　移動の程度
- □ 1.私は歩き回るのに問題はない
- □ 2.私は歩き回るのにいくらか問題がある
- □ 3.私はベッド（床）に寝たきりである

B　身の回りの管理
- □ 1.私は身の回りの管理に問題はない
- □ 2.私は洗面や着替えを自分でするのにいくらか問題がある
- □ 3.私は洗面や着替えを自分でできない

C　ふだんの活動（例：仕事、勉強、家事、家族・余暇活動）
- □ 1.私はふだんの活動を行うのに問題はない
- □ 2.私はふだんの活動を行うのにいくらか問題がある
- □ 3.私はふだんの活動を行うことができない

D　痛み／不快感
- □ 1.私は痛みや不快感はない
- □ 2.私は中程度の痛みや不快感がある
- □ 3.私はひどい痛みや不快感がある

E　不安／ふさぎ込み
- □ 1.私は不安でもふさぎ込んでもいない
- □ 2.私は中程度に不安あるいはふさぎ込んでいる
- □ 3.私はひどく不安あるいはふさぎ込んでいる

A	B	C	D	E

（日本語版EuroQol EQ-5D 効用値換算表にて判定）

★★★　母子保健情報　再掲欄　★★★	相談したいこと、困っていること
妊婦・産婦	氏名 妊娠週数　　　　　産後（　　） 受診している医療機関 出産予定の医療機関 産後の居住場所 現在の健康状態	
		保健師の支援の必要性　　なし　　あり
乳幼児	氏名 母子手帳：あり　紛失　療育手帳：あり　紛失 生年月日　平成　　年　　月　　日 出生時体重　　　　g　異常あり　なし 予防接種歴　BCG　ポリオ　麻疹　風疹 　　　　　　日本脳炎　三種混合　他（　　） 通園　なし　あり：幼稚園　保育園 現在の健康状態：	氏名 母子手帳：あり　紛失　療育手帳：あり　紛失 生年月日　平成　　年　　月　　日 出生時体重　　　　g　異常あり　なし 予防接種歴　BCG　ポリオ　麻疹　風疹 　　　　　　日本脳炎　おたふくかぜ（　　） 通園　なし　あり：幼稚園　保育園 現在の健康状態：

自由記載欄

....
....
....
....
....
....

5．事後処理

1）5月8日：第一報の報告まで
（1）全戸訪問調査実施期間中の事後処理……毎日の整理
　調査本部のリーダーが中心となり、各訪問チームのリーダーをはじめ訪問担当者から訪問状況の報告を受けた。事後処理として行ったことは以下のとおりである。なお、毎朝夕にミーティングを行って情報を共有・記録し、必要時には町に問い合わせて、本人に情報を返却した。
　⑴　調査者の所見（①現時点では支援の必要なし、②経過観察、③支援の必要あり、④早急に対応が必要）の確認と集計、③④の要フォロー者のリストアップとマークつけ、保健医療計画策定シート（資料7）への計上。
　各々の区分は以下の通りであるが、対応の必要性と緊急性を勘案し、町の保健師に引き継いで継続的な支援につなげた。
　　②「経過観察」：3カ月～6カ月以内に経過観察が必要
　　③「支援の必要あり」：2週間以上3カ月以内に支援が必要（黄色）
　　④「早急に対応が必要な者」：2週間以内に支援が必要（赤）
　なお、「早急に対応が必要な者」のうち、一部、重度の褥瘡等で即時の対応が必要な事例については、JMAT（日本医師会災害派遣医療チーム）につなぐ等で対応した。
　⑵　安否情報の確認と新たに生死が判明した者のリストアップ（資料9）、集計、住民基本台帳への入力。
　⑶　訪問件数を日計表に記入。
　⑷　訪問先で、あるいは帰所後の判断で緊急に支援が必要な方がいれば、すぐに地域包括支援センターに連絡、緊急でない場合は大槌町役場（福祉課）に数日おきに報告。

（2）「岩手県大槌町民の健康状況把握のための訪問調査」に基づく提言（第一報）の作成と副町長への報告
　全戸訪問は4,000件弱行ったが、訪問のピークは5月1、2、3日であった。毎日11～18チームが600件前後の訪問を行うと、5月3日頃には先が見えてきた。そこで家庭訪問による健康調査（調査A）に加えて、フォーカスグ

ループインタビュー（調査B）と保健福祉関係の社会資源に重点を置いた地区診断（調査C）を行った。また、入力作業に力を入れた。本部スタッフは報告書作成に力を注ぎ、5月7日に副町長、8日には人口ピラミッドを含めて総務課長に届けた。なお、第一報の内容は第5章の提言に含まれている。

第3章 調査の準備から報告会まで

資料7　短中期の保健医療計画策定シート

```
短中期の保健医療計画策定シート　調査実施者記録用（日報用）　大槌町版　チームNo.
                    ＜毎日各リーダーが1枚提出＞
2011年　月　日（　）        訪問地
                           区              リーダー氏名
                    ※該当する方の住基番号と氏名を記載してください
```

1) 支援が必要な対象者の把握と支援		合計 (件数)	3ヶ月以内	緊急	備考
治療が中断している又は未受診の患者					
	糖尿病，高血圧，虚血性心疾患等の患者 食事制限や投薬が必要な慢性腎不全の患者 医療処置が必要な患者（酸素吸入，吸引，経管栄養等） 脳卒中や骨折などでリハビリの必要な患者 化学療法や放射線治療をしているがん患者 難病患者や小児慢性特定疾患の患者 精神科疾患の患者				
	（具体的に）その他				
介護保険サービス等が中断している患者の把握					
	介護保険サービスを利用していた高齢者 自立支援サービスを利用していた障がい者				
	（具体的に）その他				
母子保健福祉サービスが必要な親子					
	震災で親を失った子ども 定期的な健診を受診できていない妊婦 定期的な通院や療育が必要な児 低出生体重児などハイリスク児 育児不安などがあり，支援が必要な親子				
	（具体的に）その他				
保健福祉サービスが必要な高齢者					
	認知症が疑われる高齢者 入れ歯が合わない，流出などにより噛めない方 75歳以上の独居高齢者，高齢者のみの世帯				
	（具体的に）その他				

1. 各自，戻ってきたら，その日訪問した事例の状況にあてはまる内容があれば，住基番号を書く
2. リーダーは日ごとに件数を集計する（緊急対応を要する者は当日中に町に連絡する）

（出典）藤内修二ほか公衆衛生ねっと（http://www.koshu-eisei.net/）有志作成版（2011.4）を一部改変。

資料8　被災者訪問　要フォローケース

訪問日	住民基本台帳番号	カナ氏名	年齢	現症、健康上の問題	次回フォロー期

資料9　被災者訪問　行方不明等の所在把握リスト

＊行方不明等の方の所在がわかった場合には、このリストに記載してください。
また、役所に報告するとともに、元住所に訪問する場合には、チェックして行ってください。

訪問日	住民基本台帳番号	氏名(フリガナ)	年齢	元の住所	現在の所在(住所・連絡先等)	行政の報告の有無

　もう一つ、新たに死亡と判明した者をリストアップする用紙も作成し、住民基本台帳に入力するとともに、町に届けた。

2）9月6日：第二報の報告と10月6・7・13日住民説明会
（1）二次データの集計・分析
　全戸訪問調査で収集された情報については、5月27日付けで大槌町から新たに分析を依頼され、厚生労働省より補助金を得た岡山大学が主管校となり、岡山大学大学院保健学研究科看護学分野倫理審査委員会の承認を経て、健康生活調査票の情報を匿名化したデータを得て集計を行った。

　5月8日時点では、全戸訪問は3,728件、相談総数は4,187件（地域3,726件、避難所461件）との報告であった。相談件数にあがらなかったものを含め、健康生活調査票の回収数は5,395人分であった。データは、それらのうち重複や記載に不備があるものを除いた5,117人分を用いた。

　集計は、そのうち個人特性が不備な者を省いた5,082人について、合計、男女別、年齢4分類別、地区被害別3分類、地区特性別5分類、元住所の行政区45分類別（18欠番、他市町村から転入や避難で来ている者を999とし一分類を設けた）に行った。「調査の概況」と「基本情報」以外の集計は、安否と住所確認だけで健康情報が書かれていない130件を調査人数から差し引いた4,952人を対象に行った。

（2）「岩手県大槌町民の健康状況把握のための訪問調査（第二報）分析結果と復興計画への提案」の作成と新町長、福祉課への報告
　データの分析結果に基づいて、事業班のメンバーで協議し、復興に向けて重点的に計画を進める必要がある点について提案をまとめた。詳細は第4章第1・2節、第5章9節をご参照いただきたい。

（3）住民説明会
　大槌町健康生活調査結果について、大槌町の許可を得て、大槌町食生活改善推進員協議会の全面的な協力のもと、住民説明会を実施した。
【開催日時および会場】
　10月6日　吉里吉里若葉会館、吉里吉里第9地割集会場（浪板）、
　　　　　　大槌第6仮設集会場（柾内）、三枚堂集会場（小鎚）
　10月7日　寺野弓道場（小鎚）、中村地区上流集会場（小鎚）
　10月13日　赤浜町営住宅上談話室、安渡小学校、金沢支所、
　　　　　　かみよ稲穂会館（渋梨）

なお、5月27日以降の事後処理は、平成23年度厚生労働省老人保健事業推進費等補助金（老人保健健康増進等事業分）「地震による津波で被災した一人暮らし高齢者・高齢者世帯の生活再構築のための支援過程の構造化」事業（代表　岡本玲子）の一部として行った。

3）一般社団法人全国保健師教育機関協議会　東日本大震災復興支援　教育・研究プロジェクトの設立

平成23年6月

＜大槌町プロジェクトについて＞

一般社団法人全国保健師教育機関協議会　会長　村嶋幸代

　このたびの東日本大震災で甚大な被害を被った岩手県大槌町に対し、全国保健師教育機関協議会では、本会理事である鈴木るり子岩手看護短期大学教授（元　大槌町保健師）の依頼を受け、会員校からボランティア保健師を募集しました。

　平成23年4月22日〜5月8日に、計137名、延555名がご参加下さり、全戸訪問により健康相談・血圧測定等と情報提供を行い、必要に応じて町保健師等へ引き継いだり、訪問結果を集計・分析して地域のニーズを明確化しました。さらに、町の復興を担う婦人会・青年団OB・消防団に対するフォーカスグループインタビュー、保健福祉関係の社会資源に重点を置いた地区診断なども行いました。これらの結果は、復興対策や町の保健福祉計画策定に活かすために、町や県、厚生労働省に提言しました。こうした家庭訪問による援助を通した実態把握、ポピュレーションアプローチによる地域のニーズの明確化、施策への反映は、保健師本来の活動であり、保健師教育に活かしていくことが必要です。

　そこで、平成23年5月13日に開催された理事会で検討し、大槌町における活動を全国保健師教育機関協議会のプロジェクトと位置づけ、鈴木理事をリーダー、大槌町をモデル地区として、現地の保健師を支援する形で継続することになりました。なお、活動費用につきましては、本会に寄せられた「東日本大震災復興支援教育・研究にかかる募金」を充てさせていただくことにしました。御寄付いただいた方の一覧と活動報告書をHPに掲載いたしました。また、適宜、進捗状況をホームページで報告しますので、どうぞご覧下さい。

（一般社団法人全国保健師教育機関協議会　http://www.zenhokyo.jp/index.html）

【岡本玲子、鈴木るり子、村嶋幸代、野村三千江、西田真寿美、岸恵美子、草野恵美子、岩本里織、齋藤美紀、小出恵子、寺本千恵、多田敏子、酒井陽子、城島哲子】

第4章
全戸家庭訪問で行った調査の結果

第1節
人口移動

1. 地震・津波が大槌町の人口にもたらした影響
大槌町 2011 年 5 月 8 日時点の人口ピラミッド

1）目的

　全戸家庭訪問終了時の5月8日時点における人口ピラミッドを作成することにより、3.11災害が大槌町にもたらした被害を、人口移動の側面から把握し、町に残った人々を把握し、復興に生かす。

2）方法

　平成23年3月1日時点の住民基本台帳を基に、4月23日～5月8日に実施した保健師による全戸家庭訪問（避難所も含む）で行った「町民の安否確認」情報と、「避難所名簿」「死亡者名簿」から得た情報を突合し、大槌町の新たな人口ピラミッドを作成した。

　区分は、「1：町内生存、2：町外生存、3：情報なし、4：（今回の震災による）死亡と行方不明」である。ここで、「3：情報なし」は、訪問における安否確認でも、避難所名簿や死亡者名簿でも把握できなかった町民であり、今回の津波で流された可能性の他に、元から町内に住んでいなかった可能性もある人々である。「4：死亡と行方不明」は、3月11日の津波で、死亡もしくは行方不明になったことが、死亡者名簿・家庭訪問による安否確認でわかった人々である。

今回の調査に際し、大槌町から住民基本台帳が提供された理由、その情報を基に家庭訪問を行った有効性、取扱いの注意点等については、37ページに記したとおりである。

3）結果
（1）震災前の大槌町全体の人口ピラミッドについて

　震災直前、3月1日現在の大槌町の住民基本台帳人口は16,058人であった。このうち4人には台帳番号が見つからず、年齢不明でもあったため、本解析では除外した。その結果、解析対象は16,054人（男性7,583人、女性8,471人）となった（図1外周）。男性に比して、女性の方が888人多かった。

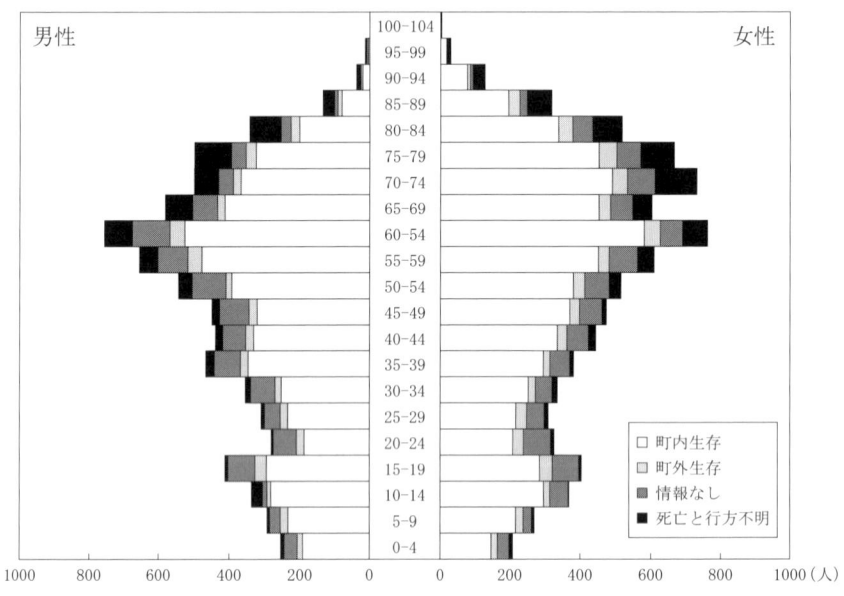

図1　大槌町人口ピラミッド（5月8日時点）

　年齢区分を見ると、0〜14歳が1,731人（10.8％）、15〜64歳が9,224人（57.4％）、65歳以上が5,099人（31.8％）と、高齢化が進んだ地域であった。特に、75歳以上が2,690人（16.8％）と多く、後期高齢者が多い町だったことがわかる。

（2）今回の調査における住民把握率について

今回、濃いグレーで示した「3：情報なし」は2,119人（全町民の13.2％）であった。この中には、"入院・入所中""町外へ移動""行方不明""元々町に住んでなかった"等が含まれると考えられる。

「情報なし」はあっても、今回の調査は、3月1日時点の大槌町民のうち、13,935人（86.8％）の安否情報を、把握・確認したことになる。

（3）震災後大槌町全体の人口ピラミッドについて

5月8日時点では、「1：町内生存」は11,542人（71.9％）、「2：町外生存」が981人（6.1％）、「3：情報なし」が2,119人（13.2％）、「4：死亡と行方不明」が1,412人（8.8％）であった（図1）。

町内での生存者を表す白色部分は外周に比してやや縮小し、震災後は町の人口が減少したこと、また、黒で示した死亡・行方不明者が高齢者に多かったことを示している。

一方、薄いグレーで示した町外生存者は981人であり、0～14歳は103人（10.4％）、15～64歳は559人（57.0％）、65歳以上は319人（32.5％）と、年齢区分で見た時に、若い人も高齢者も、町外へ移動したことがわかった。各年齢別にみたとき、この割合は各々6％程度であった。

（4）死亡・行方不明者の状況について

今回の震災で、把握された「死亡と行方不明」は1,412人であった（図では黒で表示）。そのうち高齢者が、65歳以上は851人（60.2％）、75歳以上が530人（37.5％）であった。全死亡者の6割が高齢者であるなど、高齢者、特に、後期高齢者の死亡が非常に多いことがわかる（図2）。

男女別に見た死亡・行方不明者数は、男性689人（9.1％）、女性723人（8.5％）である。女性に比して、男性の方が死亡率が高いことがわかった。このうち、30～69歳までは、男性の方が女性よりも死亡数が多い。また、75～84歳も男性の方が多い。一方、70～74歳、85～89歳以上は男性よりも女性の方に死亡者が多く、高齢になるにつれて、男性よりも女性の死亡数が多くなっていることがわかる（図3）。

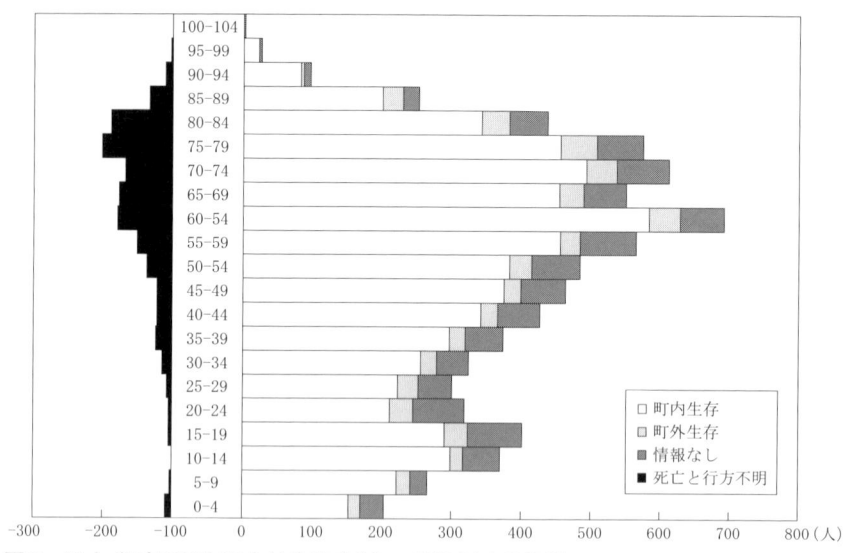

図2　死亡・行方不明と町内外生存者（含　情報なし）の比較

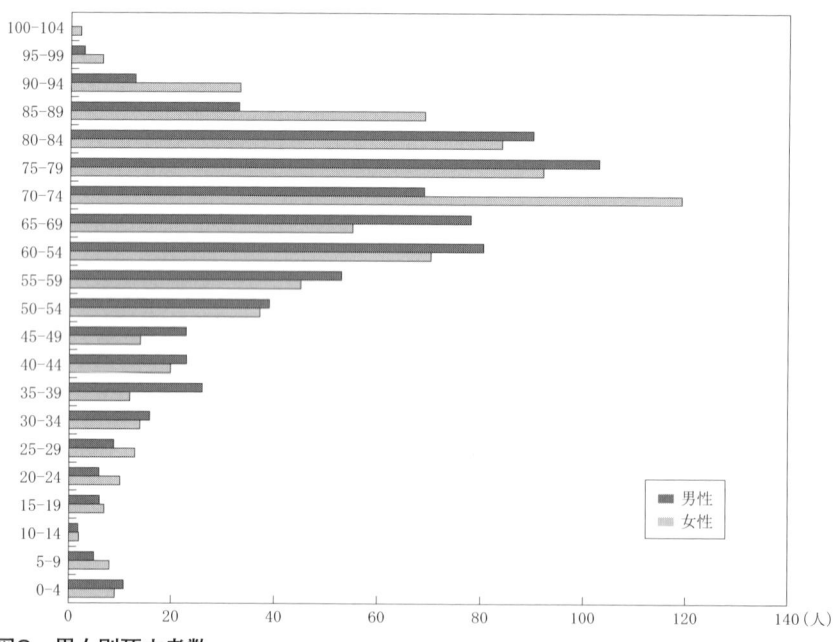

図3　男女別死亡者数

4）まとめ

　白抜きの部分、すなわち、震災後も大槌町に残り、復興を担う人々を支えるとともに、グレーの部分、すなわち、一端は町外に出た人々を呼び戻すことができるような活動をすることが重要である。一方で、亡くなられた方々に高齢者が多いことを考慮し、今後は特に、高齢者の住まいの立地場所等について考えていく必要がある。

　訪問調査で得た全住民の安否情報を住民基本台帳に入力するに当たり、4月23日～28日までのリーダー澤井直子、参加した大学院生（東大・医学系研究科健康科学看護学専攻・公共医学専攻、工学系研究科都市工学専攻）を中心に、多くの方々の助力を得ました。とくに、東大高齢社会総合研究機構・後藤純特任研究員、医学系研究科博士課程院生梅田麻希氏（精神保健学）には、調査最終日まで人口ピラミッドの作成にご尽力いただきました。また、調査の前後には、岡山大学の岡本研究室の皆様に、事前準備と事後処理、避難所名簿との突き合わせ等々、多大なご支援をいただきました。この方々の迅速で正確な作業がなければ、安否確認の結果をまとめることはできませんでした。心から感謝申し上げます。

【村嶋幸代、寺本千恵、岡本玲子、小出恵子】

2. 大槌町内の人々の津波災害による住む場所の変化
元住所と現在の住所との比較から

1）目的

　ここでは、今回の大規模な津波災害が、大槌町の人々にどのような移動をもたらしていたのかについて、今回の健康生活調査の結果から、わかる範囲でまとめた。震災が起こらなければ、通常ではありえなかった人口の増減と転居の実態を記録として残しておきたい。

2）方法

　用いた資料は、調査票に記載された被災前の元住所と、家庭訪問で判明し

た現住所、および住まいに関する記述である。住所は、45の行政区分番号でデータ化し、健康生活調査票のなかで元住所と現住所を対応できた4,800人についてクロス集計を行った。このうち469人は、在宅ではなく避難所で得た情報であった。ただし、調査票に記載された現住所には、確かにそこに住んでいるという住所を記載したのかどうか、確認が困難なものもあり、データの信頼性に若干不備がある点がこの分析の限界といえる。

なお、各地区の被害状況は、「1. 全壊地区」「2. 半壊・浸水地区」「3. 被害なし地区」の3区分に分類して整理した（表1、注参照）。

3）結果
（1）津波で住む場所が変化した人々

大槌町の震災前の人口は約16,000人（2011年3月の住民基本台帳）、世帯数は6,000弱であった。調査時点での避難所避難者数は約5,300人、死亡・行方不明が約1,400人、町外に避難あるいは転出と推測される者が約2,000人、合計約8,700人であったことから、在宅居住者は約7,300人程度と考えられる。

表1　家庭訪問先からみた被災前後の住む場所の変化
　　　――被害状況別、津波後2カ月の時点　　　　　　　　　　　人（％）

		合計	現住所		
			全壊地区	半壊・浸水地区	被害なし地区
元住所	全壊地区 （19行政区）	1663〈34.6〉 (100.0)	1188[注1] (71.4)	162 (9.7)	313 (18.8)
	半壊・浸水地区 （5行政区）	1498〈31.2〉 (100.0)	312 (20.8)	1081[注2] (72.2)	105 (7.0)
	被害なし地区 （20行政区）	1639〈34.1〉 (100.0)	33 (2.0)	6 (0.4)	1600 (97.6)
合　計		4800 (100.0)	1533 (31.9)	1249 (26.0)	2018 (42.0)
再掲（避難所人数除く）		4331 (100.0)	1260 (29.1)	1159 (26.8)	1912 (44.1)

注1）自宅に家庭訪問できた人数（再掲）は284人（1,663人の17.1％）。
注2）　同　　　　　　　　　　　370人（1,498人の24.7％）。

表は、元住所と現住所の行政区分を、住所地の被災状況別（3分類）にクロス表にしたものである。今回把握された4,331人という数は、概ね避難所以外の町内生存者の6割にあたる。

「全壊地区」では、1,663人のうち自宅に家庭訪問できた者はわずか284人（17.1%）、「半壊・浸水地区」では、1,498人中370人（24.7%）であり、8割前後の者が元住所以外（親戚や友人・近隣宅、借家、避難所など）へ移動していた。「被害なし地区」では居住地の変化はほとんどなかった（2.4%）。

避難所名簿の記載事項からは、震災後の避難場所の移動が最も多かった者が6回、約半数が1～2回移動していた。

（2）今後に向けて考慮すべきこと

9月以降は避難所が全面閉鎖になり、約2,000世帯・4,700人が仮設住宅（概ね被害なし地区）で暮らしており、震災2カ月後とはかなり状況が変わっている。津波災害により住み慣れた我が家からの移動を余儀なくされ、しかもその後多くの者が複数回転居していることは、心身および社会的健康生活になんらかの影響を及ぼしているに違いない。どのような視点でリスクを把握すればよいのか、どのような到達点をめざして継続的に対応していけばいいのか、実態に即して考えていく必要がある。また、コミュニティの再構築という点では被害なし地区の元々の町民との関係構築や協働についても、効果的な方法を探る必要がある。

【岡本玲子】

第 2 節
全戸家庭訪問による調査の分析からわかったこと

1. 町民の健康課題──地震・津波の影響と元からあった課題

　全戸家庭訪問で得られた情報を集約し、まずは、調査終了時の平成23年5月8日に「岩手県大槌町民の健康状況把握のための訪問調査に基づく提言（第一報）」を町に届けた。ここでは、「医療サービス」「保健サービス」「職」「住」「教育」「交通アクセス」について提言した。その後、大槌町から、5月27日付けで依頼を受け、匿名化したデータを改めて町から預かり、分析した。その結果を「岩手県大槌町民の健康状況把握のための訪問調査（第二報：分析結果と復興計画への提案）」として9月6日に大槌町に報告した。この第2節は、そこから内容を抜粋し、加筆修正したものである。

　調査終了時、5月8日時点の手集計では、訪問件数は全3,728件、総相談件数4,187件（地域3,726件、避難所461件）であった。その後、相談件数として計上されなかったものを含めると、健康生活調査票の回収数は5,395人分となった。
　分析に際しては、そのうち重複や記載不備を除いた5,082人について、全数、男女別、年齢区分別（4分類）、地区の被害状況別（3分類）、地区特性別（5分類）に集計した（表1～8）。なお、表1と表2以外の集計は、安否と住所確認だけで健康情報が記入されていない調査票が130件あり、これを除いた4,952人について行った。

第4章 全戸家庭訪問で行った調査の結果

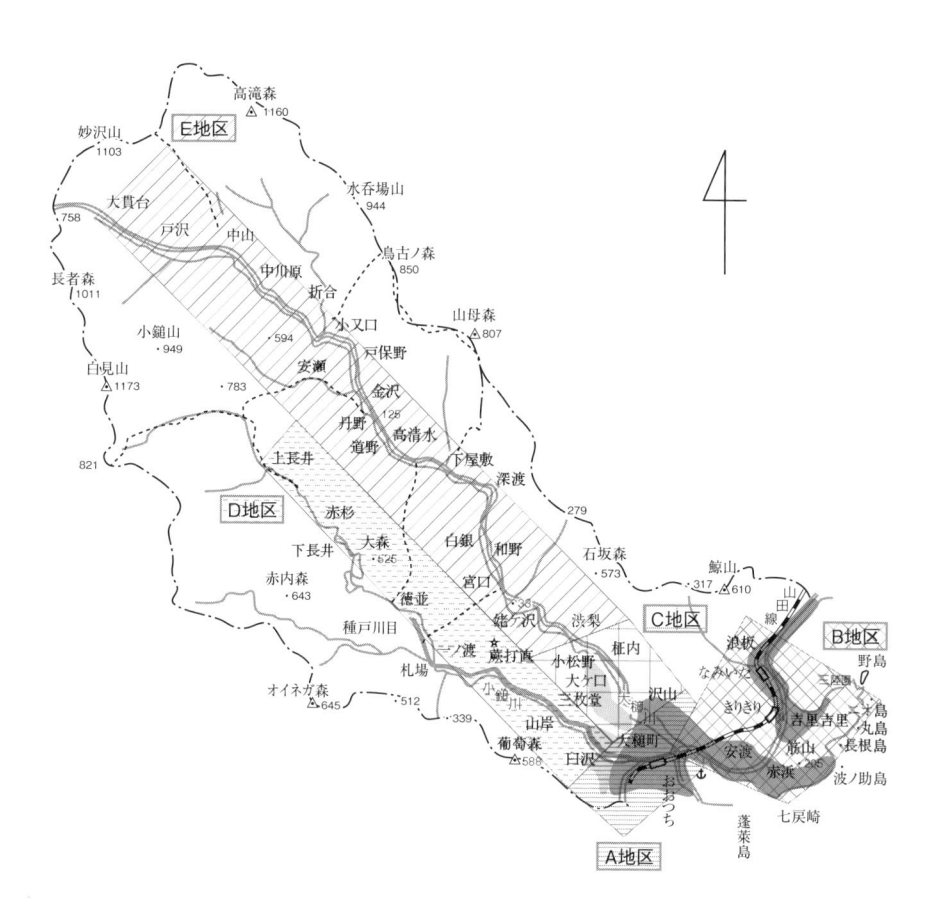

地区特性分類	
A 地区	町方地区
B 地区	海岸地区
C 地区	沢山・源水・大ケ口地区
D 地区	小鎚地区
E 地区	金沢地区

被害状況別分類	
1. 全壊地区	
2. 半壊・浸水地区	
3. 被害なし地区	

大槌町の地区特性分類と被害状況別分類

分析に使った分類と地区特性

被害状況分類 1 全壊地区 2 半壊・浸水地区 3 被害なし地区	大槌町行政区		地区特性別分類
2	06 桜木町	A地区	町の中心部で役場・警察・医療機関をはじめとする公共施設の集合地域
1	07 栄町		
1	08 上町		
1	09 本町		
1	10 大町		
1	11 須賀町		
1	12 小枕		
1	13 末広町		
1	14 新町		
2	45 花輪田		
1	21 安渡一丁目	B地区	漁業地域で魚市場・水産加工場のある地域
1	22 安渡二丁目		
1	23 安渡三丁目		
1	24 赤浜一丁目		
1	25 赤浜二丁目		
1	26 吉里吉里一丁目		
1	27 吉里吉里二丁目		
1	28 吉里吉里三丁目		
3	29 吉里吉里四丁目		
1	30 浪板		
1	40 新港町		
3	41 赤浜三丁目		
1	44 港町		
3	17 大ケ口	C地区	大槌川の流域に位置する住宅地域
2	19 源水		
2	20 沢山		
2	42 大ケ口一丁目		
3	43 大ケ口二丁目		
3	01 種戸	D地区	小鎚川上流の農村地域
3	02 徳並		
3	03 一の渡		
3	04 蕨打直		
3	05 臼沢		
3	39 長井		
3	15 和野	E地区	大槌川上流の農村地域
3	16 前段		
3	31 戸沢		
3	32 中山		
3	33 中川原		
3	34 戸保野		
3	35 安瀬の沢		
3	36 元村		
3	37 対間		
3	38 下屋敷		
	999 町外から転入や避難		

※ 20 沢山と 30 浪板など 1～3 の状態が混在している地区もあるが便宜的に上記の分類とした。

1）調査対象者数と調査者の総合所見（表1）

　住民基本台帳によれば平成23年3月1日現在の大槌町の人口は16,058人であった。今回調査できた5,082人はその31.6%であり、およそ町民の3人にひとりに会えたことになる。

　男女別にみると、男性2,550人（33.8%）、女性2,532人（29.8%）であり、若干女性の方が面接できた率が低かった。年齢区分でみると、他の区分が4割前後に会えたのに比べ、40歳未満では13.9%と特に低かった。被害状況別にみると、元の住所が「被害なし地区」と「半壊・浸水地区」では元の人口の4-5割に会えたのに比べ、全壊地区で会えた人は、20.0%のみと少なかった。また地区特性別においても、被害の大きかったA・B・C地区で面接できた率が低かった。これは、この地区の住民の多くがこの時期に避難所生活をしていたこと、若い世代は昼間、仕事や片付けのために町内や町外に出かけていたことが理由として考えられる。

　家庭訪問調査当日に、対象者の支援の必要性について調査者が総合的に判断した所見では、支援の必要なし4,140人（81.9%）、経過観察580人（11.5%）、支援の必要あり229人（4.5%）、早急に対応が必要53人（1.0%）であった。これを、男女別にみると女性の方が、年齢区分別にみると高齢者の方が、「早急に対応」「支援の必要あり」「経過観察」が多かった。

　被害状況別と地区特性別にみた時、「早急に対応が必要」「支援の必要あり」の人々は、元の住所が「全壊地区」、「半壊・浸水地区」およびA・B・C地区である方が、そうでない地区に比して多かった。これは、被害の大きかった地域に住んでいた者ほど支援が必要となる割合が高かったことを表している。一方で、「経過観察」が必要な者は、「被害なし地区」が12.8%と全壊地区の12.3%とほぼ同じ割合であった。被害なし地区のなかでも、E地区（金沢＋大槌在）では「経過観察」が19.5%と多かった。E地区は高齢化も進んでいるが、もともと人口が少なく、人口密度も低く、中心部から離れた不便な山間部であるなど、健康格差を生じやすい要因が多いことから、今後は特に対策が必要と考えられた。

表 1 対象特性別の調査者の総合所見

(男女別, 年齢区分別, 被害状況別, 地区特性別)

	対象特性	3月1日現在住民基本台帳人口	調査人数		調査者の総合所見						1 支援の必要なし	2 経過観察	3 支援の必要あり	4 早急に対応必要	5 その他
					1 支援の必要なし	2 経過観察	3 支援の必要あり	4 早急に対応必要	5 その他	9 不明					
		人	人	%						人	%（不明を除く）				
	合計	16058	5082	31.6	4140	580	229	53	55	25	81.9	11.5	4.5	1.0	1.1
性別	男	7554	2550	33.8	2160	233	95	28	28	6	84.9	9.2	3.7	1.1	1.1
	女	8504	2532	29.8	1980	347	134	25	27	19	78.8	13.8	5.3	1.0	1.1
年齢区分別	0歳以上40歳未満	5299	738	13.9	645	54	26	3	3	7	88.2	7.4	3.6	0.4	0.4
	40歳以上65歳未満	5622	2090	37.2	1761	212	68	15	22	10	84.7	10.2	3.3	0.7	1.1
	65歳以上75歳未満	2453	1079	44.0	881	135	43	6	11	3	81.9	12.5	4.0	0.6	1.0
	75歳以上	2684	1175	43.8	855	180	89	27	18	5	73.1	15.4	7.6	2.3	1.5
被害状況別	1全壊地区	8677	1737	20.0	1368	211	89	23	31	15	79.4	12.3	5.2	1.3	1.8
	2半壊・浸水地区	3133	1620	51.7	1340	152	86	24	15	3	82.9	9.4	5.3	1.5	0.9
	3被害なし地区	4248	1689	39.8	1400	215	52	6	9	7	83.2	12.8	3.1	0.4	0.5
地区特性別	A町方・桜木・花輪田	5636	1232	21.9	1013	117	67	14	12	9	82.8	9.6	5.5	1.1	1.0
	B安渡・赤浜・吉里・浪板	5949	1584	26.6	1255	188	77	24	30	10	79.7	11.9	4.9	1.5	1.9
	Cナケ口・源水・沢山	2827	1168	41.3	960	127	56	13	11	1	82.3	10.9	4.8	1.1	0.9
	D小鎚在・長井・白沢	942	664	70.5	571	69	23	0	0	1	86.1	10.4	3.5	0.0	0.0
	E金沢＋大鎚在	704	398	56.5	309	77	4	2	2	4	78.4	19.5	1.0	0.5	0.5
	町外から転入や避難	0	36	—	32	2	2	0	0	0	88.9	5.6	5.6	0.0	0.0

1全壊地区：A町方（米町／上町／本町／大町／須賀町／小枕／末広町／新町）, B安渡（一・二・三丁目）, C吉里（一・二・三丁目, 吉里吉里一・二・三丁目, 浪板）
2半壊・浸水地区：A桜木町, C大ケ口一丁目, 源水, 沢山
3被害なし地区：B浜浜三丁目, 吉里吉里四丁目, C大ケ口二丁目, 大ケ口三丁目, D小鎚在（亀戸／徳並ノ一の渡／蕨打直, 長井／白沢）, E金沢（戸沢／中山／中川原／戸保野／安瀬の沢／元村／対間／下屋敷）, 大鎚在（和解／前段）
※沢山と浪板は1〜3の状態が混在しているため便宜的に上記の分類とした。

2）受診・服薬状況（表2）

5,082人の調査対象者の内、健康情報が得られなかった130人を除く4,952人中、受診ありは1,422人で、その内、「受診中断」が6.8％であった。また、服薬しているのは1,521人で、その内、「服薬中断」が4.7％であった。いずれも、「0〜40歳未満」で中断している人が1割以上おり、他の年齢に比べて多かった。40歳未満については絶対数が少ないため一概にはいえないものの、震災後の医療事情や、自宅の片付けや行方不明者捜しを行うなどもあり、働き盛りの人々の健康管理が行われていない状況がうかがえた。

被害状況別では、受診中断・服薬中断がともに「全壊地区」「半壊・浸水地区」が「被害なし地区」よりも多かった（合計が順に6.8％・4.7％のところ全壊地区が6.8％・6.1％、半壊・浸水地区が7.4％・5.7％）。受診中断は、「被害なし地区」でも6.4％あった。

表2　受診・服薬状況　　　　　　　（男女別、年齢区分別、被害状況別、地区特性別）

対象特性	調査人数（健康情報なし130件除く）	受診状況 合計	受診あり 継続	受診あり 中断	受診あり 継続 %	受診あり 中断 %	服薬状況 合計	服薬あり 継続	服薬あり 中断	服薬あり 継続 %	服薬あり 中断 %
				人		%			人		%
合計	4952	1422	1326	96	93.2	6.8	1521	1450	71	95.3	4.7
男	2477	624	578	46	92.6	7.4	671	632	39	94.2	5.8
女	2475	798	748	50	93.7	6.3	850	818	32	96.2	3.8
0歳以上40歳未満	710	44	39	5	88.6	11.4	39	34	5	87.2	12.8
40歳以上65歳未満	2041	467	423	44	90.6	9.4	511	473	38	92.6	7.4
65歳以上75歳未満	1057	429	403	26	93.9	6.1	451	433	18	96.0	4.0
75歳以上	1144	482	461	21	95.6	4.4	520	510	10	98.1	1.9
1全壊地区	1700	472	440	32	93.2	6.8	509	478	31	93.9	6.1
2半壊・浸水地区	1561	407	377	30	92.6	7.4	458	432	26	94.3	5.7
3被害なし地区	1655	535	501	34	93.6	6.4	547	533	14	97.4	2.6

3）現病歴・既往歴（表3）

4,952人の現病歴では、高血圧が1,123人（22.7％）と最も多く、次いでうつ病以外のその他精神面241人（4.9％）、糖尿病204人（4.1％）、心疾患ほか循環器171人（3.5％）であった。その他の精神面には不眠症と自律神経失調症が多く含まれていた。

現病歴の生活習慣病関連疾患を合わせると1,515人（30.6％）と3人に1人の割合であった。男性の27.0％よりも女性が34.2％と多かった。また、被害状況別にみると、「被害なし地区」が33.1％と、「全壊地区」の30.2％よりも多く、津波被害のなかったE地区が41.4％と高率であった。

表3　現病歴　　　　　　　　　　　　　　　　　（男女別、年齢区分別、被害状況別、地区特性別）

対象特性	調査人数（健康情報なし130件除く）	生活習慣病関連疾患統合	*高血圧	*脳血管疾患	*糖尿病	*高脂血症等	*痛風	*肝疾患	*心疾患他循環器	*悪性腫瘍	喘息	甲状腺疾患	うつ病	その他精神面	認知症
	人	％													％
合計	4952	30.6	22.7	1.9	4.1	2.1	0.7	0.8	3.5	1.2	1.0	1.1	0.6	4.9	0.8
男	2477	27.0	17.9	2.5	4.5	0.7	1.4	1.0	3.7	1.5	0.8	0.4	0.3	2.5	0.7
女	2475	34.2	27.5	1.3	3.8	3.6	0.1	0.5	3.2	0.9	1.3	1.7	1.0	7.3	0.9
0歳以上40歳未満	710	2.0	1.1	0.1	0.4	0.0	0.0	0.0	0.3	0.0	0.8	0.3	0.6	1.3	0.0
40歳以上65歳未満	2041	23.4	17.5	0.9	3.3	1.4	0.8	0.9	0.1	1.2	0.9	1.2	0.4	5.3	0.0
65歳以上75歳未満	1057	43.1	30.9	3.0	6.2	3.6	0.9	1.0	4.4	1.7	0.9	1.5	0.9	6.6	0.6
75歳以上	1144	49.6	37.6	3.7	5.9	3.5	0.8	0.8	7.8	1.6	1.6	0.9	0.8	4.6	2.8
1全壊地区	1700	30.2	23.2	1.8	3.8	1.9	1.1	0.9	3.4	0.9	1.5	0.9	0.7	6.3	0.6
2半壊・浸水地区	1561	28.8	18.6	1.6	4.1	2.4	0.5	0.8	3.1	1.4	0.8	1.3	0.4	4.4	0.8
3被害なし地区	1655	33.1	24.2	2.4	4.5	2.2	0.6	0.6	3.9	1.3	0.8	0.9	0.7	3.9	1.0
A町方・桜木・花輪田	1208	26.8	18.2	1.8	3.1	1.9	0.5	0.7	2.6	0.6	0.6	1.1	0.7	5.6	0.6
B安渡・赤浜・吉里・浪板	3526	31.1	22.6	1.8	4.3	2.0	0.8	0.8	3.7	1.3	1.2	0.9	0.6	4.4	0.7
C大ケ口・源水・沢山	1111	32.8	23.3	1.8	4.4	2.7	0.5	0.4	4.3	1.7	0.9	1.4	0.5	5.1	0.9
D小鎚在・長井・白沢	658	23.1	16.1	0.9	2.9	1.4	0.3	0.5	3.0	1.1	0.5	0.8	0.3	2.3	0.6
E金沢+大槌在	389	41.4	33.2	2.6	5.9	3.3	0.5	0.5	4.1	2.1	0.3	1.5	0.5	5.7	1.8
町外から転入や避難	36	16.7	11.1	0.0	2.8	0.0	0.0	0.0	2.8	0.0	0.0	2.8	2.8	2.8	0.0

※生活習慣病関連疾患統合に集約した項目には＊印をつけている

既往歴に関しては記載が少なく、今回の調査では十分には聞けていなかったために省略するが、高血圧や心疾患のほか、循環器などの生活習慣病関連疾患がもともと多かった上に、今回の震災の影響が出ていると推測された。
　表には掲載していないが、45の行政区別に見ると、いくつかの疾患が突出して高率である地域が見出された。今回のデータからだけでは正確なことはわからないが、なぜその地域でその疾患が多くなっているのかについて実態を把握し、原因を精査していく必要がある。
　今後、保健医療福祉計画の立案においては、地区別、男女別にきめ細かく戦略を立て、働きかける必要がある。

4）血圧の実態および自覚症状との関係性（表4－1、4－2、図1）

　血圧測定は1,113人（全体の22.5％）に行われた（表4－1）。1至適血圧と2正常血圧は合わせて238人（21.6％）と、わずか5人に1人であり、高血圧予備軍の正常高値血圧が185人（16.6％）、高血圧症（Ⅰ・Ⅱ・Ⅲ度高血圧、収縮期高血圧）は688人（61.8％）であった。
　図1は、この対象について、平成18年度の国民健康栄養調査による日本人の高血圧症割合と本調査結果を比較したものである。日本人の高血圧症割合（20歳以上総数の平均）の全体45.1％、男性53.2％、女性39.6％と比べると、大槌町では全体で688人（20歳以上の1,111人中61.9％）、男性278人（65.0％）、女性410人（60.0％）と、各々1割以上も高かった。全国と比較すると、とりわけ女性で高血圧の率が高いことが特徴である。
　年齢別（図1）にみても、20代・30代は母数が少ないために一概には言えないものの、20代16.7％（全国3.3％）、30代26.1％（全国9.5％）、40代56.8％（全国21.9％）と全国平均よりはるかに高く、他の群についても70歳以上を除いて全国平均を上回っていた。

　表4－1に戻って被害状況別に見ると、「全壊地区」と「半壊・浸水地区」では、「被害なし地区」よりも高血圧症（Ⅰ・Ⅱ・Ⅲ度高血圧、収縮期高血圧）の割合が高かった（合計すると順に63.0％、65.9％、58.2％）。特に着目したいのは、Ⅲ度高血圧の率が全壊地区8.5％、半壊・浸水地区8.3％と平均

表4－1　血圧の実態（血圧値の分類）（男女別、年齢区分別、被害状況別、地区特性別）

対象特性	血圧記載合計	1 至適血圧	2 正常血圧	3 正常高値血圧	4 I度高血圧	5 II度高血圧	6 III度高血圧	7 収縮期高血圧	現病歴・既往歴に高血圧あり n=4952	
								%	人	%
合計	1113	7.6	13.9	16.6	12.4	11.9	6.3	31.2	1238	25.0
男	428	6.1	14.3	14.7	12.9	13.1	6.8	32.2	501	20.2
女	685	8.6	13.7	17.8	12.1	11.2	6.0	30.5	737	29.8
0歳以上40歳未満	37	35.1	29.7	13.5	10.8	5.4	5.4	0.0	21	3.0
40歳以上65歳未満	405	9.9	12.3	15.1	18.0	13.6	9.1	22.0	401	19.6
65歳以上75歳未満	307	5.9	15.0	17.9	9.1	9.4	3.9	38.8	363	34.3
75歳以上	364	3.8	13.2	17.6	9.1	12.9	5.2	38.2	453	39.6
1 全壊地区	411	8.5	10.5	18.0	14.8	13.6	8.5	26.0	436	25.6
2 半壊・浸水地区	290	5.2	16.6	12.4	11.0	12.1	8.3	34.5	360	23.1
3 被害なし地区	402	8.5	15.2	18.2	10.9	10.4	2.5	34.3	437	26.4

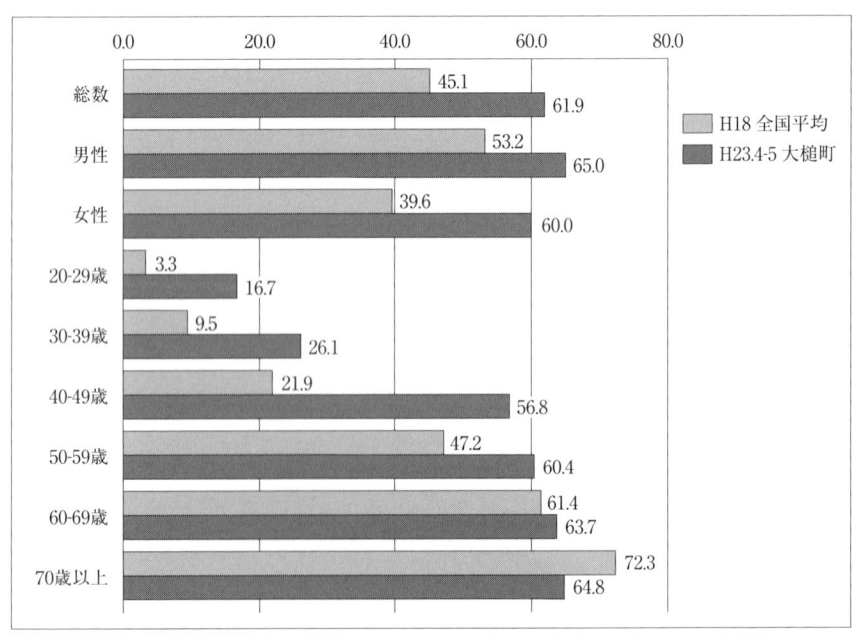

図1　血圧の実態（全国と大槌町の高血圧症者数の男女別・年齢区分別比較）

凡例: H18 全国平均 / H23.4-5 大槌町

区分	H18 全国平均	H23.4-5 大槌町
総数	45.1	61.9
男性	53.2	65.0
女性	39.6	60.0
20-29歳	3.3	16.7
30-39歳	9.5	26.1
40-49歳	21.9	56.8
50-59歳	47.2	60.4
60-69歳	61.4	63.7
70歳以上	72.3	64.8

の6.3％を超えていた点である。これは、もともとはそれほど重症ではなかった者が、災害の影響によって悪化した可能性を示唆している。

　予防対策は基本であるが、急がれるのは、現に発症している人びとと、悪化している人びとを十分治療できる病院、診療所の整備である。高血圧という地域の健康課題は、今後、生活習慣病や脳血管疾患、心疾患、認知症の発症数が増加することに直結するため、予防と治療両面での疾病管理体制を、適切に整えることが急務である。

　表には示していないが、地区特性別の高血圧症（Ⅰ・Ⅱ・Ⅲ度高血圧、収縮期高血圧）の割合は、A 地区が60.6％、B 地区62.8％、C 地区65.4％、D 地区54.3％、E 地区61.0％であり、若い年代層の多いD 地区は他より少なかった。とはいえ収縮期高血圧は、全ての地区で3割を超え、とりわけD 地区では39.3％であった。D 地区の正常高値血圧が21.4％であることを考えると、今後重度の高血圧に移行するおそれのある予備軍が多く存在する地域であることがわかる。D 地区の保健計画では、「予防重視型」の取り組みが優先される。若い世代が多いという点では「コミュニティ育成型」のポピュレーションアプローチが効果的であろう。

　またE地区は、被害なし地域であるにもかかわらず、被害のあった地域と変わらないくらい高血圧の有病者がいた。これは、災害前からの健康課題と、災害後の心理社会的ストレスによるものではないかと考えられる。高齢者世帯が多いことから、ポピュレーションも併用しながら「個別対応重視型」の地道な活動を要すると考える。

　表4－2は、高血圧症（Ⅰ・Ⅱ・Ⅲ度高血圧、収縮期高血圧）か否かと、自覚症状および心理的初期対応を要する状況と関連する項目を探索し、統計的に有意差（$p<0.05$）あるいは傾向（$p<0.1$）が見られた項目を示した。この結果より、高血圧症の領域にあった者は他よりも有意に過去のトラウマ・心理的問題や災害による負傷の割合が高いことがわかった。経済的な問題を持つ者も高血圧症のリスクが高い傾向にあった。また不眠の訴えを伴っていた者も有意に高かった。高血圧症の背景には災害による心理的・身体的損傷と経済問題があり、不眠という症状になって表れていることが推測された。

表４－２　高血圧症の有無と自覚症状・心理的初期対応を要する状況との関連
（有意差・傾向ありの抜粋）

			不眠		1 過去のトラウマ・心理的問題		2 災害による負傷		5 経済的な問題		合計
			なし	あり	なし	あり	なし	あり	なし	あり	
血圧の分類	正常血圧（血圧値の分類1～3）	%	90.8	9.2	98.4	1.6	100.0	0.0	95.5	4.5	n=425 100.0
	高血圧症（血圧値の分類4～7）	%	86.2	13.8	95.6	4.4	98.8	1.2	93.3	6.7	n=688 100.0
	カイ2乗検定有意確率		p=0.013	*	p=0.009	**	p=0.021	*	p=0.079	+	
	合計	%	88.0	12.0	96.7	3.3	99.3	0.7	94.2	5.8	n=1113 100.0

p<0.1 +　　p<0.05 *　　p<0.01 **

　これらの結果から、高血圧の予防と治療対策は大変優先度の高い健康課題だと考えられる。予防の観点からは、正常高値血圧や収縮期高血圧の者はそこから悪化しないように、また至適血圧、正常血圧の者はそれを維持できるように、性別や地区特性を考慮に入れた保健対策を考えていく必要がある。毎年の健診や、地域の集まりなどの機会を通して、継続的に血圧測定の機会を持つこと、それに合わせて日常生活の点検と住民主体の保健行動改善の取り組みを育んでいく仕掛けが必要である。

5）自覚症状（表5）

　循環器系の自覚症状の記載があった者は165人（3.3%）であり女性に多く（117人、4.7%）、なかでもめまいが105人（2.1%、うち女性は73人2.9%）と多かった。年齢区分が高くなるにつれて率が上がり、地区別には被害なし地区、E地区に多かった。

　循環器や消化器、呼吸器等の症状よりも多かったのは精神面の自覚症状であり、441人（8.9%）に記載があり、うち不眠が296人（6.0%）と圧倒的に多かった。不眠の率を年齢区分でみると、65歳以上75歳未満が80人（7.6%）、40歳以上65歳未満138人（6.8%）、75歳以上66人（5.8%）の順であり、一家を支える世代に多かった。精神面の被害状況別では、全壊地区が186人（10.9%）と他地区よりも多かった。地区特性別では、被害の大きかった

A・B・C地区が10%近くと高かったが、被害がなかったE地区でも42人（10.8%）と高率であった。不眠に次いで多かった意欲低下（0.9%）では、年齢区分が高くなるほど率が上がり、被害の大きかった地区の割合が高かった。

筋骨格系では、いずれかに記載ありは299人（6.0%）であり、女性が212人（8.6%）と男性の87人（3.5%）より高かった。項目別では腰痛が172人（3.5%）と多く、肩こりが66人（1.3%）であった。その他の記載には、関節痛や膝、足首などの下肢痛が多く見られた。地区別には被害なし地区、E地

表5　自覚症状　　　　　　　　　　　　　　　　　（男女別、年齢区分別、被害状況別、地区特性別）

対象特性	調査人数（健康情報なし130件除く）	循環器症状 めまい・動悸・胸痛等の記載あり		消化器症状 便秘・下痢・腹痛・吐き気等の記載あり		呼吸器症状 咳・痰・頭痛・発熱・咽頭痛等の記載あり			精神面の症状 不眠・怖い夢・憂鬱・意欲低下等の記載あり			筋骨格系の症状 肩こり・腰痛・麻痺・拘縮等の記載あり			その他の症状 外傷・食欲低下・倦怠感・視力・聴力等の記載あり	
			めまい再掲		便秘再掲		咳再掲	頭痛再掲		不眠再掲	意欲低下再掲		肩こり再掲	腰痛再掲		倦怠感再掲
	人	%	%	%	%	%	%	%	%	%	%	%	%	%	%	%
合計	4952	3.3	2.1	2.1	0.8	3.2	1.1	1.4	8.9	6.0	0.9	6.0	1.3	3.5	5.4	2.7
男	2477	1.9	1.3	1.5	0.4	2.6	1.0	0.7	5.6	3.1	0.5	3.5	0.5	2.3	4.1	2.3
女	2475	4.7	2.9	2.7	1.3	3.8	1.1	2.2	12.2	8.8	1.4	8.6	2.2	4.7	6.6	3.1
0歳以上40歳未満	710	0.7	0.7	1.8	0.6	2.3	1.0	1.1	3.4	1.7	0.0	1.3	0.0	0.6	2.1	1.1
40歳以上65歳未満	2041	2.5	1.5	1.6	0.4	3.1	0.8	1.6	9.7	6.8	0.8	4.8	1.8	2.2	4.7	3.0
65歳以上75歳未満	1057	4.4	2.8	2.2	1.0	3.2	1.1	1.1	11.0	7.6	1.2	7.5	1.3	4.7	5.9	3.3
75歳以上	1144	5.4	3.4	3.0	1.5	3.2	1.6	1.2	9.0	5.8	1.6	9.9	0.8	6.4	8.1	2.4
1全壊地区	1700	2.8	1.5	2.4	1.0	3.3	1.1	1.5	10.9	7.6	1.1	4.9	1.1	2.8	5.6	2.8
2半壊・浸水地区	1561	2.8	2.0	2.1	0.7	3.4	1.3	1.0	8.8	5.6	1.2	5.6	1.3	2.9	5.6	3.5
3被害なし地区	1655	4.5	3.0	1.7	0.7	3.0	0.8	1.7	6.7	4.8	0.6	7.6	1.7	4.7	4.7	1.8
A町方・桜木・花輪田	1208	2.6	1.7	2.3	0.7	3.4	1.2	0.9	9.9	6.0	1.3	5.3	1.2	2.7	6.3	4.0
B安渡・赤浜・吉里・浪板	1550	3.4	1.8	2.3	1.0	3.2	1.1	1.0	9.7	6.3	1.0	5.7	1.1	3.2	5.7	2.8
C大ケ口・源水・沢山	1111	3.7	2.3	1.9	0.7	2.9	0.9	1.4	9.8	7.0	1.4	6.2	1.9	3.0	4.9	2.3
D小鎚在・長井・臼沢	658	2.1	1.7	0.5	0.2	2.1	0.9	1.2	3.2	2.0	0.0	5.6	0.9	3.6	2.6	1.2
E金沢+大槌在	389	6.9	5.1	3.9	1.8	6.2	1.3	3.6	10.8	8.0	0.3	10.3	2.3	7.7	7.5	1.5
町外から転入や避難	36	0.0	0.0	2.8	0.0	2.8	0.0	2.8	16.7	8.3	0.0	5.6	0.0	5.6	8.3	2.8

区に多かった。

6）心理的初期対応を要する状況（表6）

心理的初期対応を要する状況では、「自宅の喪失・自宅からの退去」が1,709人（34.5％）と最も多く、次いで「大切な人が行方不明または死亡した」が485人（9.8％）、「職場や学校を失った」が178人（3.6％）の順であった。

「過去のトラウマ・心理的問題」「災害の間に命の危険にさらされた」「経済的問題」「自宅の喪失・自宅からの退去」「職場や学校を失った」「身体

表6　心理的初期対応を要する状況　（男女別、年齢区分別、被害状況別、地区特性別）

対象特性	調査人数（健康情報なし130件除く）	1過去のトラウマ・心理的問題	2災害による負傷	3災害の間に命の危険にさらされた	4大切な人が行方不明または死亡した	5経済的な問題	6自宅の喪失・自宅からの退去	収入（あり）1	収入（なし）2	7住居の手配	8職場や学校を失った	9救助隊による救助や回復室での処置を受けている	10身体的／精神的な障害を持っている	11食物・大気・服薬の安全性について	12子供に関する心配事	13宗教上の問題	14その他
	人																％
合計	4952	2.0	0.5	1.8	9.8	3.1	0.6	1.2	34.5	2.3	3.6	0.2	1.2	0.2	1.0	0.1	1.9
男	2477	1.1	0.2	1.6	8.0	3.1	0.4	1.1	33.5	2.3	3.8	0.1	1.0	0.0	0.5	0.0	1.4
女	2475	2.9	0.8	2.1	11.6	3.2	0.9	1.2	35.5	2.3	3.4	0.3	1.4	0.3	1.5	0.1	2.3
0歳以上40歳未満	710	2.0	0.3	1.4	5.5	2.7	0.6	1.4	32.8	1.3	5.5	0.1	0.2	0.1	2.3	0.0	1.0
40歳以上65歳未満	2041	2.1	0.5	1.9	10.3	4.6	0.6	1.8	33.9	2.8	5.1	0.2	0.9	0.1	1.2	0.0	1.9
65歳以上75歳未満	1057	2.6	0.6	2.5	10.4	2.5	0.7	0.6	35.7	2.1	2.2	0.1	1.7	0.5	0.6	0.2	2.5
75歳以上	1144	1.6	0.6	1.3	11.0	1.4	0.4	0.5	35.6	2.3	1.0	0.3	1.5	0.3	0.3	0.0	1.8
1全壊地区	1700	2.3	1.2	3.0	9.1	3.4	0.5	1.2	58.1	5.2	3.5	0.2	1.8	0.5	1.8	0.0	1.5
2半壊・浸水地区	1561	2.9	0.2	1.8	8.9	3.8	1.0	1.0	38.5	1.5	4.2	0.1	1.0	0.0	1.2	0.2	2.2
3被害なし地区	1655	1.0	0.1	0.5	11.4	2.2	0.2	1.3	6.2	0.1	2.9	0.4	0.9	0.1	0.7	0.0	1.9
A町方・桜木・花輪田	1208	2.4	0.5	1.8	8.4	4.2	0.6	1.7	59.4	4.6	3.8	0.1	1.5	0.2	1.3	0.0	1.7
B安渡・赤浜・吉里・浪板	1550	2.2	1.2	2.3	7.8	2.5	0.5	0.7	37.1	2.6	5.9	0.1	1.5	0.1	1.1	0.2	1.7
C大ケ口・源水・沢山	1111	3.0	0.1	2.4	10.6	4.6	1.3	1.4	31.7	1.4	5.0	0.1	1.4	0.1	0.8	0.2	2.5
D小鎚在・長井・臼沢	658	0.5	0.2	0.2	14.3	0.9	0.0	0.6	3.8	0.2	2.1	0.0	0.2	0.2	0.5	0.2	1.1
E金沢+大鎚在	389	0.3	0.0	0.3	12.1	1.8	0.0	2.1	5.1	0.0	1.8	0.3	0.8	0.0	0.3	0.0	2.6
町外から転入や避難	36	2.8	0.0	0.0	8.3	11.1	0.0	0.0	52.8	2.8	0.0	8.3	8.3	0.0	0.0	0.0	0.0

項目の出典はサイコロジカル・ファーストエイド第2版 付録D ワークシート、一部改変。
（開発者：アメリカ国立 子どもトラウマティックストレス・ネットワーク、アメリカ国立 PTSDセンター、日本語版作成：兵庫県こころのケアセンター、2009年3月）

的・精神的な障害を持っている」「子どもに関する心配事」は、被害状況別の全壊地区、半壊・浸水地区に多かった。「災害による負傷」「住居の手配」は全壊地区に多かった。「大切な人が行方不明または死亡した」は被害なし地区、D・E 地区の方が他よりも高率であった。

7）まとめ

　以上、全戸家庭訪問による健康調査の結果を、受診・服薬状況、現病歴、血圧の実態、自覚症状別に概観した。その結果、津波被害の大きかった地域で健康課題が大きかったものの、津波の直接被害がなかった地域でも受診・服薬が中断されていたこと、現病歴として高血圧が全国に比して多かったこと、その理由として今回の津波による影響以外に、各々の地区の健康習慣の影響が考えられた。中でも高血圧症は、大きな課題であり、その対策として地域の食習慣への対応の他に、災害による心理的身体的ダメージ、経済的問題への対応の必要性が示唆された。地区特性および性別、年齢別に応じたきめ細かな対策を早急に立て、対応していく必要がある。

謝辞

　分析は、平成23年度厚生労働省老人保健事業推進費等補助金（老人保健健康増進等事業分）「地震による津波で被災した一人暮らし高齢者・高齢者世帯の生活再構築のための支援過程の構造化」事業の一部として行い、岡山大学の岡山大学大学院保健学研究科看護学分野倫理審査委員会の承認を得て（T11-01）、倫理的配慮事項を遵守して行った。事業班メンバーは、岡本玲子（代表）、西田真寿美、小出恵子、村嶋幸代、鈴木るり子、岸恵美子、多田敏子、酒井陽子、城島哲子、野村美千江、岩本里織、草野恵美子、齋藤美紀、寺本千恵である。また、一般社団法人全国保健師教育機関協議会東日本大震災復興支援教育・研究プロジェクトの協力も得た。

【岡本玲子、鈴木るり子、村嶋幸代、小出恵子、西田真寿美】

第3節
家庭訪問で見出された、早急に対応が必要な者・支援の必要がある者の概況

全戸家庭訪問をする中で、調査を担当した保健師が、「早急に対応が必要」「支援が必要」と判断したケースに関しては、特別にピックアップして、町の保健師につなげた。

ここでは、特別に支援が必要とされた理由を抽出し、どのような事例が早急な対応を必要とするのか、また、特に支援を必要とするのか、について検討した。

1. 方法

調査担当保健師が、「早急に対応が必要」（2週間以内の対応が必要）、「支援が必要」（3カ月以内に対応が必要）と判断したケースについて、調査票の自由記載欄、特記事項などや申し送り簿から、そのように判断した理由を抽出し、治療、介護、認知症、心のケア、飲酒問題、子供と妊産婦の課題、という観点から再度区分し、どのようなケースがあるのかについて記述した。

表1　分類基準

コード	支援必要理由の区分	内容
①	治療中断	治療・服薬中の患者で震災により中断したケース 調査票「受診中断」「服薬中断」の項目からも抽出
	新規に受診が必要	症状出現、悪化により医療の受診が必要なケース
②	介護問題	介護サービス中断や新規介護が必要などのケース
③	認知症の悪化	認知症疑い、認知症悪化のケース
④	心のケアが必要	心理的問題があり支援が必要なケース 調査票「自覚症状・精神」などの項目からも抽出
⑤	飲酒問題	震災の影響で飲酒が増加したケース
⑥	子供・妊産婦	子供の予防接種や出産後支援に関するケース
⑦	その他	上記のいずれにも分類できないケース

2. 結果

1）「早急に対応が必要」「支援の必要があり」と判断されたケースの概況

「早急に対応が必要」だったのは53人（男性28人、女性25人）、「支援の必要あり」は229人（男性95人、女性134人）であり、把握件数5,117人中の5.5％であった。「心のケアが必要」が最も多く37％、次いで「治療中断」18％、「介護問題」13％であった（図１）。

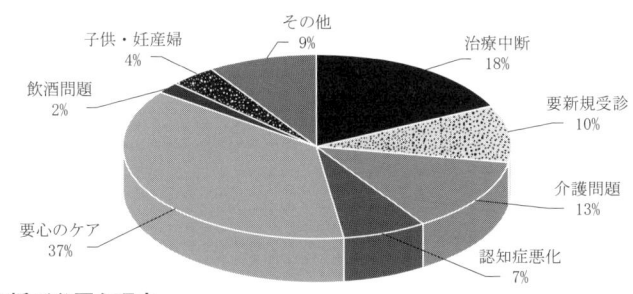

その他 9%
治療中断 18%
子供・妊産婦 4%
要新規受診 10%
飲酒問題 2%
介護問題 13%
要心のケア 37%
認知症悪化 7%

図１　支援が必要な理由

2）支援が必要な理由とケースの例

①医療の必要性について：治療中断や、新規受診の必要性

「治療中断」は51人であった。糖尿病の患者で避難所生活中に人目を気にしてインスリン自己注射を行うことができずに自己中断していたケース、降圧剤がなくなったが、診療所への交通手段がないことで受診中断していたケースなどがあった。

「新規受診が必要」な人は28人で、もともと腰痛や膝痛があったにもかかわらず震災後の後片付けなどで働き、体調を悪化させたケース、血圧が200台で不整脈もあるが本人は自覚症状がないケースなどがあった。

②介護について：介護問題

「介護問題」により、支援が必要だったのは37人であった。介護サービス利用者で震災により自宅から避難し、避難先で十分な介護が得られなかったためにADL悪化や褥瘡が発生したケース、介護サービスが十分でないために利用者の悪化と同時に家族への介護負担が増強したケース、現在入院中で

他市町村の病院や施設に入院・入所した人が、退院・退所を迫られており、家族が困っているケースなどが含まれている。

③認知症の悪化

「認知症の悪化」は20人で、震災後より会話のつじつまが合わなくなったケース、本人が自覚していない尿・便失禁のケース、徘徊が頻回になったケースなどがあった。特に、震災前から認知症があり、それなりに生活できていたが、震災後風景が一変してしまい、目印も無くなって自宅に戻れなくなり、在宅生活が脅かされたケースもあった。

④心理的サポート：心のケアが必要

「心のケアが必要」は104人で、もともと精神障害があった人が悪化したケース、避難所の生活がストレスとなり不眠になっているケース、全壊した家のことを思い出すと涙が止まらないというケースなどがあった。

⑤飲酒問題

「飲酒問題」は6人で、震災で職場が流され失業し昼間から飲酒しているケース、ずっと禁酒していたが、震災を機に再び飲酒し始めたケースなどがあった。この背景には、避難してきた親戚たちが一堂に会することにより、飲酒の機会が増したという事情もある。

⑥子供・妊産婦

「子供・妊産婦」は11人で、子供に関しては、震災後落ち着きがなくなり、幼い兄弟を叩いたりするなど乱暴するようになったケース、妊産婦に関しては、これから出産した後に大槌町に帰るつもりであるが、自宅は流され、新生児を避難所へは連れて行けないという問題を抱えたケースなどがあった。

⑦その他

「その他」は24人で、今後の生活に対しての不安が主である。視覚・聴覚障害者が生活上の困難を抱えるケース、震災を機に独居になり不安を抱える高齢者、また娘夫婦が亡くなり孫と生活をする必要があるために不安を抱える高齢者などがあった。

3）「早急に対応が必要」「支援の必要があり」の比較

「早急に対応が必要」（2週間以内）の支援必要理由では、「治療中断」と

「新規受診が必要」が合わせて48%であり、約半数を占めた。また「介護問題」が17%と多く、「心のケアが必要」(3カ月以内)は25%と、全体と比較するとやや少なかった。

一方「支援の必要があり」の支援必要理由として、最も多かったのは「心のケアが必要」で40%と多い反面、「治療中断」や「新規受診が必要」に関しては合わせて23%にとどまった。また、「介護問題」が12%、「認知症悪化」が8%であった。さらに、子供や妊産婦は5%と一定数みられた。数は少ないものの、飲酒問題が3%の人に見いだされた。

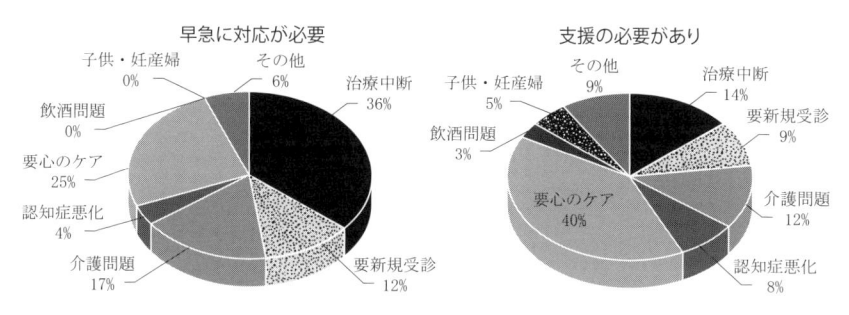

図2 「早急に対応が必要」「支援の必要があり」の理由

3. まとめ

支援の形として、「早急に対応が必要」では、医療・介護面が危機的な状況であったことがわかる。避難所での生活、避難者の受け入れ、支援物資に頼る生活など、日々の暮らしが大きく変化することにより、新たな疾患が発生したり、症状が悪化していることがわかった。にもかかわらず、交通手段の麻痺、車が流されて、受診が困難になってしまったために、治療もままならないという状況があった。

一方で、「支援の必要があり」は、心のケアの需要が最も高い。震災後のPTSD対策が非常に重要となるが、待っていては支援の必要なケースはあがってこないので、各家庭に出かけて支援の必要な人を発見する保健師の活動が重要だと、改めて認識された。

【村嶋幸代、寺本千恵、岸恵美子、城島哲子】

第4節
大槌町民の復興への思い
フォーカスグループインタビュー

　大槌町で全戸家庭訪問する中で出会った被災地の方々は、言葉にならないほどの深い哀しみのなかで新たな歩みを始めようとされていた。この町で暮らす人々の復興に寄せる願いは何か、そのために何が必要とされているのか。私たちは被災された方々の胸中にある思いに真摯に耳を傾けたいと考えた。

1．インタビューの方法

1）焦点
「がれきからの復興――私たちができること、そのために必要なこと」

2）参加者
　大槌町創造集団「波工房」（青年会ＯＢ）3人、大槌町消防団4人、桜木町婦人会の会員5人の方々から、本インタビューへの参加協力に同意と署名を得て実施した。

3）方法
　3グループそれぞれにグループインタビューを実施した。所要時間は各グループ約1時間である。進行役1人、進行補助1人、記録2～3人が参加し、以下の内容に沿って参加協力者による自由な意見交換が促された。
　①アイスブレーキング（自己紹介を含む）
　②「町の復興」に対するイメージ
　③復興のために私（自分）たちができること
　④そのために必要なこと

4）実施日時および場所
　第1回：大槌町創造集団「波工房」（青年会ＯＢ）の団員
　　日　　時：平成23年5月5日（木）17：50～19：10
　　場　　所：調査本部
　　参加者：3人（臼澤富久さん、後藤一高さん、佐々木訓さん）
　　スタッフ：西田真寿美（進行）、菅生久子（進行補助）、吉田澄世・川崎

妙子・後藤拓（記録）
第2回：大槌町消防団の団員
　日　時：平成23年5月5日（木）18：40〜19：50
　場　所：調査本部
　参加者：4人
　スタッフ：城島哲子（進行）、針金佳代子（進行補助）、村嶋幸代、藤井智子、岡本真澄、小暮かおり、竹内慶子（記録）
第3回：桜木町婦人会の会員
　日　時：平成23年5月5日（木）19：00〜20：10
　場　所：参加協力者のひとりの自宅
　参加者：5人
　スタッフ：鈴木るり子（進行）、波川京子（進行補助）、鹿内あずさ・稲垣孝子（記録）

2．インタビューの結果

1）復興のために私たちができること

　「昔のようにきれいな町を自分たちの手で取り戻したい」「町から出て行かざるを得なかった住民を町にもう一度戻したい」「住民の絆を大切にして生きる」「自分にできることをひとつひとつ行う」「情報を上手に集めて伝える」「自分の職業・仕事・役割に応じた社会貢献と責任を果たす」等があげられた。

（1）昔のようにきれいな町を自分たちの手で取り戻したい

　参加者は、美しい川や海にめぐまれた故郷に対する愛着と誇りにあふれ、自分たちの美しい町を取り戻したいという願いを強く抱いていた。

- 大槌町を自分たちの手できれいにすること。波工房でも、大槌川の河川の清掃もやっている。そうやって昔のきれいな川や海を取り戻せるようにしたい。俺たちにできるのは、そういう大槌のきれいなところを戻すこと。それが出て行った住民を戻すことにもつながる（波工房）
- 「きれいな町（桜木町）」を目指して、ひとつひとつできることをコツコツやること（婦人会）

（2）町から出て行かざるを得なかった住民を町にもう一度戻したい

　家、仕事、家族、生活費などかけがえのないものを失った人々がこの町で生きる意味を見出せる町にしたい、戻りたいと思う町にしたいと強調した。
- 俺たちにできるのは、そういう大槌のきれいなところを戻すこと。それが出て行った住民を戻すことにもつながる（波工房）

（3）住民の絆を大切にして生きること

　近隣の仲間とともに生きること、つながりを大切にしたいという願いがこめられていた。「波工房」の青年たちは、祭りや文化活動で町の人々との絆を確認しあいたいと述べ、「婦人会」のメンバーは日々の暮らしの中で育まれてきた絆への信頼が支えとなっていた。
- 独りじゃなく、近隣の仲間と生きること（婦人会）
- 祭などイベントをして、住民のつながりを確認しあいたい（波工房）
- 波工房の文化活動を今後も継続していきたい（波工房）

（4）自分にできることをひとつひとつ行うこと

　自分にできることを着実に行っていくこと、それが昨日よりも今日の前進につながるという願いと希望が示された。婦人会のメンバーからは、支援する側・受ける側が相互にできることを楽しんでやるという、生きる豊かさが感じられた。
- 前日よりも少しでも前進することで、前向きになれる。ここで生きて行けると思う（婦人会）
- 優先度の変化（復興のプロセスの中で）に合わせて対応する（婦人会）
- お互い（支援する側・支援を受ける側双方）のために自分ができることを楽しんでやる（婦人会）
- 大きいことを考えてもだめ。自分にできることを着実に、焦らず、弛まずやっていきたい（波工房）
- いつまでも悲劇のヒロインではだめ。復興のヒロインにそれぞれがなりたい（波工房）

（5）情報を上手に集めて伝える

　日常の生活を支える情報をうまく集めるとともに、声をあげて情報発信することの大切さが強調された。

- 生活や仕事をしていくために情報を上手に集めて伝えること（婦人会）
- 自分たちが見本になって情報の循環を行う（婦人会）
- 声を発すること（自分たちが考えたことについて）（婦人会）

（6）自分の職業・仕事・役割に応じた社会貢献と責任を果たすこと

　男性の場合、自分の仕事、地域社会で担っている役割をどのように果たすことができるのかは重大な関心事のひとつであった。特に、消防団の活動については、団員自身の被害、これまでの活動への反省など、生活の基盤を整えてこその活動と、今ある現実の渦中で苦悩する姿がみられた。

- 自分の職業である水道工事を社会貢献の一つにしたい（波工房）
- 今回の災害で一番大変だったことは、津波後の山火事の消火活動であった。団員自身が被害を受け、屯所もポンプ車も流された中で、1週間以上かかって鎮火した。反省すべき点としては、毎年3月3日に実施してきた「津波訓練」への町民の関心が希薄でマンネリ化してしまっていたこと。役場を中心に町民に働きかけ参加率を上げることができていたら、町民の意識づけになったのかもと思われる（消防団）
- 一住民としては、仮設ができてようやくそこから始まる。つまり生活の基盤を整えて、その上での消防団の活動がある（消防団）

2）復興のために必要なこと

　「ライフラインの復旧と安全の確保」「住民が声をあげられる場、住民が集う場」「屯所の再建」「復旧活動に住民自らの参加を」「復興のビジョンを持ち、住民のために活動する首長や議員が必要」「情報の発信と共有」「文化活動は資源のひとつ」等があげられた。

（1）ライフラインの復旧と安全の確保

　できる限り早くライフラインを復旧させることが喫緊の課題であり、生活の基盤と最低限の安全が確保されなければ、自分たちの町の将来像を思い描くことは難しいという閉塞感があった。しかし、復興への構想を描くことが気持ちを奮い立たせることにつながるという希望も感じられた。

- 復旧方針の早期提示が安心感をもたらす（波工房）
- 復興の構想に関して提言をできるための環境づくり（波工房）

- 町の復興に必要なのは、防波堤を造り町の安全を確保すること。防波堤がなければ土地利用の計画も立たずビジョンが創れない（消防団）
- 230人の団員から死亡者16人が出たことで、今後、家族に入隊を反対される人が出るだろうと心配している。団員は保険に加入しているが、死亡者2人が出た婦人協力隊員には何も保障がないことが課題（消防団）

（2）住民が声をあげられる場、住民が集う場、屯所の再建

被災者は各地の避難所や他の町への移転など方々に分散し、日々の暮らしの中で町の人々が集う場が失われている。気心の知れた人に会い、仲間とともに活動できる拠点を再興することが強く望まれていた。

- 祭、公園等、住民が集まり、町を出た住民を戻せるものが必要。また、いろんな人が泊まれて、語り合える場が必要だと思う（波工房）
- 仲間に会うことで安心感を得る、前向きな気持ち、楽しい場をもつ（婦人会）
- 青年団員であれば集えるという事務所がほしい。また、住民を対象にした復興会議で広く住民の声を集められればよい（波工房）
- 消防団として一番に要望することは流されてしまった町会ごとの、仮ではない本格的な「屯所」を1日も早く再建してもらうこと。団員が避難所にばらばらに分散しており、無線がないなかでのサイレンでの召集に、個別判断で出動しているのが現状で、集まる拠点が必要（消防団）

（3）復旧活動に住民自らの参加を

不安なときに声をかけあう近隣の存在は安心感をもたらす大きな力になっていた。そして、町の住民自身が自分たちの町の復興に携わることで気力を取り戻し活性化すること、収入を得る仕事としても重要だという提案もなされた。

- やっぱり隣近所の声かけが大事だ。声をかけてもらって安心できた、心強かった（婦人会）
- 観音様の仲間の協力、不安な時に声をかけ合う近隣の存在（婦人会）
- 復旧は町民自身で行わなければならない。瓦礫の撤去などに住民を雇うことで、収入も得られる。仕事をしていない人は、負のことだけ考えてしまう（波工房）

- 国や町が方向性を示すだろうが、町を担うのは町民一人ひとり。大槌の人で大槌を盛り上げないといけない。自ら、町のためにみんなが何ができるかを考えないと（波工房）

（4）物資や住居等の物理的環境の整備と住民組織や人的資源

　生活物資や仮設住宅など物理的環境がもっと整えられることが必要とされた。生活の基盤が整ってはじめて活動ができること、そのうえで住民自身もボランティア活動や支援組織を立ち上げて、自分たちで生きていこうという姿勢をもつことの意義が語られた。

- 仮設住宅の住民も被災者だが、被災者の中でもボランティア活動が必要。地域の世話役も再度組織化する必要がある。買い物に行くにも遠いし、物資の支援はまだ必要。仮設住宅の中でも組織を立ち上げて、自分たちで生きていこうという姿勢が大事。それを行政が後押しする（波工房）
- 仮設住宅ができてやっとそこから始まる。生活の基盤を整えてそのうえでの消防団の活動がある（消防団）
- 物資がゆき届くこと、住居等の物理的環境が整うこと（婦人会）
- ○○さんのような支援の鍵になる人の存在、そしてその支援の鍵になる人を支えること。支援の鍵になる人を1人から複数に増やす（婦人会）
- 体調の相談を含めて保健師さんに気持ちを聞いてもらいたい（婦人会）

（5）復興のビジョンを持ち、住民のために活動する首長や議員が必要

　震災と津波により大槌町の町長が亡くなり、町職員の幹部と課長クラスが行方不明となったため、行政機能が麻痺した。5月現在は副町長が町長の職務を代行しているが、厳しい現状が続いている。一刻も早い復旧・復興のためには将来を見据えた行政の力が不可欠であることが強調された。

- 復興のビジョンがなくて目の前のことをこなしている。トップなら先を見据えてやってほしいが、今は何もない。だから早くトップを決めないといけない（波工房）
- 消防団員としては、これからのことをまだ考えられない。地区の再編もあるだろう。もともと過疎地で人口が少ない大槌町は行政の力が弱い。行政にしっかりしてほしい（消防団）

（6）情報の発信と共有

　町の住民自身が声をあげることでメディアや行政を動かす力になることが実感として示された。そして、それらを広く地域に発信し情報を共有することで、相互に支えあう有効な資源になる、との期待が込められていた。

- 情報の発信元（行政・TV・新聞などのメディア）の確保と情報の共有化（婦人会）
- 情報を吸い上げるシステムづくり、情報や意見を聞く耳を持つ・聞いてもらえるような働きかけ（婦人会）

（7）文化活動は資源のひとつ

　大槌町の伝統的な文化を残したい、他の町に去った人々を大槌町に戻し、祭りや文化の力で皆の力をあわせて復興したいという、歴史ある故郷を誇りに思う気持ちがあふれていた。

- 大槌町は郷土芸能が盛んな町。伝統芸能や演劇、文化活動は住民に元気を与える。公民館のような文化活動ができる場所が必要。津波の被害から逃れた神社も重要な資源（波工房）

3. まとめ

　大槌町創造集団「波工房」（青年会OB）の方々は、先祖代々住み続けてきた故郷を誇りに思う気持ちがあふれ、自分たちの力で町の人々の活力を取り戻したいという願いが強かった。その活動の拠点をもつことが第一歩になると力強く語られ、未来への希望が感じられた。

　大槌町消防団の団員は、通常は、他の職業等に就いている一般市民の人々であり、その活動はボランティア精神で成り立っている。日頃の使命感ゆえに、被災後の無力感や哀しみの渦中にある方々の姿があった。それでもなお、日々の防災活動を続けるために「屯所」の再建が必須であること、「屯所」は単なる集合場所ではなく、団員の気持ちをひとつにする要である、ということが強調された。

　桜木町婦人会の方々は近隣に住んでいる馴染みの人々であった。女性が創りあげている地縁コミュニティの力を強く印象づけられた。今、自分にできることを前向きな気持ちで、仲間とともに希望を紡いでいくしなやかさが感

じられた。

　これまで暮らし続けてきた町で、これからも暮らしていく「生活の復興」へ向けた願いを語ってくださった方々。それぞれに強く結びつけられた人と人とのつながりがあることを深く感じさせる言葉の数々であった（90〜91ページ表参照）。被災地の人々が日々の生活を続けていくために必要なことは何か、私たちがともにできることを少しでも続けていくことが求められている。

　謝辞　グループインタビューにご参加くださった大槌町創造集団「波工房」（青年会OB）、大槌町消防団、桜木町婦人会の皆様に、厚く御礼申し上げます。生活の立て直しに奮闘なさっている大変な時期にもかかわらず、ご協力くださいましたことに心から感謝いたします。何よりも皆様のご健康と一日も早く復興がかなうことを願ってやみません。

　　　　　　　　　　　　　　　　　【西田真寿美、城島哲子、鹿内あずさ】

表　フォーカスグループインタビュー要約
(2011年5月5日　Ⅰ. 波工房18:00-19:00　Ⅱ. 消防団18:40-19:50　Ⅲ. 婦人会19:00-20:10)

	復興のために私たちができること	そのために必要なこと
Ⅰ. 波工房 (3名)	1. 波工房の文化活動を今後も継続していきたい。 2. 自分の職業である水道工事を社会貢献の一つにしたい 3. 大きいことを考えてもだめ。自分にできることを着実に、焦らず、弛まずやっていきたい。 4. いつまでも悲劇のヒロインではだめ。復興のヒロインにそれぞれがなりたい。 5. 大槌町を自分たちの手できれいにすること。波工房でも、大槌川の河川の清掃もやっている。そうやって昔のきれいな川や海を取り戻せるようにしたい。俺たちにできるのは、そういう大槌のきれいなところを戻すこと。それが出て行った住民を戻すことにもつながる。 6. 祭などイベントをして、住民のつながりを確認しあいたいと思う。	1. ライフラインの復旧：復旧方針の早期提示が安心感をもたらす。 2. 住民が声をあげられる場：復興の構想に関して提言をできるための環境づくり。青年団であれば、集える事務所がほしい。また、住民を対象にした復興会議で広く住民の声を集められればよい。 3. 住民が集う場：祭、公園等、住民が集まり、町を出た住民を戻せるものが必要。いろんな人が泊まれて、語り合える場が必要だと思う。 4. 復旧活動の住民の参加：復旧は町民自身で行わなければならない。住民を雇うことで、収入も得られる。仕事をしていない人は、負のことだけ考えてしまう。 5. 仮設住宅での住民組織：仮設住宅の住民も被災者だが、被災者の中でも、ボランティア活動が必要。地域の世話役も再度組織化する必要がある。買い物に行くにも遠いし、物資の支援はまだ必要。仮設住宅の中でも組織を立ち上げて、自分たちで生きていこうという姿勢が大事。それを行政が後押しする。 6. 文化活動：伝統芸能や演劇、文化活動は住民に元気を与える。公民館のような文化活動ができる場所が必要。津波の被害から逃れた神社も重要な資源。

第4章 全戸家庭訪問で行った調査の結果

	復興のために私たちができること	そのために必要なこと
Ⅱ. 消防団 （4名）	1. 今回の災害で一番大変だったことは、津波後の山火事の消火活動であった。団員自身が被害を受け、屯所もポンプ車も流された中で、1週間以上かかって鎮火した。 2. 反省すべき点としては、毎年3月3日に実施してきた「津波訓練」への町民の関心が希薄でマンネリ化してしまっていたこと。役場を中心に町民に働きかけ参加率を上げることができていたら、町民の意識づけになったのかもと思われる。 3. 一住民としては、仮設ができてようやくそこから始まる。つまり生活の基盤を整えて、その上での消防団の活動がある。	1. 消防団として一番に要望することは流されてしまった町会ごとの、仮ではない本格的な「屯所」を1日も早く再建してもらうこと。団員が避難所にばらばらに分散しており、無線がないなかでのサイレンでの召集に、個別判断で出動しているのが現状で、集まる拠点が必要。 2. 町の復興に必要なのは、防波堤を造り町の安全を確保すること。防波堤がなければ土地利用の計画も立たずビジョンが創れない。 3. 230人の団員から死亡者16人が出たことで、今後、家族に入隊を反対される人が出るだろうと心配している。団員は保険に加入しているが、死亡者が2人出た婦人協力隊員には何も保障がないことが課題。
Ⅲ. 婦人会 （5名）	1. 「きれいな町（桜木町）」を目指して、一つひとつできることをコツコツやるしかない。 2. 昨日よりも今日前進する。 3. 独りじゃなく、近隣の仲間と生きること。 4. 優先度の変化（復興のプロセスの中での）に合わせて対応する。 5. 避難所への支援（週2回　炊き出し・お弁当）。 6. お互い（支援する側・支援を受ける側双方）のために自分ができることを楽しんでやること。 7. 生活や仕事をしていくために情報を上手に集めて伝えること。 8. 自分たちが見本になって情報の循環を行う。 9. 声を発すること（自分たちが考えたことについて）。	1. 物資がゆき届くこと。 2. 住居等の物理的環境が整うこと。 3. 情報の発信元（行政・TV・新聞などのメディア）の確保と情報の共有化。 4. 生活に必要な情報の共有。 5. 情報を吸い上げるシステム。 6. 情報や意見を聞く耳を持つ・聞いてもらえるような働きかけ。 7. ○○さんのような支援の鍵になる人の存在。 8. 支援の鍵になる人を支える。 9. 支援の鍵になる人を1人から複数に増やす。 10. 観音様の仲間の協力。 11. 不安な時に声をかけ合う近隣の存在。 12. 仲間に会うことで安心感を得る。 13. 前向きな気持ち。 14. 体調の相談を含めて保健師さんに気持ちを聞いてもらいたい。 15. 楽しい場。

第5章
大槌町から学んだこと、復興への提言

第1節
医療・福祉・保健の被災状況と提言

　大槌町内には、医療資源として14カ所、福祉資源として7法人、保健資源1カ所が存在した。これらの施設が震災後どのようになったかを調べることは、災害時に必要な予防対策を検討するとともに町の福祉計画策定に生かすことにつながる。そのため、ここでは大槌町内の医療・福祉・保健施設における被災直後の施設対応および被災者支援の実態と課題について述べる。

1. 被災前後の医療資源の状況

　大槌町には、岩手県立大槌病院をはじめ、一般診療所（開業医）7カ所、歯科診療所6カ所などの医療機関が整備されており、人口規模からみても町民の医療ニーズに対応できる状況が整っていたことがうかがえる。
　しかし、今回の震災によって町内の医療資源は壊滅的な被害を受け、震災後2カ月近くを経た5月になっても住民の医療ニーズが充足できる状況とは程遠く、大半の医療ニーズを、緊急避難的に DMAT（災害派遣医療チーム）、JMAT（日本医師会災害派遣医療チーム）、日本赤十字社などの外部支援チームに委ねており、解決をみるに至らない状況であった。
　なぜ、医療資源がここまで大きなダメージを受けたのか、福祉施設に比して医療が脆弱だった理由は、医療機関がすべて JR 大槌駅や役場のある町の中心部に集中していたという立地場所の問題が大きい。平常時には、住民が多く集まる便利な場所だったのであろうが、海岸部に近いという地理的条件から、津波の被害を免れることは困難であった。

災害発生後間もなく交通・通信手段が寸断されたなかで、各医療資源の状況は以下のとおりである。
（1）県立大槌病院：直接に津波の被害を受けたため、入院患者への医療対応や近隣医療機関への移送等に追われた。住民への診療活動は県立大槌高校の避難所で開始されたが、4月25日から小鎚神社境内の仮設診療所1カ所、6月には桜内に仮設の診療所を開設し、内科医3人（常駐）による外来診療と皮膚科・眼科・整形外科2回／月の外来診療を始めた。休日は看護師が待機し緊急時の調整を行っていた。
（2）介護老人保健施設ケアプラザおおつち・ふれあいおおつち訪問看護ステーション：海岸部から離れており直接被害を受けなかったこと、施設長が医師であること、町内の医療機関のすべてが全壊したことから、即時緊急病院化した。施設長が、施設職員・併設の通所リハビリや訪問看護ステーションのスタッフとチームを組み、緊急搬送（ヘリ輸送）、県立大槌病院からの受け入れに対応した。県外からの支援チームが到着してからは、協力を得ながら医療活動に従事した。
（3）一般診療所：7施設すべての施設が全壊または流出したが、医師は全員無事で避難所等に避難し、避難住民や福祉避難所要援護者の緊急医療・トリアージ等を担い、その後は、避難所の巡回活動、仮設診療所や介護老人福祉施設等で診療活動を行った。診療所医師は日頃からの住民との信頼関係が厚く、家庭訪問では、医師の安否を気遣う声や避難場所を知って安心する住民が多くみられた。
（4）歯科診療所：6施設すべて全壊し診療不能となった。当初は避難所等の巡回診療をしていたが、4月18日から共同で仮設の歯科診療所を開設し、輪番で診療にあたっていた。6月には桜内に合同の仮設診療所を開設し、4人の歯科医師が診療している。
（5）医療支援チーム：発災から4日目から、表1に示すように全国から支援チームが入り、避難所内での診療や相談、在宅要医療者の訪問診療を担っていた。

第5章　大槌町から学んだこと、復興への提言

表1　大槌町の医療資源調査結果

機関名	機関名	被災	3月11日震災直後～1週間	2週間～1カ月
病院	県立大槌病院（60床）医師3人、看護師43人ほか ○内科（常設）、○循環器内科：月2回、○外科・眼科：週2回、○整形外科：週1回、○婦人科・皮膚科：月2回	全壊	入院患者57人と職員は全員無事。屋上に避難、浸水を免れた3階病棟で一夜過ごす。3日目に入院患者を近隣の県立病院や町内の老人保健施設へ移送、軽症患者と職員は大槌高校の保健室へ移動、避難所の救護活動にも協力。4-5日目に患者全員を町内外の施設へ移送。看護師22人は、県立釜石病院等、他の県立病院へ配転。	4月25日上町ふれあいセンターに出張診療所開設、内科外来のみ。休日は看護師2人が当番で待機。看護師長3人、看護師18人は早番・遅番のシフトを組み、超過勤務はしないよう体制を組んでいる。
医院	藤井小児科内科医院 吉里吉里診療所（兼務）	全壊	7カ所の医院・診療所は、全て津波により全壊または流失、新規開業直前の医院も被災した。6人の開業医は全員無事、家族や職員も避難。町内各地の避難所でトリアージや緊急医療に従事、外部支援チーム到着後は、避難所や福祉施設を廻る。嘱託医の福祉施設で医療管理活動に従事する医師や介護老人福祉施設内に臨時の診療所を開設した医師もあり。	5月6日仮設診療所開業
医院	道又内科小児科医院	全壊		5月6日仮設診療所開業 県立大槌病院仮設診療所勤務予定
医院	ふじまる内科医院	全壊		
医院	植田医院	全壊		寺野弓道場救護所
医院	大槌おおの内科クリニック	全壊		5月6日仮設診療所開業
医院	佐々木外科クリニック	全壊		廃業・転出
歯科医院	小松歯科医院	全壊	避難した後、救護活動や遺体確認業務に従事。	町内避難所や在宅の巡回診療。 4月18日（旧大槌保育園跡地）共同の仮設診療所を開設、輪番で診療。
歯科医院	近藤歯科医院	全壊		
歯科医院	沼崎歯科医院	全壊		
歯科医院	じょうない歯科医院	全壊		
歯科医院	大和田歯科医院	全壊		廃業
歯科医院	山崎歯科医院	全壊		廃業
薬局	菊屋、道又、つくし、田中	全壊		仮設診療所に調剤薬局併設
チーム医療支援	城山体育館、大槌高校、寺野弓道場、安渡小学校、赤浜小学校、巡回	/	自衛隊救護所、DMAT（沖縄医師会他）、AMDA、JMAT（大阪府ほか）、日赤巡回診療	避難所に医療団常駐または巡回体制。皮膚科・眼科・整形外科：短期開設
介護老人保健施設および併設施設	ケアプラザおおつち（定員96人）	なし	被災直後から管理者チームが協議を行い緊急対応体制を組む施設長（医師）は救急医療に対応：緊急移送患者（救急ヘリ等）5人、県立大槌病院からの移送患者10人など。看護職員は、入所者の受け入れと併せて救急医療にも関わる。 4日目に医療の支援が入り、医療の必要な人々への対応が行き届くようになった。1週間に自衛隊の支援が入った。	利用者の受け入れ増に対応するために、ショートステイを10名増やした。施設への避難住民が4月上旬で殆ど退去してからは、福祉避難所としてケアの必要な人々の受け入れを継続している。
介護老人保健施設および併設施設	訪問看護ステーション		ステーション所長をリーダーに、看護師2人、理学療法士1人のスタッフが施設職員と協力して避難住民（ケアの必要な人を含む）の生活支援に当たる。 併せて、利用者の安否確認や病状についての情報収集を継続。利用者46人中生存30人、死亡15人、行方不明1人。被災後3日目に1人、1週間後に2人の利用者であった。	3月末で避難住民が150人程度となる頃から訪問件数を徐々に増やし、看護師1～2人が家庭訪問に。その余力は老健施設「おおつち」の避難者支援を行う。2週間後の利用者は5人で、新規利用者8人中、4人は褥瘡の悪化や排泄トラブルなどの医療的ケアが必要であった。 仮設住宅の入居が始まると利用ニーズが高まることを想定して準備中。
介護老人保健施設および併設施設	通所リハビリ（デイケア）（定員30人）		当日の利用者全員が一時待機ののち一時入所となる。 通所業務は一時休止。	避難住民の退去など施設内の動向を見ながら、5月9日より5～6人程度から受け入れをスタートする予定。

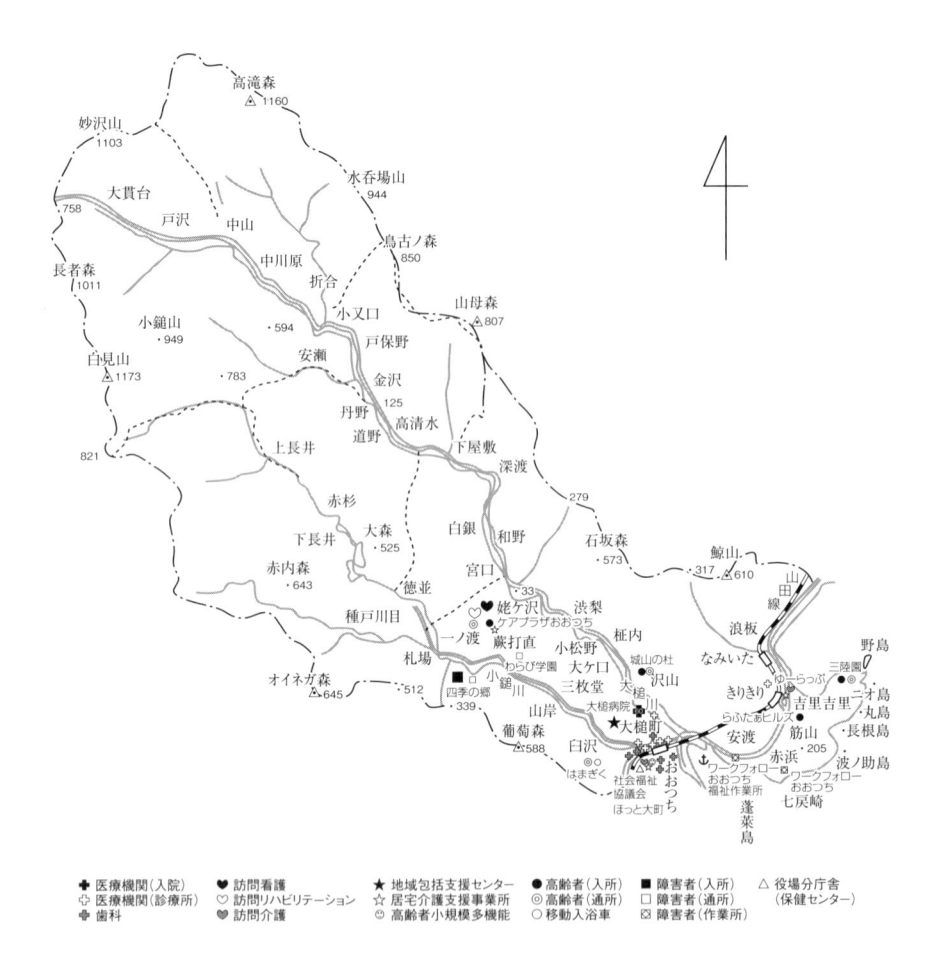

図1　大槌町の医療・福祉・保健資源（発災前）

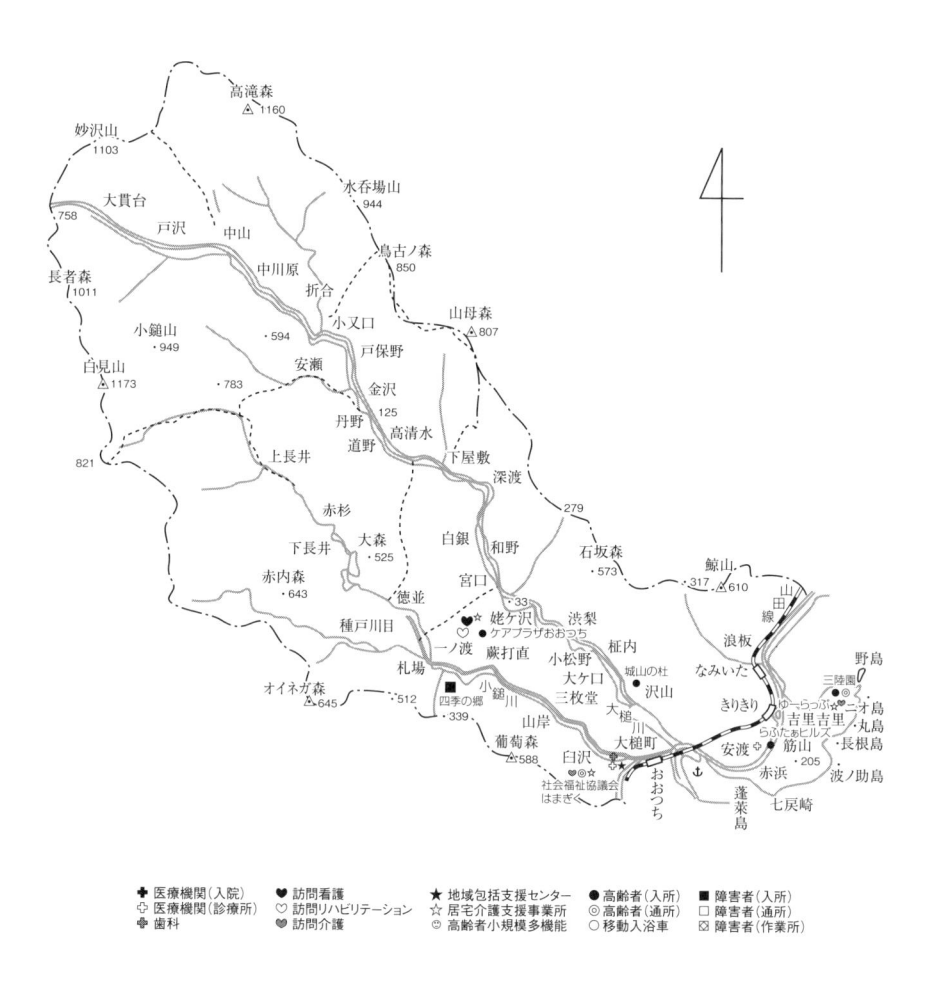

第5章 大槌町から学んだこと、復興への提言

図2 大槌町の医療・福祉・保健資源（1カ月後）

2. 被災前後の福祉資源の状況

1）調査の概況

　大槌町内で福祉避難所に指定されている大槌町内の福祉施設等6カ所（図1、図2参照）に、平成23年5月5日（木）～5月7日（土）にかけて保健師2人以上による訪問面接聞き取り調査を行った。所要時間は各々1時間程度。

　依頼文と電話による主旨説明を行い、事前に了解の得られた施設に訪問した。被面接者は、避難住民受け入れに関わった人、支援の実際に携わった人を施設側と相談のうえ決定した。

　調査内容は、平常時の防災への取り組み、被災直後から避難を解除するまでの期間における施設の取り組み、効果的であった活動・問題点、利用者の被災状況、被災前後の利用者数の変化、町外他施設への移動などである。

　対象とした施設は、下記のとおりであるが、＊印は被災時の町指定福祉避難所（町と法人施設の契約期間は平成22年10月～平成23年3月末。四季の郷以外の施設は平成23年度も契約更新）であった。また、（＊）は、社会福祉協議会多機能ケアセンターほっと大町が被災のため代替として指定された。

　　介護老人保健施設ケアプラザおおつち＊、ふれあいおおつち訪問看護ステーション、介護老人福祉施設三陸園＊、らふたぁヒルズ＊、グループホーム城山の杜＊、障がい者支援施設四季の郷＊、知的障害者更生施設わらび学園、社会福祉協議会居宅介護支援事業所、社会福祉協議会訪問介護事業所、社会福祉協議会訪問入浴介護事業所、社会福祉協議会多機能ケアセンターほっと大町、デイサービスセンターはまぎく（＊）、ワークフォローおおつち、ワークフォローおおつち福祉作業所

2）福祉施設の調査結果

（1）介護老人保健施設ケアプラザおおつち

平常時	A：介護老人保健施設（定員96人）　B：短期入所療養介護　C：デイケア（定員30人）　D：訪問看護ステーション　E：居宅介護支援事業所 被災なし。災害時には一時避難所になることは覚悟していた。食料は常時、半月分備蓄している。
震災直後〜1週間	地震直後、津波の襲来を想定し、デイケア利用者の待機指示を出した。管理者が協議し、入居者・デイ利用者は看護師長対応、避難住民は訪問看護ステーション所長対応、緊急医療は施設長（医師）が対応することとした。県立大槌病院からの移送患者10人やヘリによる緊急移送患者5人は、入所者の一室当たりの定員を圧縮し居室を確保した。 食料（米の調達、備蓄食料の使用許可）・生活物資（毛布等）の調達などは事務長が対応した。たまたま業者の発電機があり自家発電できた。トイレがあふれてきたので庭に穴を掘り排泄物を貯留し吸引する方法を取った。 【課題】ライフラインの確保、特に自家発電と情報発信の手段。
2週間〜1ヵ月	避難住民600人は近隣地区からの避難だったこともあり、世話役がリーダー役割をとり、水や物資の運搬、配膳・片付け、支援物資の仕分けなど役割分担した。 社会福祉協議会のデイサービスセンターや小規模多機能の利用者と職員が避難してきていたが、震災1週後デイサービスセンターに帰る。避難住民は4月15日にはほとんど退去した。福祉避難所の役割のみ残った。在宅部門は利用が一時完全に途絶えた。デイケアは5月9日に再開。 【課題】ボランティアを受け入れる職員教育。 避難住民を受け入れた場合に町職員の派遣を希望する（行政の方針や体制を知るため）。

（2）介護老人福祉施設三陸園

平常時	A：介護老人福祉施設三陸園（多床室）　入所定員50人、通所定員30人、職員41人　B：介護老人福祉施設らふたぁヒルズ（ユニット型）　入所定員60人、職員53人　C：居宅介護支援事業所
震災直後〜1週間	造船所から25人、赤浜地区から25人など50人の避難住民、帰宅困難となったデイサービス利用者26人の計76人が過ごす。自家発電を利用、食事は施設から1日2食を提供、3日目から支援物資を配給。入所者は施設内のトイレ、避難者は仮設トイレで対応、庭に穴を掘り排泄物処理。避難住民は1週間で6人に減少した。デイ利用者は14人滞在。居宅介護支援事業所は被災で消失した。ショートステイのロング化。 【課題】ライフラインの復旧。
2週間〜1ヵ月	10日目に一般避難者はすべて退去。3月末からデイサービスを再開し、通常業務に戻った。 入所者のうち認知症等で病状が悪化した人は盛岡や他県の施設に送るなどで対応。らふたぁヒルズに、臨時の診療所・薬局を誘致。 【課題】未だに水道が復旧していないこと。

（3）グループホーム城山の杜

平常時	利用者定員18人（2ユニット）、通所定員12人、職員18人、施設はオール電化
震災直後～1週間	職員6人が勤務。出勤できない者もあり24時間勤務になった。2交代にしたが、休憩室も避難者に提供しており、避難所に帰っても休めない者、遠距離で通勤できない者もいた。職員・入居者・デイ利用者・避難住民の約40人が生活。 オール電化のため、停電で照明・エアコンなど施設機能の大半が麻痺。照明はろうそくと懐中電灯。入居者の不安が強いため車のヘッドライトで明るくする。バーベキュー用の炭が1年分くらいあり燃料として使用。生活用水は近所の井戸水を風呂にためて使用。 情報が入らずカーナビで情報収集。3日目に役場職員が来る。同日医師会の訪問も受けた。 デイ利用者5日間滞在、徐々に家族が引き取る。15日より支援物資届く。 【課題】停電などを予測し、懐中電灯・電池・ろうそく・カセットコンロなどを備えておく必要あり。不足したのは、水・ガソリン・灯油・暖房具、ラジオ・新聞などの情報源。 体調不良者の診察問い合わせ困難。医師の居場所不明。 入居者の死亡に対応できず、遺体安置所に安置、戸惑う。
1週間～1カ月	支援物資の流通がよくなる（ラーメン・オムツ大量）。 道路状況回復、入居者の家族が自宅や避難所に移動。 被災13日目、電気回復。水の確保も可能になり週1回入浴可能に。 3月25日、大槌高校から医療チーム往診、体調不良者の入院など対応。 3月27日、ボランティアが入るが、施設側が対応できており役割はなし。 【課題】浄化槽が満杯になり、一時トイレの使用が不能に。灯油・ガソリンの不足⇒通勤や入浴等に影響。 医療面：定期薬の不足、体調不良者の受診困難。 避難者や家族など人の出入りの管理ができず、被災後の記録を留める余裕がなかった。 ボランティアの派遣は、現場の状況を判断して、必要なときに来てほしい。

（4）四季の郷

平常時	定員53人、職員51人
震災直後～1週間	「福祉避難所」として避難者140～150人を受け入れた。 米は出入りの業者に頼み、布団は職員が寄付、衣類は新人職員用のジャージ等を提供するなど、自力で対応。日常生活リズムを維持し、食事は1日2回（10時と16時）温かい食事を提供するなど、職員が全力で対応した。 入所者にはきちんと説明をした。「普段とちがう」ことを感じ取っていたが、特に心理的に強い反応を示した者はいなかった。 生米が400kg送られてきた時には、行政（役場）からは何の連絡もなく、我々の水、ガス、電気を使って暖かい食事を避難者に出せということかと疑問を感じた。 【課題】もう少し現場の思いを汲んで、国・県・町から補助金等、福祉避難所への行政対応をきめ細かくしてほしい。

（次ページにつづく）

第5章　大槌町から学んだこと、復興への提言

（4）四季の郷（つづき）

2週間〜1ヵ月	嘱託医（道又先生）も避難され、入所者の健康管理に配慮した。3月28日には避難者40人程度。施設長は4月11日まで施設に泊まり対応した。 4月から新事業（移動・在宅・ホームヘルプ・通所事業等）を行う計画だったが、震災で断念せざるを得なかった。実施に向けて6月に県外への視察を計画中。 大槌町内の1,000人の障害者のうち施設入所は5％なので、在宅者の通所ニーズは高いはず。バリアフリーでない仮設住宅においても生活上、大変な不自由をするであろう。 【課題】町は大局的なことを行い、実際面は現場が行えるように、「特区」として期限をきめながら、規制を緩和してほしい。

（5）知的障害者更生施設わらび学園

平常時	本園（大槌町）24人、分園（釜石市鵜住居）13人、計37人、職員11人
震災直後〜1週間	施設長の判断で地震直後にバスを出した。大槌号は本町付近で津波に遭遇、利用者7人、支援員1人のうち、7人死亡、1人行方不明。釜石号は職員を含め29人全員がトンネル内から引き返し、学園傍の集会所（指定避難所）で2晩を過ごす。近隣から毛布・食料・水が提供された。灯油はわらび学園備蓄品を提供し、水は自衛隊から配給が来た。 被災後3日目から釜石在宅者は遠野回りで帰らせた。自宅が全壊し家族が行方不明の利用者1人は町外施設へ緊急避難させた。 【課題】地震直後は動いてはいけなかった。ベテラン支援員が研修で不在だったことも不運だった。 地震後、防災無線から避難の放送があったらしいが、停電でパニックになり、聞こえなかった。 福祉施設や学校等、大勢人がいる場所は建物内に防災無線の設置が必要。
2週間〜1ヵ月	鵜住居分園は全壊したが、利用者14人と職員4人は全員無事だった。 被災した職員4人（うち3人は家族死亡）を含む職員10人は全員避難所で生活し、利用者支援にあたった。医療の必要な人は日赤の巡回診療や弓道場を利用。被災したバスの捜索、行方不明利用者・職員の安置所の捜索、発見した利用者・職員それぞれの葬式を行う。 3月24日利用者全員の居住地決定。3月29日から全利用者の家庭訪問、4月18日に保護者会開催。 大槌に通うことへの不安はあるものの利用者の生活のリズムを取り戻すため再開してほしいという保護者の声が強かった。5月6日に事業再開（県外転出は1人）。 【課題】分園が全壊したため、定員20人の本園に28人の利用者が通っている。県に対しバスと軽トラックを要望している。

（6）社会福祉協議会居宅介護支援事業所

平常時	利用者約210人、認定調査員10〜15人、ケアマネジャー7人
震災直後〜1週間	震災後、ケアマネジメント業務等の機能は一時休止。ケアマネジャー7人中、業務課長に1人、ボランティアセンターに3人が異動、1人を他部門より受け入れ4人体制となる。
2週間〜1カ月	利用者は、死亡35人、行方不明23人、入院・入所43人、町外転出51人現在、残った利用者約60人の記録再生と重度の在宅利用者2人に関わる（継続利用者は自動的更新）。仮設住宅の入居などにより利用者増が予測される。

（7）社会福祉協議会訪問介護事業所

平常時	利用者100人、ヘルパー専従6人、登録15人
震災直後〜1週間	事務所全壊。専従ヘルパー行方不明、休職、退職等で1人になったため、一時休止。
2週間〜1カ月	一時休止。

（8）社会福祉協議会訪問入浴介護事業所

平常時	利用者30人（移動入浴車利用者）
震災直後〜1週間	事業中止。
2週間〜1カ月	事業中止。1カ月後に事業再開したが、利用者の死亡、町外への避難、施設入所により、利用者の減少。利用者は被災しなかった地域の人のみ。新規利用者はなし。

（9）社会福祉協議会多機能ケアセンターほっと大町

平常時	小規模多機能型居宅介護事業。宿泊定員5人、通所定員15人
震災直後〜1週間	通所利用者11人、宿泊利用者1人と職員は「はまぎく」へ避難した。施設は全壊したため事業は中断。
2週間〜1カ月	事業は中断中。

(10) 社会福祉協議会デイサービスセンターはまぎく

平常時	利用者30人、1日の定員20人
震災直後〜1週間	小規模多機能ケアセンターほっと大町の利用者12人と職員は「はまぎく」へ避難した。 「はまぎく」も危険と判断し、利用者合わせて24人と職員5人は介護老人保健施設「ケアプラザおおつち」へ避難。家族との通信手段もなく、避難者リストを頼りに連絡をとり徐々に家族が迎えに。 「はまぎく」は被災を免れたので、1週後、利用者18人、職員10人が「はまぎく」に戻り、利用者・一般避難者・職員で共同生活を始めた。燃料はプロパンガス、在庫の食料や支援物質でしのぐ。生活用水は沢水を使用。浴室は地震の影響で使用不能となる。 【課題】社協の中枢に犠牲者が多く出たため、人事異動もあり戸惑う。職員も被災者であり、24時間公私の別がない。休みを計画的に割り振るなどで対応。
1週間〜1カ月	本来の福祉機能を活かし、福祉避難所として24時間体制で受け入れ開始。職員のシフトを工夫する。近くの避難所（弓道場）の植田医師（町の開業医・社協嘱託医）と連携し、ケアの必要な人を2人程度ずつ受け入れ。1週間〜10日程度で利用者は入れ替わる。 4月5日、残った利用者は6人。車で町内の被災状況を見てもらい自宅生活の困難を伝え、地域包括支援センターおよび県の調整で盛岡の施設へ。 4月15日よりデイサービス開始。10人で週1回。 5月6日現在、週2日、20〜24人を受け入れ。浴槽破損しシャワー対応。 ⇒4/22からホーロー浴槽になった。 【課題】緊急の利用者の記録がなく、生活歴・健康歴など不明なまま対応。医師との連携ができ、小さな町で住民のことを知っていたために対応できた。

(11) 社会福祉協議会ワークフォローおおつち

平常時	自立支援就労継続支援B型（精神障がい者）、通所利用者12人 所長1人、指導員1人、生活指導員2人
震災直後〜1週間	津波後の火災のため、吉里吉里の吉祥寺に利用者と職員で避難した。その後、施設が地区住民の避難所になったため、利用者は自宅に戻った。施設、通所バス、利用者、指導員はすべて、被災を免れた。
1週間〜1カ月	避難所として使用され、精神障がい者の通所は再開されていない。利用者は、自宅や避難所での生活を余儀なくされている。 【課題】早急に再開が望まれる（8月17日再開）。

(12) 社会福祉協議会ワークフォローおおつち福祉作業所

平常時	自立支援就労継続支援B型（身体障がい者）、通所利用者18人 所長1人、指導員1人、生活指導員2人
震災直後 〜1週間	施設の全壊、発注先の水産加工場の全壊により、再開の目途は立っていない。 利用者は、避難所で生活している。
2週間〜 1カ月	【課題】被害が甚大であり、再開に向けた検討会を立ち上げることが必要。

3. 被災前後の保健資源の状況

　大槌町の保健師は福祉課に所属し、健康増進班に5人、地域包括支援センターに2人が勤務していた。勤務場所の役場庁舎を失い、保健師活動記録簿をはじめすべての記録を失い、同僚の命も失った。乳児相談や予防接種に使用していた役場分庁舎（保健センター）は全壊し、活動拠点を失った。仮設保健センターは5月末に建設された。

> **Column**
>
> ### 3・11　私の体験したこと
>
> 　　　　　　　　　　岩間純子（大槌町地域包括支援センター班長）
> 　生まれて初めて体験する大きな揺れ、建物のきしむ音、照明がぶつかり合う音、ただ事ではない、犠牲者が出るかもしれないと思った。
> 　ケアマネ研修会の最中だったため、参加者を避難誘導し、その後同僚4人で車に乗り込み、大槌町役場に向かった。その時は、30分後に起こる大惨事など予想はしていなかった。動揺する気持ちを静めようと、明るく努めながらの車中だった。
> 　町内に入ると前方から消防車がサイレンを鳴らしながら「大津波警報。大津波警報。津波が来たぁ」という声が聞こえ、役場にたどり着くことはできず、迂回した。その前方では、住居が津波で押し流されるのを確認し、さらに迂回。そのとき、ひたひたと津波が押し寄せてくるのをバックミラーで確認した。交差点に入る直前で車を止め、カギを抜き取るのに手間取る。気がつくと車内には自分だけ。車から飛び出し、左側を見ると、ものすごい勢いで何かが流れていくのが見え、とっさに目の前の墓地の坂道を目指した。同僚3人がどちらの方向に行ったのか記憶がない。

坂の入り口には幼児2人を連れた母親が歩いていた。このスピードでは間に合わない。子供を一人抱え、母親とともに坂を駆け上った。安全な場所に親子を避難させた後、再度、坂を下り、押し車を押した高齢者を誘導した。坂の中腹あたりで、ゴォーという聞いたことのない音とともに押し流される家々が見えた。目を疑った。全身が震えた。津波が来たことは理解できたが、状況が把握できない。とにかく、上に。この時初めてわが子の安否が気になった。
　対策本部が設置された中央公民館にたどり着き、さらに目を疑った。街並みが見えないほどの津波が幾度となく押し寄せ、火災が発生し、きな臭いにおいがたちこめた。人々は町の変わりゆく光景を泣きながら、叫びながら見ていた。
　すぐにでも家族のもとに飛んでいき、子供たちの不安を取り除いてあげたいと思ったが、住民の命を優先させた自分がいた。家族に負い目を感じた。
　外部への連絡手段が途絶えた状況を打開しようと、奮闘する職員。津波にのまれた住民を救助に向かう職員。非常事態に体が無意識に動き、救助された傷病者を収容する場所を確保し避難してきていた医師と看護師と保健師による自然発生的な救護班活動が始まった。しかし、電気、水道、医療器具は一切なく、津波にのまれた人々を温める十分な毛布もなかった。せっかく助けられた命を為すすべもなく見送るしかなかった。助けられなかったという思いが全身を駆け巡り、無力感に襲われた。救護活動をしている最中も余震とは思えないほどの地震が次々にやってくる。そのたびに避難している住民の誘導をする。負傷した人々が次々に運び込まれ救護室は異様な光景であった。
　夜になり街がオレンジの炎で包まれていることが確認できた。至る所で爆発音が聞こえる。ガソリンスタンドの爆発に始まり、ガスボンベや車に引火したものと思われる。炎は勢いを増し、避難所の両側、前方の山肌に到達した。一時1,000人を超える避難者は津波から逃れた安心感もつかの間、火災の犠牲になる危険性が高くなった。林道が炎に包まれる前に、安全な場所に車を運転できる避難者には移動してもらった。移動手段のない高齢者など災害要援護者が残った。男性職員が命がけで燃える林道を何往復もして、福祉避難所に移送した。
　炎が林道にまで達し、移送が困難になり動作が不自由な方、認知症の方が救護所に残り24時間体制での介護が始まった。
　医師、看護師、保健師ともにいつ終わるかわからない救護に心身ともに疲憊状態であった。6日後、沖縄県医師会が支援に加わり、仮設診療所を開設した。その後はDMATやAMDA、日本赤十字等多くの医療チームが支援に入った。
　震災から2～3日は生死にかかわる救命措置、その後、慢性疾患の体調不良者への対応、内服薬流失、避難所生活での不眠、感冒への対応に移り変わっていった。
　避難所での生活のしづらさを少しでも解消できる方法を探り、福祉用具の準備等を行った。また、どうしても避難所での対応が困難な方については施設入

所等の対応を行った。
　一緒に車に乗り合わせた4人中、私以外確認ができていない状況で日々を過ごした。最初の2、3日は、寝る時間も考える時間もなく、それはそれでよかった。いつか会えると思っていた。眠るように言われるが、目をつぶるのが怖かった。3人の顔を思い出しては、助けられなかったという気持ちが溢れた。次第に、生きているのが苦しくなっていた。
　同僚3人の家族が救護所に所在確認にきて「どっちの方向に行ったか」と聞かれるが、記憶が定かではない。「ごめんなさい、わからない」と答えるのが精一杯で、涙で顔を上げることができなかった。「それでもあんたが生きていてよかった」と言ってくれ、こちらが慰められる日々だった。
　あの日から、些細なことで泣いてしまう。知人の顔を見ても、話をしていても、仕事をしながらも泣いてしまう始末。
　私には4人の子供がいる。震災後2週間目にやっと会えた。こんな時に一緒にいてあげることもできず親として失格だと思い、自責の念に駆られた。仕事をやめるべきだろうかと複雑な思いがあった。しかし、子供たちが「お母さん仕事がんばってね」と涙も見せず笑顔で言ってくれ、もう少し頑張ってみようと思った。
　たくさんの支援をいただいた。入浴支援、仮設住宅への提言、保健師による健康調査ローラー作戦。社会福祉士会、介護支援専門員会、地域包括支援センター会……。本当にたくさんの温かい心が届いた。そのたびに胸が熱くなり涙がこぼれた。言葉では言い尽くせないほど感謝でいっぱいである。
　今私には、大槌の将来について、確固としたものは見えていない。しかし、目の前の問題を一つずつ解決していくことで、きっと何かが見えてくるはず。これからも、地域に寄り添った活動ができるように少しずつ歩いていきたい。

4. 大槌町の医療・福祉・保健資源に関わる課題

1）医療資源に関わる問題

（1）**立地の問題**：今回、医療機関は壊滅状態であった。理由は、すべてがJR大槌駅と役場付近に集中していたためである。福祉施設に比較し、医療が脆弱であった理由は、立地していた場所と建築強度等のハード面によるところが大きい。今後は医療機関の立地に留意する必要がある。

（2）**入院施設と精神科医の必要性**：大槌町は、もともと医療面では県立釜石病院はじめ釜石市内の医療機関に依存していた。県立大槌病院は仮設の診療所としてスタートしたが、入院ベッドはない。高齢化の進む、

被災後の町民の治療施設としては、何らかの形で入院する場が必要である。大槌町には、こころの医療を支える医師は皆無であり、唯一の開業外科医が診療所の再開を断念していることもあり、医師の不足は深刻である。在宅医療人口の減少による通院患者や在宅療養者数の確保困難、入院病床がないことによる地域医療未完結などの課題は、未だ解決方策をみるに至っていない。

（3）**医療関係情報の収集・整理・周知**：4月末までに発行された大槌町災害対策本部の広報誌（3月26日第1号）から医療関係情報をみると、県立釜石病院までの無料バス・緊急対応の町内患者輸送バス運行（第1‐2号）、こころのケアチーム巡回、歯科診療所、眼科・皮膚科診療情報（第3‐11号）が掲載されていたが、一般診療情報は見当たらなかった。避難所には医療チームが入っており診療情報の掲示なども見られたが、一方、福祉サービスの利用者や地域で暮らす被災住民には医療関係情報が届いていない状況もあり、高齢者や災害による負傷者など医療の必要な人々がタイムリーに医療を受けられない現実があった。仮設診療所等の医療関係情報が集約され、末端まで周知できる体制づくりが求められる。

2）福祉施設等の調査（社会資源調査）からみた課題

今回の社会資源調査は、未だ平常を取り戻していない状況下での実態調査であり、了解の得られた関係者からの情報であること、被災から約2カ月を経ての振り返り調査であることなどから、聞き取り内容は限られたものであるが、明らかになった課題を基に、平常時の準備体制、震災直後から1週間、2週間目以降の3段階に分けて整理した。

（1）施設としての平常時の準備体制──地震や津波に備えて

①**管理体制と役割分担**：災害を想定して、避難所・福祉避難所の機能を果たすために、組織として管理体制や役割分担を検討していた施設では、非常時においても管理者を中心に指示機能が円滑に働き、トラブルの少ない運営ができていた。

例えば、職員の安否確認方策と災害時勤務シフトの設定、入所者・利用者の避難指示などの判断と対応、避難住民を受け入れるにあたっての管理体制などである。
②**職員の教育**：防災マップや災害時対応マニュアルなどを用いての防災学習、被災場面を想定した計画的な避難訓練は実施できていないところが多かった。また、避難住民の相互協力体制づくりやボランティアとしての活用も課題であった。
③**入居者・利用者の安全な生活条件の確保**：通常のライフラインの設備に加えて、電気・水道・燃料等の確保、一定期間の生活に備えた食料と水の備蓄が必要であり、支援物資等が届くまでの生活条件整備は重要である。
④**情報ネットワークの確保**：防災無線の設置場所が利用者の生命を分けたという状況もあり、施設の内外に設置するなど緊急情報が関係者に適切に届くことが要望として強かった。また、情報発信手段や受信手段の確保も多くの施設で課題であった。
⑤**医療との連携・ネットワーク**：福祉施設では、介護老人保健施設を除いて医師は嘱託であり、契約は結んでいるものの、その種別によって医療とのつながりに差異があり、連携が困難な状況も生じやすい。今回のように医療機関のすべてが被災するなど緊急時対応に問題がある中で、平常時から医療機関との関係を保っておくこと、平時から災害時の対応について医療機関を含めたマニュアル作りや訓練が必要である。高齢者施設や福祉避難所を受託しているところでは特に重要である。
⑥**避難所としての役割**：収容可能数や、避難住民数の予測に基づく毛布・断熱シートなどの確保、多人数の避難住民が使用できるトイレ対策は喫緊の課題である。
⑦**利用者情報のバックアップ**：利用者の記録類や各種のデータがパソコンの流出によって失われ、再生が困難な状態になった。災害に備えて記録類をバックアップして管理する制度を創出することが課題である。

（2）震災直後から1週間前後における課題

　直接の災害を免れた福祉施設は、震災直後から一般住民の避難所としての役割が期待され、予測を超える多くの住民が短時間に施設に集まる結果になった。その中で課題として大きかったのは次のようなことである。

①**自家発電等ライフラインの確保**：突然に電気が断たれた際の自家発電設備、一定の水を確保する貯水槽、暖房用燃料・ガソリンの確保などができていない施設が多く、その結果、食事の供給、トイレ使用、室温の管理、移動手段等に問題が生じていた。

②**情報発信手段の確保**：一般の電話回線が使用不能となり、携帯電話も特定の機器しか通じない状況となった。さらに回線の混雑なども加わり、行政との連絡・連携や震災情報の入手に困難を極めた。タイムリーな情報収集により的確に状況判断を行うためには、複数の情報発信手段を備えていることが必要であった。

③**数日間の食料および生活物資の備蓄・調達**：外部からの支援が入るまでの一定期間、利用者・職員・避難住民に提供する食料品等の備蓄、食事・排泄・睡眠など生活に必要な物品の確保は重要であり、日常の準備状態が避難者の安全・安心に影響していた。冬季の災害であったことから、高齢者の低体温など健康への影響も生じた。

④**訪問系・通所系サービス利用者の安否確認**：通信回線が途絶えるなどの非常時を想定して複数の連絡先や手段を用意している状況は少なく、在宅の利用者の安否確認にはかなりの時間を要したとの声が多かった。災害時要援護者を担当する施設やサービス事業者として、安否確認等の手段を整えておくことは重要である。

⑤**職員間の連絡手段の複数確保**：訪問系の職種や交代制勤務などが多い福祉系の職場では、特に安否の確認や出勤の可能性の連絡などが必要であった。連絡手段を複数用意するなど、組織としての備えが課題といえる。

⑥**利用者・避難者の心身ケアのための医療対策**：利用者はもとより、被災住民のなかにも高齢者や災害による負傷者などケアを必要とする人々が混在しており、仮設診療所など、町内の医療情報が整理・周知され、緊

急対応ができる体制が必要である。
⑦**水洗トイレ使用法の徹底、排泄物の処理対策**：停電、大人数の避難者という状況のなかで屎尿処理が困難となり、仮設トイレを設置した施設においてもトラブルの発生や夜間の使用に課題が残った。排泄物の処理方法など対策の検討が必要である。

(3) 2週間以降における課題
①**通所系施設利用者の生活の場の確保**：デイサービスの利用者等が家屋の流出などにより福祉避難所や施設入所という形で留まり、その後の受け入れ先に困る状況がみられた。近隣市町村をも含めてケアの必要な高齢者の生活の場を確保することが必要である。
②**施設利用者の心身の健康チェックとケア**：福祉避難所では、ケアの必要な避難者を受け入れるために多床室に定員以上の人々を収容したり、入居者の部屋替えをせざるを得ない状況があり、入所者の心身の状況に変化が生じることもあった。非常時においても利用者の心身の健康管理やケアを保障する働きかけが必要である。
③**職員の勤務シフトと心身の疲労対策**：避難所から通勤している職員は避難所でも専門職としての支援を期待され、休養が取れない。職場は被災者もおり人員不足で休暇がとれないなど、被災後の期間が長期化するなかで職員の疲労は蓄積されていくことから、勤務シフトを柔軟に調整したり疲労対策を講じることが重要である。
④**平常業務への移行・再開**：被災対策が優先される中で、平常業務は停滞・休止せざるを得ない場合が多いが、長期化すればするほど影響が大きくなるので、被災対策と平常業務の両者を見据えて業務を調整できるコーディネート機能が求められる。
⑤**流失した利用者の記録類の復元**：施設の流出に伴い、多くの施設で電子媒体で保管していた記録が流出し健康管理やケアマネジメント等に影響が大であった。復活させるにも限界があり、重要な記録類は二重保管などの対策が必要である。
⑥**自治体との連携**：被災時の避難所および福祉避難所等の運営や、住民で

ある利用者の生活と健康を担う上で、自治体との連携や情報交換は不可欠である。行政としての災害への対応方針、居宅サービス利用者の安否や避難状況の把握と連絡方法、燃料等の生活支援物資の分配など、できるだけ早期に連携体制を取り戻すことが課題である。

3）今後の体制づくりに向けて
（1）福祉避難所としての体制づくりの必要性
　福祉避難所は、高齢者・障害者などの災害時要援護者が、一般避難所の生活では、疲労やストレス、持病の悪化などを原因とする関連死を起こしやすいことから制度化され、自治体との協定により緊急時の要援護者受け入れを受諾している。しかし、制度化されてから日も浅く、人的にも施設設備においても体制が十分とはいえず、冬季の災害だったこととも相俟って、低体温、褥瘡、尿路感染などの医療的ケアへの対応が難しく、生命の危険性や病状悪化も認められたことから、緊急時を予測した体制づくりが喫緊の課題である。

（2）医療・福祉・保健の復興計画への反映
　被災後の保健・福祉事業の展開には、多くの人的・経済的支援が必要とされる。4月末には福祉の在宅サービスが再開され、5月末には仮設の保健センターが設置され、乳幼児健診や予防接種が開始された。11月にはがん健診が始まり住民の健康管理もスタートした。さらに特定健康診断に合わせて、今後10年間の被災者健診が全住民対象に12月8日からスタートした。住民の健康管理の充実、医療・福祉・保健の連携がこの町に住む条件を大きく左右することは間違いないことから、保健・医療・福祉のあり方について、復興計画に提言していかなければならない。

【宮内清子、野村美千江、鈴木るり子】

第2節
生業の重要性と復興への提言　就業に関して

1) 生業の重要性

　近年若者の就職難が社会問題になっている中で、特に震災後の就業問題は深刻であり、大槌町を復興させるためには就業状況の改善は、急務である。これは、誰しも考えていることであろう。生産年齢にある人は働くことで社会とつながり、自分の存在意義も実感し、誇りと自信、将来への展望が自覚される。大槌町の人々は、働きたい、仕事がない、仕事がなければここには住めない、町を出た人も帰ってきてくれないと、「仕事」を切望していた。そして、自分のことだけではなく、町の将来のことにも不安が広がっていた。

　多くの被災地で、身近な人々を失いながらも、残った人々が力を合わせて故郷の再建を望んでいるが、生活の基盤となる生業を得ることができないが故に、後ろ髪を引かれるような思いで、職を求めて地元を離れる若者や中高年の姿が度々報道されてきた。一方、そこには、就業先を確保できない中高年、家族の離散、そして見知らぬ土地でやっと見つけた新たな仕事への不適応など、想像以上の問題が浮かび上がっていた。復興や復旧は、町の形だけでなく、一人一人が自律的に生活できるようになることがゴールであることを改めて考えさせられる。

2) 大槌町の生業

　大槌町は、江戸時代から続く新巻鮭をはじめアワビやウニの海産物を町の特産物としている。平成22年の国勢調査によると、漁業従事者は4.9%であるがそれに伴う製造業は23.7%と漁業関連従事者が約3割を占めている。

　大槌町の主産業である水産業は、岩手県全体では[1]、平成20年の漁業生産額は約453億円で、東北第3位、全国第10位であった。リアス式海岸の静かで穏やかな海域、水産物の生育に適した岩礁に恵まれ、養殖ワカメとあわびが全国第1位、鮭が北海道に次いで第2位になるなど「つくり育てる漁業」の先進県となっている。こうした漁業を支えるため、沿岸漁場、漁港、漁村

の生産・生活基盤の整備や流通加工体制の整備、さけ、あわびなどの種苗放流を進めていた。農業も、平成20年度には東北で第3位の生産高であり、北海道に次ぐ広大な面積で自然の豊かな恵みのもとで人々の暮らしが成り立っていた。一方で、岩手県全産業のうち、農林水産業の従事者は16.9％であり、特にその中でも水産業の従事者は1.4％と少なかった。

3）被災による打撃

　3月11日の津波により、事業主も被雇用者も甚大な被害を受けた。その影響は就業受け入れ先の喪失、就業先の喪失につながっている。大槌町災害対策本部によると、水産業関係は水産施設、漁船、養殖施設等が壊滅的な被害を受け、被害額は約52億円、産業被害総額約150億円の34.1％にあたる。被害額が最も多かった商工業は、約88億円で58.9％であった。

　漁業者をはじめ水産業に携わるすべての事業者、団体等が被災したことは、経済活動と雇用環境に大きな影響を与えることになり、水産業の早期再建が町全体の復興を左右することになる。

　商業については、町中心部の商店街が壊滅的な被害を受け、被災前の場所での事業再開が困難な状況にあり、仮設店舗等で応急的な事業再開になっている。工業については、海の近くに立地していた企業の多くが被害を受け、すでにそのうちの1社が撤退することになった。また、観光業については、浪板海岸等の観光資源が甚大な被害を受け、宿泊施設も壊滅的被害を受けている。

　その対策については、「中小企業労働力確保助成金のご案内」として県のホームページに紹介されている（10月）。

　しかし、岩手日報（2011年8月20日）には、「大槌商工会によると420あった会員事業所は9割全壊」「住まいと職場が一瞬にして奪われた。同商工会の6月上旬までの調べでは140以上の業者が継続の意思を示した」と取り上げられた。また、「町の6・7月の町外避難者も含めた町民アンケートでは、『60％が今後も大槌に住みたい』『どちらともいえない24.6％』」とも記されているが、被災前から過疎指定を受けていた大槌町で、人口の減少は就業に大きな影響をもたらしている。津波被害は生活の場所の喪失だけでなく、大きな人口減少をもたらしている。人口減少に伴って事業者が減少すれば、地

元の人に働く場所が提供されなくなる。

　人口の減少は同時に消費者の減少にもつながる。事業主が再建を目指しても、大槌町でどれだけ売上があり、収益を得ることができるかを考えれば、慎重になってしまうのはやむを得ない。津波は、過疎地における就業の需要と供給に深刻な影響をもたらしている。この状況は、町の財源である納税額の減少を意味し、行政の基盤そのものにも影響すると予測される。就業を確保し、これらの悪循環を断ち切る必要がある。

4）被災からの復興に向けて

　大槌町で特に痛手を受けた水産業および食産業、木材産業等の関連に関する問題についても、「岩手の漁業復旧支援事業の事業計画」として、沿海地区漁業協同組合が自営（共同経営含む）する定置網や、漁協が整備し管理（行使）する養殖業において、被災による失業者を雇用のうえ、漁業担い手の確保・育成に取り組む事業計画が公募されている。災害発生以前から産業の関係機関・団体で構成する「岩手県農林水産業等雇用促進連絡会議（平成21年1月9日設置、会長：岩手県農林水産部長）によって、平成21年2月24日、農林水産業等の「担い手確保・育成対策」と「雇用対策」を一体的に推進するための「実行計画」である、「農林水産業及び関連産業への就業促進アクションプラン」が策定されていたが、被災による人口減少で、より深刻になった人材不足のなか、災害からの復興は大きな課題である。

　大槌町における水産業の復旧・復興には、生活基盤である魚市場、製氷保管施設、荷さばき施設等の漁業協同組合施設の早期復旧・整備が必要とされる。また、漁船や養殖施設に対する迅速な整備が必要となり、共同利用事業の展開等、経営面での支援に力を注ぐ必要がある。さらに、水産加工団地の整備や、水産流通業の再建を支援していく必要がある。新たに整備する加工団地には、再び津波に遭っても人命を守り、被害を最小限にとどめることができるよう十分な配慮が必要となる。

　商業、工業、観光業の再開には二重債務が事業再開の障害になっている。これらに対する対策として、商業集積の形成や、観光施設においては新たなまちづくりと連動した安全対策に配慮した復旧・整備が必要となる。

発災から時間が経過するなかで、甚大な被災を受けながら事業の再開に取り組む住民が各所でみられるようになった。
　復興への槌音(つちおと)である。
　養殖業の若者が大槌湾内で津波前より成長の良いワカメに「この海で生きていけると確信した」と力強く話してくれた言葉に、この町の底力を感じた。地域の特性を知り尽くした住民の力を集結し、就業環境を整えていかなければならない。

5）保健師の役割

　このような中で、保健師には、住民のエンパワメントの役割こそが求められているといえよう。そのためには、まず、個々の生活に目を向け、基本的な生活環境を整えることに力を注ぐ必要がある。面接の中で、「基本的な日々の生活が整備され、足場が固定されなければホップもジャンプもできない」と語られた方もいた。仮設住宅ではあるが、個々の家庭に足（心）を運び、地域の人々の基本的な生活環境整備のために地域の力を結集することこそが重要である。そのためには、就業環境の整備が不可欠である。
　就業によって、収入だけでなく、保険の加入や人とのつながり、生きがい、やりがいが生まれてくる。また、規則正しい生活リズムも作られる。就業は、心身の健康管理につながる重要な手段でもある。特に、ある住民の声の中に、「地元でしか働けない人がいる」という言葉があった。「地元の人が、その人の能力や特性を理解して上手に働かせてくれる」というのだ。
　誰にでも居場所が必要であり、同時に自分の存在に対する誇りも持っている。保護されるだけでは生活の質は向上しない。社会の一員としての自分への尊厳を持ってこそ、一人ひとりの生活の質は向上する。このことが健康的な生活への第一歩であり、就業（すなわち収入を伴う社会的役割）を健康管理と密接に関連するものと位置づけ、生活支援を考える必要がある。

【多田敏子、鈴木るり子】

1）岩手県ホームページ：
　　http://www.pref.iwate.jp/view.rbz?nd=2408&of=1&ik=1&pnp=16&pnp=248&cd=4051

第3節
大槌町の仮設住宅の現状と課題

1. 日々の生活の積み重ねが復興後のまちをつくる

　東京大学高齢社会総合研究機構は、超高齢社会の広範で複雑な課題を解決するために、医学、看護学、理学、工学、法学、経済学、社会学、心理学、倫理学、教育学など、各領域の専門家が学問領域を超えて結集した組織である。今回の震災でも都市工学、建築学、看護学と分野を超えた専門家があつまり、東京大学都市工学科大方潤一郎教授を中心に震災支援チームを結成して課題解決に取り組んでいる。この震災支援チームの特徴は、活動の公準として震災復興そのものではなく、「引きこもりを防ぐ・自殺を防ぐ」ためのコミュニティ（空間と社会）づくりを掲げていることにある。仮設住宅への入居が一段落した今、被災地の関心は震災復興まちづくりに向かっているように見えるが、住民ひとりひとりのお話を詳しくうかがえば、家族の有無、収入の有無、そして年齢によりニーズの多様さがわかってくる。若い世代は復興後に向けた協議を熱心に話しているが、同じコミュニティ内であっても、シングルファミリー層、高齢者世代はまずは生活の現状を改善し、働く先を見つけて、それを維持していくことに関心が向けられている。震災復興と現在の生活の支援は同一線上にあるのではないだろうか。世の中の関心が復興に向けられているいまこそ、現状の生活を少しでも改善していくことが重要と考える。

2. 生活の基礎としての住環境──仮設住宅の問題点

1）長引く仮設生活を支えられるだけの質があるか

　その生活の基盤となるのが仮設住宅である。通常、応急仮設住宅の貸与期間は完成の日から2年と限度が決められているが、実際は阪神淡路では平均4年以上も仮設住宅での生活が続いている。今回は津波被害が甚大で、防波堤、防潮堤などの高さや高台移転等を考えると、仮設住宅での生活もさらに

第5章　大槌町から学んだこと、復興への提言

長引くことが予想できる。過去の震災では長引く仮設住宅での生活により、孤独死や自殺者の問題が指摘されている。阪神淡路大震災では250人以上の方が孤独死や自殺という形で亡くなった。緊急避難としてとにかく住居を与えるというのではなく、家を流され、家族や友人を失った被災者が閉じこもることなく、再び生きがいを見つけ、元の生活のリズムを取り戻せるような住環境が求められている。

2）仮設住宅の問題点とその対処方法

　仮設住宅は居室に日中光が当たるように、南面並行配置で玄関を北に一列に並べた形で作られる。しかしながらこれでは都会のマンションと同じく、隣の人が何をしているのかはまったくわからず、住民同士の支えあう関係を作ることは難しい。いかに被災者同士が顔を合わせ、挨拶をし、支えあうことができるようにすべきか、集会場といった共有空間の必要性や路地の作り方などが過去の反省からすでに論点として挙げられていた。また仮設住宅は基礎部分に杭を打ちその上に建設していく。そのため出入り口は地盤面より数十センチ高く、通路なども砂利敷のままである。このような環境では、車イスの高齢者は当然として、足腰の弱った高齢者が引きこもらないようにすることは難しい。このような住環境の下では、引きこもり、寝たきりの高齢者が増えることは確実である。中越地震の時には、阪神淡路大震災での反省を踏まえ、長岡市社会福祉法人こぶし園が、介護災害を防ぐ生活視点システムとしてのサポートセンターというソフトの取り組みを自発的に行った。サポートセンターを核に閉じこもりやすい高齢者への毎日の声掛けを行い被災者の24時間365日を支えた。

　このように質の高い仮設住宅と被災者の生活支援システムとの連携は、すでに議論されてきたことである。しかし残念なことに今回も量と供給スピードの観点から、住宅の質についての大幅な改善は見られなかった。

3．コミュニティケア型仮設住宅

1）サポートセンターの設置

　そこで当機構は、ケアタウン構想を掲げ、この実現のための橋頭堡として、

住まいの連続性を担保する仮設住宅とコミュニティケアの拠点としてのサポートセンターとが連携した仮設住宅を、コミュニティケア型仮設住宅として提案した。このサポートセンターについては中越地震での成果を踏まえ、厚生労働省が設置を決めたものである。サポートセンターとは生理的欲求を満たすための最低限必要なケアを提供できる機能が整っている。例えば共同浴場、共同キッチン・ダイニングなどがある。また地域のニーズに合わせて24時間365日のケアを支える訪問医療、訪問介護、看護事業所やデイサービス機能との連接も可能である。もちろん介護保険制度等とは関係なく、交流スペースやサロンとして利用することも可能である。

2）仮設住宅の工夫

画一的な仮設住戸のみで構成される仮設住宅に対して、大月敏雄准教授（建築学）を中心に、仮設住宅建設のスピード及び効率性を落とすことなく、コミュニティケア内包型仮設住宅地の整備計画＝コミュニティケア型仮設住宅を検討し、実装した。まずケアゾーンを設定して、独居高齢者、障害をお持ちの方、シングルファミリーの方など、社会的に弱い立場にある方に集住してもらうことを考えた。これによりバラバラに住んだ場合よりも支援が届きやすくなるだけでなく、被災者同士が声を掛け合い支えあうことが可能になる。次に玄関を向かい合わせにして共同性が生まれやすい向三軒両隣の長屋空間とした。例えば玄関前にゴミが一つでも落ちていても、お隣さん・お向かいさんが気を配りあい、声を掛け合うことができる。そして先ほど指摘したバリアフリーの問題を解決すべく、ウッドデッキをはり、さらに天井に屋根をかけて井戸端会議ができる空間とした。

3）岩手県遠野市、岩手県釜石市での実装

この仮設住宅をサポートセンターとウッドデッキでつないだものをコミュニティケア型仮設住宅地として遠野市及び釜石市で実装した。釜石市は平田運動公園という市街地から離れた山奥の敷地に仮設住宅を建設しており、商店もなければ、病院もない、住宅のみで構成される仮設住宅を建設する予定であった。ここにコミュニティケア型仮設住宅地の建設を提案し実現するこ

とになったが、さらに小泉秀樹准教授（都市工学）は、スーパー、子供のための公園など生活を支える機能を有することを提案した。現在公園だけでなく、診療所も開設され、12月には被災した商店やスーパーが入る商店街が完成した。文字通りの仮設のまちづくりである。

　一方遠野市は内陸部にあり大きな被災を免れたため沿岸被災地の後方支援を行っていた。遠野市には沿岸部のさまざまな自治体から被災者が避難しており、その方々のための仮設住宅地を建設した。遠野駅から徒歩10分程度の市街地にある市役所の駐車場に、地場産材をつかったコミュニティケア型仮設住宅を建設した。この仮設住宅は街なかにあるため、スーパーや公共施設にも行きやすい立地であり、釜石と同じく、住まいとケアの一体的整備だけでなく、買い物やパブリックスペースなど生活に必要な機能が一通り整った

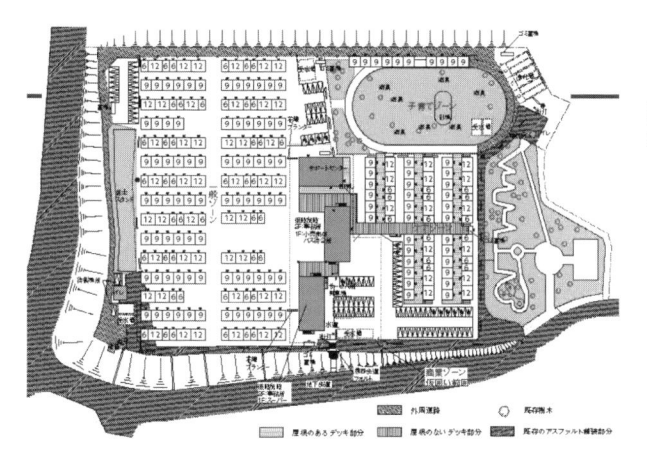

図1　釜石市平田運動公園の仮設住宅地図

写真1　遠野市穀町のコミュニティケア型仮設住宅

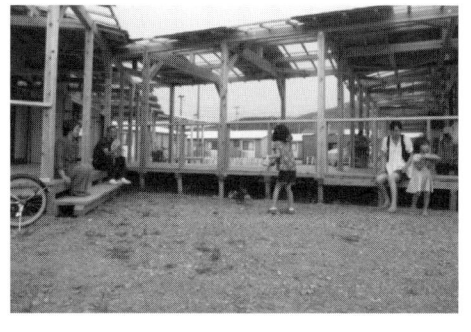

ものである。このような質の高い住環境の下で、毎日の生活が積み重ねられていくことが、理想的な復興の在り方であると考えられるが、大槌町の現実はさらに厳しいものであった。

4. 大槌町の仮設住宅地の難しさ

1）用地不足

コミュニティケア型仮設住宅については、5月上旬に大槌町に提案したが、残念ながら採用には至らなかった。その理由は建設用地の不足である。津波被害が甚大で市街地のほとんどが流され、仮設住宅の建設用地の確保が難しかった。今回、大槌町では約2,000戸強の仮設住宅が建設されている。しかし被災した従来の中心市街地から4km以内に設置された仮設住宅は、約半数の1,000戸にとどまり、残りの約1,000戸は、既存の中心市街地から4km以上離れた遠隔地に立地している。斜面地や農地などを造成して確保した小規模の仮設住宅地が市内に約50カ所点在しており、コミュニティケア型仮設住宅のようなサポートセンターと住宅を一体的につくることが難しい状態であった。

2）安渡地区仮設住宅

例えば大槌町安渡地区を取り上げてみたい。安渡地区は安渡小学校の校庭に34世帯、大徳院の敷地13世帯、吉里吉里トンネル付近（大槌第11仮設）に7世帯、安渡古学校に13世帯の4つの仮設住宅地がある。安渡地区全体でみれば前住所が新港町、安渡といった元々のコミュニティからの居住者が91.7％をしめ、比較的まとまりの良い地区である。しかし4つの仮設住宅地は点在しており、各仮設住宅からコミュニティの核である安渡小学校までは近いようで遠い。この地区の高齢化率は全体で45.1％（内、後期高齢者24.8％）となっており、高齢化の進んだ地区である。例えば安渡第3仮設団地（古学校）は、13戸の住宅と1つの談話室で構成されているが、写真2、3のとおり急峻な斜面を造成して作られている。仮設住宅には12世帯29人が暮らしているが、そのうち高齢者は14人、半数は後期高齢者である。すなわち高齢者の閉じこもりが心配され、生活不活発病が危惧される。安渡小学校

第 5 章　大槌町から学んだこと、復興への提言

にて交流イベントを行う際に、当該仮設住宅の高齢者にも声をかけたが一様に「車で連れて行ってもらわないと外出できない」との意見が出た。安渡古学校仮設は仮設住宅単体を見れば、入り口にはスロープが付き、敷地内はアスファルト舗装が進んでいるが、坂の上に作られ、そもそも外出がしにくい住環境となっている。特に冬場は路面が凍結し、さらに閉じこもりやすい環境になることが予想できる。坂の上にある談話室の前には、手すりのあるスロープが設けられているが、そもそもそこまでどうやって高齢者が坂を上っていくのだろうか。もちろん様々な支援者が定期的に訪問活動をして安否確認をしているが、自立して外出し旧来の仲間のもとを訪ね交流をしてといった、元々可能であった生活を取り戻すことは難しい。

　この他の仮設住宅でも様々な生活上の不便さが指摘されている。車がすれ違うことが不可能な狭い橋、子供の通学路に街灯がないこと、クマの出没、高齢者が多いにもかかわらず談話室がないなどである。住まいとケアの一体

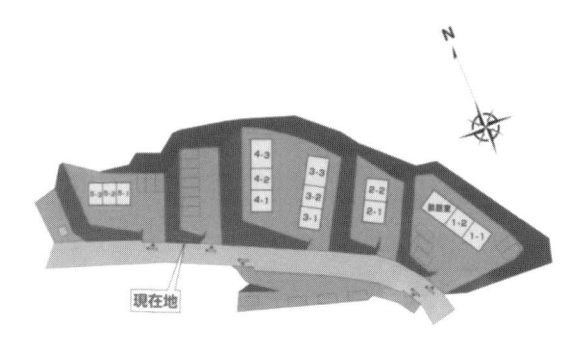

写真 2　坂に沿って造成された安渡第 3 仮設住宅

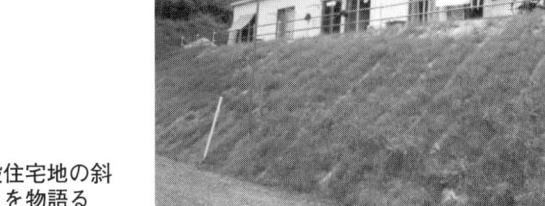

写真 3　仮設住宅地の斜面が坂の急さを物語る

的整備以前の問題として、最低限のい・しょく・じゅうの機能に欠けている仮設住宅地がほとんどである。

5. 住環境の抱える具体の課題と後付アップグレード

1）自治組織の立ち上げ

　そこでまず震災支援チームは7月下旬、仮設住宅への入居が始まると同時に仮設コミュニティづくりの工程表というものを作成し、大槌町に提言した。現在約50ある仮設住宅地で自治会が立ち上がりつつある。住民ひとりの不満は行政への「苦情」でしかないが、自治組織としてまとめれば、それは貴重な「提言」となる。そして月に一度、仮設住宅自治会の代表者が集まる代表者会議を行い、様々な課題について大槌町と代表者同士で意見交換をできるようにした。ここでは地区の課題だけでなく、地区が行う独自の工夫なども紹介される。このように、空間の基盤づくりのまえにコミュニティの基盤をつくることから始めることにした。

2）コミュニティ住環境点検活動

　現在震災支援チームではコミュニティ住環境点検活動を、地元自治会と協働で行っている。いくつか仮設住宅入居直後の課題を示したい。まず住宅内部に関する不満としては、何と言っても部屋の狭さに関するものが多い。特に1K（6坪）タイプでは寝食分離が難しい。また台所の狭さも指摘される。またガス台と流しのみで、調理する場所がないとの意見もある。高齢者からは浴槽が高く入りにくいとの苦情もみられた。

　次に住宅まわりについては、アスファルト舗装やスロープが付くなど一定のバリアフリー化が進んでいるのが成果である。一方、庇（ひさし）に関する指摘が多い。仮設住宅の屋根は庇と呼べるほど長くせり出していない。仮設住宅には洗濯干しが設置されているが、洗濯物を干しているときに急に雨がふるとちょうど洗濯物に雨水が直撃する形になっている現在急ピッチで庇の改良が行われている。

　そして街路・広場の問題である。先述のとおりすべての住宅地に集会場や談話室がついているわけではない。また談話室の利用頻度も少なく、座布団

や机、お茶道具などもそろっていないところがある。外部からのボランティアがお茶っこの会を行っても、立ち上がった自治会主催での活動が難しいのである。また家の前まではバリアフリーになっても、日々の散歩などをする空間は整っておらず、外出を促すまでには至っていない。被災前は庭いじりや畑仕事を趣味としていた人も多いが、そのような空間が身近なところにないという意見も多く見られた。

3）後付アップグレード

もちろん、住民独自の対応も進んでいる。例えば狭い部屋を広く使うべく、2段ベッドを入れて下の部分を収納としている事例もある。洗濯物の共同干し場を設けたり、独自に庇を延長したりと住民自身による工夫もみられる。大槌町の仮設住宅は建設当初から難しい課題を抱えているが、住民の工夫、ボランティアのサポート、専門家のアイデア、行政の支援の連携により、後付で仮設住宅のアップグレードを行い、理想とするコミュニティケア型仮設住宅にしていくことが重要ではないか。現在表1のとおり、仮設住宅をアップグレードする方法を検討し、実装に向けて取り組んでいる。できないことを数えるよりも、できることを足していく発想が今こそ重要である。

表1　後付アップグレードのメニュー例

1. 社会的サービス／ケア機能
   (1) 生活自立度の維持・回復（訪問診療、訪問介護体制の整備、仮設サポートセンターの運営、心理相談）
   (2) 健康づくり・予防の徹底
   (3) 子供の教育・子供のケア・子育て支援
   (4) 生涯学習・生きがいづくり
2. 経済的自立／自律的性生活機能
   (1) 移動販売、移動店舗による食と職の整備
   (2) 新たな職としてのコミュニティ・ケア事業の立ち上げ（配食サービス、学童保育、コミュニティカフェ、地域支え合い事業など）
   (3) 毎日の食事の確実な提供と孤食の防止
3. 生活空間／物的環境機能
   (1) 仮設住宅地内外のバリアフリー化
   (2) 仮設住宅地内外のコミュニティ・スペース／オープン・スペースの整備（広場、共同菜園、コミュニティキッチンなどの整備）

(3) 仮設住宅内部の暑さ、寒さ対策
(4) コミュニティの防災・安全体制の構築

6. 仮設住宅から復興住宅へ

　ひとつひとつは小さな課題であっても、これら課題は毎日・毎時の生活の不便さとなって積み重なり生活の質を逓減させていく。被災前ベッドを利用していた高齢者は、膝の痛みを抱えつつ部屋が狭いため布団生活に戻している。布団をたたみ押し入れにしまうことで、食事のスペースが確保される。食事の支度をするにも、台所が狭い。これまでは市街地で歩いての買い物も、不便なバスを乗り継いでの買い物である。集会場や談話室はなく、一日誰とも話をしないこともある。趣味だった菜園もできず、家でTVを見ている時間が増えていく。洗濯を干すのも一苦労だが、さらに布団を干せる場所もない。大槌町はゼロから絵を描くようには住環境を改善していくことは難しい。住民の声に丁寧に耳を傾け、多主体の連携だけでなく、特に分野を超えた様々な専門家の方が知恵を絞り、一つ一つ解決していくことが求められている。

　そして次に来るのは復興住宅の問題である。大槌町には大槌町の歴史があり、風土があり、住民固有のライフスタイルがある。再びスピードと量の論理に巻き込まれることがないよう、住民の声を形にして、空間モデルとして、社会システムとして、大槌町らしい復興住宅の在り方を検討していくことが、重要なことではないだろうか。すなわち毎日の生活の積み重ねが環境をつくり、人との日々のつながりがコミュニティをつくり、社会的役割や生きがいを見出していく、その日々の生活の延長線上でこそ復興後のまちの姿がより具体に描けると考えられる。

【後藤　純】

（1）震災支援チームは、高齢社会総合研究機構をプラットフォームとして、建築学専攻建築計画研究室、都市工学専攻都市計画研究室、地域看護学分野らの教員及び学生によって構成されるタスクフォース。遠野市には、建築学科の博士課程で建築士の資格を持つ冨安亮輔氏が5月から駐在中である。

第4節
教育の重要性と復興への提言

1. 失われた教育の場

　教育は、家庭教育・学校教育・社会教育に大別される。この度の大震災に伴い、大槌町の教育の場は壊滅的打撃を受けた。また、未来ある子どもたちも犠牲になった。家庭教育の場である家屋は、6割が被災している。学校教育の場である学校施設7校（幼稚園2園、小学校4校、中学校1校）および社会教育施設23カ所（公民館5カ所、集会施設7カ所、図書館1カ所、運動場10カ所）が被災した。さらに、社会教育の場である公民館などの集会所は、流出を免れた場合すべて避難所として5カ月間使用された。このように、家庭・学校・集会所とも甚大な被害を受け、教育の場が失われた。

　教育は、力のある町民を増やし魅力ある町づくりをするための人材育成の場でもある。家庭訪問やフォーカスグループインタビューでうかがった大槌町民の声から、多くの町民が大槌町をこよなく愛しており、自然と共存した美しい町を取り戻したいと願っていた。言葉では表現しなくても我慢強く生き抜く意思と力を感じる方々に多く出会った。1日も早く日常生活を取り戻し、失われた教育の場を取り戻すことにより、住民の活力は大いに高まると考える。

　実際、学校の教員が避難所を回り、巡回教室を開催し、子どもたちの相談活動を展開していた。家屋が全壊した家族は、避難所で被災前以上に一緒の生活をすることでお互いの心情を気遣うことができ、家族の絆が深まったと語る家族もいた。さらに、子どもたちに集う場が必要なように大人にもたまり場が必要であることがわかった。特にフォーカスグループインタビューでは消防団の方は屯所が必要と話し、青年会の方は拠点が必要と話していた。住民が集い意見交換するなかで、町の将来や組織の将来について考えていきエンパワメントできると考えていた。

2. 新たな教育ビジョンの萌芽

　大槌町の学校施設の被害は甚大で、使用不可能になった4小学校、1中学校の再建をどうするかが大きな議論を呼んでいる。

　平成23年12月26日に策定された「大槌町震災復興基本計画」は、①教育環境の整備として、地域を担う子どもたちの教育環境の向上（教育環境の向上、就学の援助、施設環境の整備）と、②町民の主体的な文化スポーツ活動の促進（社会教育施設等の復旧、文化財の保存、防災文化の伝承等）を挙げている。地域にとって学校は単に子どもたちの教育の場だけでなく、地域住民のよりどころともなる重要な施設である。年間出生数100人以下の大槌町は大きな選択を迫られている。

　大槌町では、義務教育にあたる小学校・中学校の9年間の学校教育を、連続性や適時性を一層重視しバランスよく構成しながら、子どもたちの健全な育成をはぐくむ考え方に立ち、「小中一貫教育」導入のための条件を整備していきたいと述べている。その内容は、ふるさと大槌を支え、担う人材を「学校と地域が一体となって育てていく」という教育の仕組みが必要で、その仕組みとして「小中一貫教育」を取り入れ、社会人として自立していくためにも学習や活動が無理なく無駄なく行われていくこと（連続性）や、子どもの成長、発達の特性や課題に応じた、その時そのときにぴったり合った効果的な学習や活動を行うこと（適時性）をこれまで以上に大切にしていくことであり、これまでの保護者・地域に開かれた「いわて型コミュニティースクール」を推進させながら、小学校中学校の校種をこえた交流活動や、6・3制にこだわらない学年編成の導入、小学校における部分的な教科担任制、教育課程特例校の指定を受けて特設カリキュラム「ふるさと科」の創設など、具体的な小中一貫教育内容を準備委員会で検討、整備していくとしている。

　今後、大槌町の復興計画に合わせて本校舎の建設計画が進められるが、教育内容についてもそれにふさわしいものにしていきたいと述べている。さらに、小中一貫教育のメリットして5項目があげられ、その中の1つに、9年間を見通した特設カリキュラム「ふるさと科」を設け、震災津波を通して我々が直面した「生き方」を基盤とした教育を推進し、将来の夢や希望を描き、

前向きに生きようとする態度や資質を育てるとしている。教育の場は、大人から子どもまで家庭・学校・地域社会で展開されていくものであるが、減災・防災教育の場としても最も重要と位置づけて展開されなければならない。教育は、生活をつなげ、ふれあいでつなげ、地域でつなげてより効果が高まる。

3. 今後の教育に生かすべきこと、

　三陸海岸には、明治、昭和と重ねて大津波が襲来し、多くの犠牲者が出た。
　その中で伝えられている「津波てんでんこ、高い所に逃げろ」「地震が来たら津波が来ると思え」は、津波で生き残った人へのメンタルヘルスケア対策としても使われた言い伝えだと考えている。津波が来たら、自分だけで逃げろ、高い所に逃げろと言い伝え、津波からの被害を最小限にしてきたいわば津波文化である。津波で生き残った人を、サバイバーズギルトから救う諺が三陸地方にはすでにあったことになる。
　昭和8年以降三陸沖を震源地とした大津波は来ていなかった。三陸海岸の市町村は、「津波は必ず来る」と防災計画を作成し、津波訓練を実施してきた。大槌町では、昭和8年3月3日の大津波を教訓に全住民をあげて毎年3月3日の津波襲来の朝3時に訓練津波警報を発令し、漁船は一斉に港を出、消防団員は水門を閉めていた。住民は、サイレンの音や漁船の港を出る音を聞いて朝を過ごしてきた。2011年も3月3日の訓練を終え、8日後に今回の大津波が来て1,400人の命を失った。今回のような大津波を大槌町民は想定していなかったと考えられる。
　大槌町の町勢要覧には津波について、「繰り返し押し寄せる災禍に負けず」とある。また、大槌町の中心街にある御社地公園に建立する「昭和8年3月3日三陸大海嘯記念碑」には以下の3点が書かれている。
　一、　地震があったら津波を用心せよ
　一、　津波が来たら高い所へ逃げよ
　一、　危険地帯に住居をするな
　今後は、今回の被害の現状を捉え、減災、防災教育と訓練が家庭教育、学校教育、社会教育の場で必要である。

【鈴木るり子】

···第 5 節···
母子保健

1. 全戸家庭訪問で見出された問題

　全戸家庭訪問の中で、母子に関する相談はそれほど多くなかった。2泊3日の参加者が1～2件出会うかどうかといったレベルであった。もともと少ない子どもたちが、震災で他所に行ってしまったことが考えられた。しかし、毎夕のミーティングでは必ず1～2件は子どもの問題が出されており、いずれも重要な問題だと考えられた。

1）子どもの精神状態（心）に関する問題

　訴えはその内容から、「夜、不安定」「乱暴な態度」「恐れ」「親との分離不安」「被災者受け入れ家庭の葛藤」「死を受け容れる上での問題」が見出されたが、これらの問題は重複して現れるケースもあった。
　1つ目のカテゴリー「夜、不安定」の相談内容は、日中は元気に遊んでいても、夜になると怖い、怖いと泣いたり、兄弟をたたく、言葉使いが荒くなったりするという訴えである。これは、2つ目のカテゴリー「乱暴な態度」とも重複する訴えである。「乱暴な態度」に関する相談には、落ち着きがなく、兄弟への暴力があり、心のケアチームに相談されたケースもあった。
　3つ目のカテゴリー「恐れ」は、余震やサイレンに敏感になり、不安定になるという形で現れていた。4つ目は、「親との分離不安」である。津波の衝撃から一人になれない、放課後は家にこもり、安心を得るために抱っこをせがむケースなどがあった。5つ目は、親を失った子どもを預かる「被災者受け入れ家庭の葛藤」である。被災した子どもを預かった方の子どもが、自分自身の不安定な気持ちを抑えてしまったり、暴力を受けたりしていた。
　さらに6つ目、「死の受け容れ」という問題がある。津波で死亡した仲の良かった友人の名を呼び、「どうなった」と何度も母に聞くなどと、友人の死をどう受け止めたらよいか模索する様子が見られた。また、母親を亡くし

た事例では、「日中は元気に遊んでいるが、『自分は家なき子だ』『他にお母さんはいらない』『くそババア死ね！』と、夜になると急に変化する。いとこをいじめることもある。今後は父親と暮らすことを伝えてはいるが、祖母の家を離れたくないと言っている」と、祖母宅での不安定な様子が語られた。「夜、不安定」「乱暴な態度」「被災者受け入れ家庭の葛藤」「死の受け容れ」の4つのカテゴリーが重複して現れていた。

2）子どもの身体症状に関する問題

今回は、寒い時期の災害であったこと、被災範囲が広く避難者数が多かったこと、ライフラインの復旧に時間がかかり、衛生状態が良くなかったことや食事の供給が不十分だったことが重なり、避難所で咳・発熱、下痢等の感染症にかかったという人が子どもに限らず聞かれた。特に、抵抗力が弱い乳幼児や障害児に症状が出ており、医療の条件や避難所の環境から、町外に避難し、そこで治療を受けていた。盛岡市の親戚宅に避難し、治療を受けた乳児や、肺炎で入院したという障害児もいた。この障害児は、継続したリハビリテーションが必要で、家庭訪問後巡回リハビリにつなげることができている。

3）子どもの健康管理に関する問題

問題として大きかったのは、母子健康手帳を紛失したことである。今までに受けた健診や予防接種の記録が津波ですべて流されてしまったため、大きな不安の種となっていた。健診や予防接種の実施時期・会場に関する問い合わせも多かった。特に、町外に避難している人には、連絡が届かないのではないかという不安も強く訴えられていた。

乳児健診等の子どもの健康管理に関する訴え・問い合わせについては、全戸家庭訪問時、すぐ役場の保健師に伝え、対応してもらうようにした。健診や予防接種に関する情報の他にも、巡回診療や、通院のための交通機関などの情報もできるだけ提供したが、情報の提供は、いつ何をどうすればよいのかについて対象者自身が見通しをつけられるようになるため、心のケアにもつながることを実感した。

4）子どもの生活環境に関する問題

　津波がもたらした汚泥は、子どもの生活環境としても大きな問題となっていた。浸水家屋ではもちろん取り除かなければ住むことができない。このような居住環境としての問題はもちろん、遊び場としては、子どもたちが知らずに汚泥のある公園で遊ぶため破傷風感染の危険性があった。また、吸気による肺炎罹患の問題もあった。さらに、ボランティアが懸命に汚泥を片づけ砂嚢に入れても、雨天後に乾燥すると粉塵になって舞う、砂嚢に虫がわく、悪臭等の訴えが聞かれた。汚泥が乾燥し粉塵が舞う中では、生まれたばかりの赤ちゃんを住まわせられないと、「母子だけ親戚の家庭に避難している。いつになったら安心して子どもを連れて帰れるか不安」と訴えられた。

　一方、避難先での生活について、「毎晩夜泣きし避難所に響くので、外の車の中で寝かしつけてから室内に入る」と、避難所への気遣いが聞かれた。同様に、身を寄せている親戚への遠慮から、仮設住宅の入居を子どもがいる家庭を優先するよう望む声もあった。

5）親自身の健康不安の問題

　被災によって、乳児の健康状態だけでなく、親自身が精神的に不安定になり、さまざまな訴えが聞かれた。例えば、乳児をもつ中国出身の母親から、「津波の夢を見て不眠。3kg痩せた」という訴えがあった。特に、母子だけで慣れない町外に避難している場合には、産後うつ病のリスクも高まることに注意しなければいけない。前述した汚泥の問題は、環境問題に留まらず疾病とも関わってくる。親にとっては、安心して住まわせられないという心の問題にもなる。

　生活の問題では、「津波で職場を失い、子どもを保育所に入れられず身動きがとれない」と、どうしようもない胸の内を語る若い母親がいた。

　津波によって、住まい、仕事を失い、近隣や職場、保育所等を通じた人とのつながりも保てなくなった。パートナーや子育てを応援してくれていた老親を失った人も多かったろう。子どもをもつ親たちは、そのような生活環境の激変に戸惑い、将来への不安を感じながらも、子どもや家族のために必死にならざるを得ない状況であった。

そのような親たちは、表立った訴えがなくても、疲労やストレスの蓄積が予想される。そのため、子どもだけでなく、親（父も母も）の心身の健康状態にも意識して目をかけ、ケアしていかなければならない。

2. これからの課題と対策

子どもたちは、突然の大災害をそれぞれの状況で体験し、さまざまな形で精神的な反応を示していた。子どもの変化に親たちも困っていた。そのため、訪問調査の中で、家族の対応方法やケアを伝えたり、心のケアのためのパンフレットを渡したり、必要な場合は専門的な相談に結びつけた。しかし、子どもを見守る親たちに十分な余裕があるわけではない。また、子どもを支える社会的な環境としても、遊び場が制限されたり、保育所・幼稚園・学校も被災し、通常通りに通えないという問題もあった。

心のケアには、まず話を聴くことが大事になるが、子どもは、自分の感情を言葉にすることが難しい。だからこそ、遊びや勉強など、普段行われていたことを仲間と一緒にできるような支援が大事になる。それによって、避難生活のストレス解消はもちろん、「もう大丈夫なんだ」と安全・安心感を再確認できる。また、「たくさんの大人たちに守られている」「友達も一緒なんだ」という絆を感じることができる。また、心の奥に閉じ込めている感情を自己表現できる機会になり、感情のコントロール感を得ることもできる。そうした心のケアにつながる遊びや勉強ができる環境づくりを、年代別の発達課題に応じて、保育士や教員、ボランティアや保護者、専門家の協力を得ながら展開できればよいと期待される。

今回は、地震、津波、火災という複合災害に見舞われ、PTSDの発症割合は通常より高くなる可能性もあろう。そのため、子どもへの直接的な心のケアと同時に、子どもが安心できるように、大人への心のケアも重要である。しかし、訪問した家庭の中では、被災したことをゆっくり悲しむ余裕もなく、家族の死を見送り、被害にあった家を片づけ、食事も調達しなければならない。さまざまなことを行う必要に迫られていた。被災者が、1日1日を懸命に過ごしている様子や、仕事の見通しも立たず経済的にも大変苦しい様子を見聞きすることが多かった。暮らしや医療に関わる町の状況も日々変わり、

必要な情報が得られているのかについての心配もあった。

　そのようなことから、小さな子どもをもつ親とは限らないが、血圧の上昇、不眠、ストレスの増強、飲酒量の増加などの相談もあった。身近な人の死をどう受け止め、自分たちが生きていることをどう意味づけしていくか、個別の心理的プロセスに合わせた専門的な関わりと、家族や周囲の仲間がお互いの心の変化に「気づき」、専門家に「つなげる」ことができるように住民全体を対象にした啓発活動が求められる。それが、PTSDの発症や自殺を予防することにつながっていくと期待され、被災地で暮らす子どもたちにも重要なことである。

【大澤扶佐子】

第 5 章　大槌町から学んだこと、復興への提言

・・・・・・・・・・・・・・・・・・・・・・・・・・・第6節・・・・・・・・・・・・・・・・・・・・・・・・・・・
成人保健

　震災時の健康問題は、災害の特性や被災後の避難環境、時間経過に関連し刻々と変化する。今回、我々が岩手県大槌町での保健師全戸家庭訪問を開始したのは被災後43日目であり、震災復興フェーズではフェーズ3「復旧・復興対策」期に相当する。避難所生活や、被害を受けなかった知人・親戚宅に身を寄せる生活が長期化の様相を呈する中での心理的ストレスや、物的・人的支援と被災地におけるニーズとのミスマッチなどによる、被災者の心身の健康状態への悪影響が懸念される。特に、慢性疾患を有しながら生活を送っている被災者においては、持病の増悪のリスクが高く、震災関連死の誘因ともなりえる。そのため、災害時における慢性疾患患者への医療・保健活動は、震災後超急性期を脱したフェーズにおける優先的課題といえる。

　本節では、岩手県大槌町での健康調査の結果から、被災地における生活習慣病のリスクと予防、慢性疾患をもつ被災者への支援について示すとともに、そこから得られた平常時より整備しておくべき医療・保健・福祉体制についての提言を述べる。

1. 生活習慣病のリスク

（1）支援物資に頼る画一的な食生活
　震災により自力で物資を調達することが困難となった被災者は、震災後には支援物資に頼る生活を余儀なくされる。支援物資は、菓子パン・おにぎり等の炭水化物やカップ麺・缶詰等の食塩含有率の高い保存食にどうしても偏ってしまう。その結果、野菜等の生鮮食品や、良質なタンパク質を摂取することが困難になっていた。「普段はこんな物は食べないんだけどねぇ……」と言いながらも、それ以外の選択肢がないためにカップ麺を食していた高齢者の発言に象徴されるように、望まない食生活を強いられるだけでなく、さらに炭水化物・塩分摂取が増加してしまい、心身への影響が懸念された。

（2）生活パターンの変調による心身へのストレス

　震災により職、学校などの社会生活や、余暇活動の手段・仲間を失った被災者は、自宅や避難所での単調な生活を余儀なくされていた。単調な生活は心理的ストレスの発生源となるとともに、身体活動量の低下にもつながっており、生活習慣病リスクを高める要因となることが考えられる。さらに、被害の少ない住居にて親戚や近所の知人等を大量に受け入れているケースでは、受け入れ側にも日常生活での負担が生じている様子が見られた。このような、わずかな立地の差で明確に被害状況に格差が生じることによって引き起こされる問題は、津波による災害に特徴的であるといえる。これらの生活リズムの変調や日常生活での負担が、アルコール摂取量や喫煙量の増加を招いていると考えられる事例も見られた。

（3）自身の健康状態に関する優先度の低下

　震災後の非日常的な生活においては、自身の健康状態を把握することは優先度が低く認識されていた。それに加え、医療・保健にアクセスする能力が低下した状態では、被災者が自身の健康状態を客観的に把握する術はなかった。我々の調査時の問診や血圧測定では、明らかな血圧の上昇や体重増加など、震災によって変化している健康状態が顕在化し、それに伴い健康不安を表出する者もあった。

　以上のことから、生活習慣病をはじめとする疾患、心身の異常が新規発生するリスクは、大多数の被災者において高まっている状態であったと言える。

2. 慢性疾患悪化のリスク

　慢性疾患を抱える人々が疾患をコントロールしながら生活するためには、自己の生活（食事、運動、服薬）に関するセルフマネジメントと、適切な受療行動が必須となる。震災においては、この双方が脅かされ、慢性疾患患者は疾患増悪のリスク状態にさらされていた。

　前述のように、被災後の食生活は画一的であり、慢性疾患患者は自分には適さないとわかっていてもそれを受け入れざるを得ない状況であった。その結果、高血圧、糖尿病のコントロール状態は多くの患者で悪化していること

が推測される。さらに、大槌町では、開業医すべてが津波の被害を受け、診療機能はもとより、医療施設・情報までもすべて喪失した。そのため、従来の医療体制が崩壊するとともに、交通網の遮断による町民からの医療へのアクセスが困難となった。そのため、定期的に処方を受けることができず、常用薬の不足を懸念するために間引きして内服しているケースが多数みられた。また、特に受診への障害が多い高齢者においては、家人や知人に依頼し処方薬だけは確保されているものの、受診をしないため医療者と対面し診療を受ける機会が激減していた。その結果、訪問して初めて持病が悪化していることが明らかになる事例も見られた。

　医療機関の喪失や、交通手段の途絶は、患者から受療行動の実行手段を奪った。それにより、医療者による疾患管理が途絶したことにより、重要薬剤の認識不足による内服中断や、自己の身体指標（血圧、血糖値）への関心が低い等の、元来のセルフマネジメントが低い状態が顕在化するケースも見られた。しかし、これらの状況に至っている原因を被災患者たちが十分に認識できていないのが現状であり、今後経過期間が延びるに伴いこれらの重症度が高まる可能性も考えられた。

3. 震災によって生じた心理社会的問題

　震災による数多くの喪失体験や先に述べた被災状況の違いによる生活格差は、将来への希望の途絶、自尊心や健康観の変調、活力の減退など、住民の心理・認知に多大な影響を与えていた。さらに度重なる余震への恐怖や、自らの体験が想起されることによって生じる睡眠不足は、住民から休息時間を奪い、こころに負った傷を癒すこともままならない状況であった。

　また、閉ざされた環境や限定されたコミュニティの中での生活により、生活・医療情報が過疎化し社会的孤立状態を経験している被災者も少なくなかった。さらに、断片的な外的支援の弊害として、住民は現支援者との関係性を成熟させることなく新規の支援者を受け入れねばならず、幾度となく個人情報を支援者に開示することに疑念をおぼえたり、これらの長期化に伴い支援者や自治体に対して不安や不満をも感じたりする住民も認められた。

4. 今後必要となる支援

　被災者の多くは、生活を根底から覆される被災体験をし、さらにその後は不自由な避難生活を強いられる。そのような状況下では、自身の健康状態に関心を持つ余裕すら生じないことも大いに考えられる。また、被災地における中長期的な健康問題・課題は、震災以前からの潜在的な地域の問題であることも多く、それが被災によって浮き彫りになることも多い。そのため、その地域が元来抱える問題と、被災による影響の双方を視野に入れた支援が必要となる。被災地での中長期的な健康支援は、もともとその地域で活動していた保健師等の健康の専門家の情報・活動基盤を活かしつつ、自治体が中心的存在を担えるよう、保健医療を含む外部支援者や避難所・地域のリーダーとの連携や調整を図ることが必要である。また、震災の二次的・三次的被害を最小限に抑えるためにも、適切な情報を提供し、被災者の孤立を防ぎ、問題や不安を置き去りにしないコミュニティを構築するような支援も重要であろう。

　生活習慣病予防に対しては、医療的観点からは急性期の危機的状況を脱した時点での被災者の健康状態をアセスメントし、そこから支援すべき健康問題を抽出する。次に、支援の必要性の優先度を検討し、要支援者に適切な時期に介入・評価を行っていく。経過観察が必要な被災者に対しては、健康指標を提示するとともに居住地域全体の健康教育を実施し、ヘルスリテラシーの向上をめざすとともに、セルフマネジメント能力を高めるような支援を展開していくことが必要であろう。また、震災後長期化するに伴い外部からの救援体制が減少していくため、自治体単位で自立した、偏りの少ない衣食住を確保できるようなライン構築のための支援や、各方面との連携を強化していくことが重要である。

　慢性疾患の悪化予防に対しては、震災前まで疾患管理を担っていたかかりつけ医と自治体が情報共有を行い、重症慢性疾患患者のリストアップを可及的速やかに行う。そのリストを基に、緊急度に合わせた適切な支援を行うとともに、健康問題が安定化するまで計画的な診療や訪問を継続していくことが重要である。また、今後起こりうる問題も想定し、個人へのアプローチだ

けではなく、家族を含む同居者や地域のコミュニティとの連携を強化し、新たな療養生活スタイルを確立できるよう支援していくことも必要である。

5. 医療・保健・福祉体制の整備

　災害時には、患者のセルフマネジメント能力は外的・内的双方の要因から低下し、医療・保健においても継続性が途絶し、断片的な支援に頼らざるを得なくなる。それをそのまま放置すれば、疾患の悪化、さらには震災関連死を招くことも考えられる。行動力・活力低下状態にある被災者を支援するためには、医療・保健提供者側から積極的なアウトリーチ活動を展開する必要がある。そのためには、要支援者を見失わず、提供者側からスムーズにアクセスできる体制が必要である。

　このようなアウトリーチ活動の展開には、住民情報の帰属先である現地自治体が主体となることが必須である。しかしながら、現地職員もまた被災者であり、通常時よりはるかに高くかつ多様・異質な住民からのニーズに応えることが過度の負担となることは自明である。そのため、外部からの人的・物理的支援の効果を最大化するための基盤整備が重要であると考える。住民の健康を守るという観点からは、医療・保健がアウトソーシングされた状態でも、平常時からの変化を最小限に抑えられる基盤体制の構築が最優先課題であろう。具体的な理想像としては、まずは医療・保健・福祉の情報を一患者につき一台帳を作成することを基本として自治体において一元化し、それを遠隔管理し災害時の流出を防ぐとともに、個別性を重視した医療・保健活動を展開できるようにしていく。さらに、有事の際には、「いつでも、どこでも」強固なセキュリティの下でフレキシブルに運用できるような情報基盤を整備する。それにより、今回問題となった断片的な外部支援が、より早期から安定した継続支援に変化することが可能になると考える。

　以上でのべた、町全体の医療・保健情報の集約・保護・共有は、平常時から継続性をもった医療・保健活動を提供するためにも重要な要素といえる。有事の際のみならず、将来の医療・疾患予防を見据えた基盤整備として取り組むべき課題といえることを強調し、本提言の結びとする。

【西垣昌和、小坂志保】

第7節
高齢者保健

　全戸家庭訪問で得た高齢者（65歳以上）の声を自由記述欄から抜粋し、震災後1～2カ月に起こっていた健康、生活への影響とその支援について整理する。元から病気をもっていた人、および、健康と考えられていた人とに分けて、事例をもとに述べ、必要事項を加える。なお、本項では介護が必要な高齢者については取り上げていないが、社会資源の整備を含めて重要な課題である。

1. 震災前から病気をもっていた人の生活に生じた変化

　震災は、糖尿病や高血圧などの生活習慣病の高齢者の生活に大きな影響を与えている。

（1）糖尿病

　糖尿病の高齢者からは、自分の病気のことを周囲に知られたくない、インスリン注射を見られたくない、恥ずかしい、津波とその後の混乱でテスターを紛失した、血糖のコントロールができない、年金暮らしで治療も食事コントロールもしていない、どうしようもない、等の様々な問題が聞かれた。

　現代の地域社会では、高度に医療依存度の高い療養者が日常的に生活していることを考えると、避難所の中に健康な住民の生活の場だけでなく、医療依存度の高い人をケアできる「静養室」等の確保が必要なことが示唆された。地域の防災計画として位置づけることが必要であろう。

（2）高血圧

　高血圧の事例からは、血圧が落ち着かず眠れない、めまいと頭痛がある、イライラする、イライラを受け止める側もストレスになっている、家屋全壊で精神的な苦痛から動悸がする、薬を自分で調整している、自覚症状がないため受診していない、薬がもうすぐ無くなるが受診する交通手段がない、車が流され自由に外出できない、等が示された。

　このような事例では、高血圧に加え、震災後約2カ月ということから睡眠

障害やこころの問題、持病の悪化が考えられた。このため、降圧剤の確保とともに「血圧手帳」を活用した健康管理が重要になる。血圧手帳は、高齢者や持病のある人だけでなく、避難所にいる成人の健康管理にも有用である。
　一方で、高齢者の気持ちや話を聴いてくれる「傾聴ボランティアの配置」等、災害の回復期のプロセスに応じた人材の確保と配置も防災計画には必要だと考えられた。

（3）整形外科疾患
　整形外科疾患を持つ高齢者では、震災前にはなんとか生活できていたものの、避難所での暮らしの制限、環境の変化からセルフケアができなくなっている様子がうかがわれた。例えば、以下の状況である。
・震災前にはしっかり歩いていたが震災後に膝を痛め杖歩行になり、介助が必要となった。
・骨粗鬆症で避難所ではじっと座っているため腰や下肢の痛みが強く、排泄も不自由なため我慢している。
・神経痛になった。
・腰痛とだるさが増加した。
・転倒により腰痛が悪化した。
・活動の低下により運動機能が低下した。
・元々ADLが低かったが震災後完全な寝たきりになり、褥瘡ができた。
・避難所では声を出せないし、ずっと下を向いていてADLが著しく低下した。
・避難所では歩行器移動ができない。
・何もすることがない。
・受診も困難になった。

　整形外科疾患を持つ高齢者は、避難所から自宅に戻っても状態が改善することは難しく、持病の悪化とともに、排泄も自力ではできなくなる人があった。いわゆる生活不活発病になる。健康状態の維持と悪化予防・生活不活発病を予防するために、特に高齢者に対しては、震災直後から、避難所に「活動室」のような生活空間を確保することが求められる。活動室は、子どもや大人が高齢者と交流する場にもなる。これによって被災者同士の関係づくりや日常生活のリズムづくりが可能になり"何もすることがない生活"から

"声を出して活動する生活へ"転換することができ、それが生活不活発病の防止につながると期待される。

2. ふつうの生活に津波が与えた変化と新たな健康問題

(1) 心が負った痛手

津波から自分たちだけ逃げてしまったこと、目の前で流される人を助けられなかったこと等の無力感や自責・罪悪感があった。また、津波の様子が思い出されて眠れない、家族が波にさらわれた悔しさ等が語られた。恐怖感、全壊した家を思うと泣ける、死んだらよかったと思う等の喪失感や自責の念も強い。人に気を遣うようになった、避難所で体験した人間関係を思い出すと泣ける、という一方で、家が残ったことへの気兼ねや肩身が狭いという思いも表出された。災害の回復期のプロセスからみても、うつ症状の発現が予測されるため、その対策が必要である。

(2) 飲酒への逃避

いろんな家庭で、特に男性から、不眠時にビールを飲む、震災で休職になり昼に飲むようになった、これくらいしか楽しみがないので飲むようになった、先の見通しができず飲む量が増えてきた等、飲酒する機会が増えていることがうかがわれた。飲酒が問題の根本的な解決に結びつかないことは承知しているものの、自分の意志でコントロールできない状況になって飲酒することがわかった。一方で、"依存症"は本人や家族の問題意識に上っていなかったことから、アルコール問題への対応は早急に必要な課題だといえる。

3. 復旧と復興の高齢者保健に向けて

高齢者の中にも、一部ではあったが、自宅の修理を開始したり、全財産を失ったが夫婦で仕事の準備を始めたり、という事例があった。子どもとの交流や訪問者を介して町の様子や世の中がわかる等のコメントもあった。

高齢者を対象に、災害直後から、震災前に近い生活と生活の中での楽しみを確保する必要性が示された。また、"津波てんでんこ"の文化を理解し、日常的にも大切にしながら「みんなで一緒にまちづくり」をしていく必要がある。

第5章　大槌町から学んだこと、復興への提言

　大槌町の蓬莱島は、テレビ番組の人形劇"ひょっこりひょうたん島"のモデルとされている。"ひょっこりひょうたん島"には、多様な子どもと多様な大人たちが、出来事について、みんなで考えるような内容であり、人形の顔に特徴があった。

　町の震災前後での大きな変化の一つに、"なじみのある人と景色の喪失"がある。人口も人口構成も変化したことから、町の強みと高齢者の強みを生かしながら、様々な人材を活用して多面的に活動することが高齢者保健には必要である。高齢者の強みは経験知である。昔取った杵柄と経験知による先見性をネットワークでつなぐことである。

　高齢者保健でさらに重要なのは、"ひょっこりひょうたん島"のように大槌町の将来を担う子どもたちの参加である。高齢者へのアプローチだけでなく、大槌町の子どもが高齢者をイメージし、高齢者と一緒に活動できるように子どもへのアプローチも組むことである。

　今後の高齢者の健康生活と支援に向けて、次の提言ができよう。
①個人と地域と町の回復には、住民を財産とし高齢者保健からもアプローチする。
②住民自身の言葉かけや活動に"つながる"パーソナルネットワークを構築する。
③高齢者の活動を支え生活習慣病を予防するために、避難所の中や地域に、"静養室"や"活動室"を確保し、高齢者とともに誰もが集えるような「住民の居場所」を確保する。虚弱高齢者の悪化防止のために、介護予防等の取り組みも必要である。
④高齢者の健康支援には、"活動と労働と教育とレクリエーション"などの協働活動を確保する。
⑤高齢者の健康支援には、"子どもへのアプローチ"とみんなで一緒にまちづくりをする雰囲気を含めて、機会を確保する。
⑥高齢者が病気をもちながらも生活していくためには、受診、投薬など必要物品を含めた医療の確保と支援する人材の確保が必要である。

【佐久間清美、小出恵子】

·······························第8節·······························
精神保健

　平成23年3月11日の地震および津波により大きな被害が発生した岩手県上閉伊郡大槌町では、同年4月末〜5月に保健師による全戸家庭訪問を実施し、被災住民の安否の確認と健康ニーズの把握を行った。ここでは、特に精神保健の側面から、全戸家庭訪問の結果をまとめるとともに、これに基づいて大槌町における災害後の精神保健対策について提言する。

1. 大槌町における精神保健ニーズの把握

1）全戸家庭訪問における被災状況
（1）A地区
　A地区は大槌湾に面する斜面に位置しており、崖下まで津波がきたことにより、崖上の道路の周辺では被害を受けて半壊した家屋が並んでいるが、ここより斜面を登る道沿いには無事な家屋が並んで、住民が生活している。しかし交通がしばらく遮断され、その後も商店などが営業していないことから、自衛隊が運んできてくれる食事で生活している。また水道に濁り水があり、町の給水車による給水を受けている。斜面上部のある家では、被災した隣人に対して震災直後から炊き出しを行っていた。被災した家屋一軒の住民は、「被害にあってなかなかかたづかない。でも周囲の人がよく助けてくれてありがたい」と話していた。地区全体が近隣同士よく知り合っており、助け合いの雰囲気も強く、近隣の助け合いが被災者を支えていることが特徴的であった。

（2）B地区
　B地区は、大槌湾の海岸沿いにあり、堤防から内陸1キロ程度まで平坦な土地が開けている場所である。津波により海よりの建物、家屋はほぼ全壊しており、山側の丘陵に無事な家屋が点在している。山側には避難所になっている小学校がある。
　無事な家屋のうち複数の家屋では、海岸側に居住していて自宅が全壊した

第 5 章　大槌町から学んだこと、復興への提言

者が、知人をたよって避難してきて同居していた。うち一軒では、漁師仲間が同居しており、「やることがないので、昼間から飲んでしまう」と飲酒量が増えていることが観察された。

　半壊している家屋のうちある家庭では、自宅で生活している避難者が避難所に食料や物品を求めてゆくと、もらえないという状況があることについて不満を述べていた。

（３）Ｃ地区
　Ｃ地区は、大槌湾の山むこうの海岸沿いの地区であり、堤防から１キロ程度まで津波が押し寄せたため、多くの家屋が全壊してがれきが積み重なっている。かろうじて一階のみが浸水して、二階には居住できるために自宅で生活している避難者の家屋が数軒並んでいる場所を訪問した。
　これらの家屋の居住者では、津波が押し寄せてきた時に、急いで裏山に逃げ、そこで一昼夜をあかしてまた自宅に戻って片付けをしているケースが多く、また家族や近い親戚を津波で失った者も多くみられ、今回の震災、津波の影響が大きいと推測された。例えば、血圧測定に応じてくれた住民のうち３〜４人では以前の血圧よりも20-30mmHg 程度最高血圧が上昇していた。被災直後に不眠や、怖い夢などの経験のあった住民も３人ほどいた。しかし避難所ですでに睡眠（導入）薬をもらい、眠れるようになっており、PTSD様の症状は、被災直後にはあった可能性があるが、現在は落ち着いていた。
　家族や親戚、友人が多数、津波のために死亡していた。実の母親が町内の別の場所に住んでおり、妹が津波警報を聞いて一旦自宅から逃げながら、母親を助けに戻って津波により二人とも流されたという話を述べる女性もいた。誰かを助けに戻ったために本人も助けようとした者も両方津波にあってしまったという状況は、特に深い悲しみにつながっている印象があった。
　ある半壊の家屋でかたづけをしていた、子供を二人もつ母親は、「津波がまたくるのではないかと不安。特に子供たちを津波の危険にさらしたくない。自分は県外の出身なので、県外に引っ越したいが、主人はとりあってくれないと思う。自分の不安を子供にも、夫にも言えないので負担」と話していた。
　Ｃ地区では、さらに山側に移動すると、震災、津波で影響を受けていない家屋が多数存在している。この地区では、大部分の方では生活ないし健康の

問題はなかった。しかし、震災後に皮膚疾患が悪化したといった心身症様の症状を訴える者もあった。また、地震、津波により交通の便が悪くなり、重症な病気をもっているが病院へのアクセスが難しい、高齢者が通っていたデイケアが受け入れ中止となり、早く再開してほしいという者もいた。震災以前から釜石市の精神科に通院していた家族のいる世帯では、震災後一時、通院が困難となり薬がなくなりかけたが、避難所にきてくれた医師（おそらくこころのケアチーム）から投薬を受けたことで、大丈夫になったという話も聞かれた。

（4）D地区

D地区は、大槌川を1キロほどさかのぼったところから、さらに山側に1キロほど入り込んだ場所にあり、津波の影響はほとんどない地区である。しかしある世帯では、震災前から精神疾患を患っていた家族が、震災以降病状が不安定になり困っている状況であった。釜石の精神科への通院も家族が付き添わなくてはならないので、なかなかできず、残っている薬をなんとか飲みつないでいる状況であった。必要があれば、こころのケアチームから投薬を受けられることを家族に伝え、後日、町の保健師に訪問していただくように依頼した。

別の世帯では、震災のために職場が無くなってしまい、現在自宅待機中の者がいた。また職場が閉鎖したために失職した者もいた。スーパーなどの食料品、日用品のお店が津波で被害を受け再開しないので、買い物に苦労していると話す者もいた。働く場所、日常生活が再開できる状況の復活を望む声が多かった。

2）避難所における被災状況

今回の全戸家庭訪問調査では世帯に加え、避難所においても一部健康調査を実施した。訪問をした避難所となっている学校A（以下、避難所A）の訪問時の状況とそこから見えた課題は以下の通りである。

（1）避難所Aの状況

避難所Aの体育館内には約100世帯が避難していた。館内は約3メートル四方のマスに区切られており、世帯人数に合わせて各家庭にスペースが割り

当てられて、世帯間は高さ約2m50cmのカーテンで仕切られていた。部屋の入口には段ボールで作った簡易表札が掲げられていた。被災住民のプライバシーはある程度保護されている印象を受けた。その一方で、住民同士で顔を合わせる機会が少なく、周囲に誰がいるのかわからず不安だという声も聞かれた。また、避難している住民の中には、津波による被害で失職した住民も多く、日中にやるべきことがなく、飲酒量や喫煙量の増加する傾向があった。日中は部屋の外に出て過ごす住民が大半であるものの、夫や妻などの家族を失ってしまった家庭は閉じこもりがちであった。

　また、避難所Aの運営は町の社会福祉協議会の職員が行っており、住民による自治組織は存在しなかった。訪問時はゴールデンウィークであったため、外部から様々な支援団体が駆けつけており、避難所運営と訪問者への対応両方に追われ職員は非常に忙しそうであった。

（2）避難所Aでの精神保健上の課題

　1つ目の問題として、住民自身にやることがなく飲酒量・喫煙量が増加し、運動量が低下していることが挙げられる。仕事がなく、先が見えないという無力感は自尊心の低下につながる恐れもある。このような状況への対策としては、就労先でないとしても、住民自身が取り組むことのできる目の前の「仕事」を創出することであると考えられる。例えば、避難所運営を住民の代表者グループに任せたり、外部の調理人が行っているという食事の準備を住民自身の手で行ったりすることである。被災住民には長期的な雇用ももちろん必要ではあるが、たとえ無給であっても、このような日常的な仕事を通じて馴れない避難所での生活で蓄積した心理的ストレスが軽減できる可能性がある。他の避難所ではこうした避難住民の自主的、組織的な活動がみられた場所もあったことから、避難所Aでも十分に可能であると考えられる。

　2つ目の問題として、避難所において、家族を亡くした方へのケアが十分に行き届いていないということが挙げられる。悲しみを表出してもらい適切なケアを提供するためには確かな信頼関係の構築が不可欠であるため、避難所に駐在し、頻繁に、かつ継続的に避難住民と関わりをもちケアにあたる保健医療の専門職の配置が望ましいと考えた。

3）こころのケアチームからの情報

大槌町滞在中に、岩手県こころのケアチームのうち、森川すいめい医師のチームに、大槌体育館でお目にかかる機会があった。森川先生から得られた情報は、以下のようである。

（1）精神保健相談におけるアウトリーチの必要性

もともと精神的問題に対する偏見も強い地域であり、こころのケアチームが積極的に家庭訪問などのアウトリーチを行うことが、本当にニーズを持つ人にサービスを提供するために重要である。家庭訪問を二度、三度してはじめて、「実は」と自分や家族の精神疾患を話すこともある。避難所でも、二度、三度顔を見せてはじめて相談にくることが多い。

（2）地域の一体感の副作用

近隣の関係が密接でお互いに助け合う雰囲気がある土地柄であることは確かである。例えば避難所に最初に入所したグループでは強い一体感が生まれ、お互いに食事や避難所での業務を分担して行うなど、よい相互支援の雰囲気ができた。しかしそこに、他の避難所が閉鎖になったなどの理由で新しいグループが転入してくると、先に入所したグループとの間で対立や問題が生じるなどの事例もあった。

（3）精神保健関連資源の少なさ

大槌町では震災以前から精神科医療機関はなく、住民は釜石市あるいは宮古市の医療機関を利用していた。また精神保健福祉関連施設も、1、2の作業所があるのみであった。もともと精神保健関連の資源が少ない場所であり、震災からの復興後に精神保健資源をどう回復し、また震災以前以上に充実させてゆくかは大きな課題である。

（4）こころのケアチームの運用上の問題

こころのケアチームは、一般に数カ月の計画で派遣されている。しかし大槌町では、精神的問題の掘り起こしに時間がかかっており、また本来精神医療機関がない場所であることからこころのケアチーム撤退後の精神医療が心配であり、こころのケアチームをより長期に派遣する必要があるのではないか。また、こころのケアチームは岩手県から派遣されている。報告などは、釜石保健所に対して定期的に行っているが、大槌町との連携がない。自分た

第 5 章　大槌町から学んだこと、復興への提言

ちも大槌町の保健師と相談の場を持つことを検討している。

2. 大槌町における震災後の精神保健の課題

1）震災による精神的問題の増加への対応

　一般に震災の精神健康に対する影響は3つの視点から理解されている（図1）。第一は、地震、津波による生命の危機、悲惨な体験の経験による強い恐怖が、過敏性と交感神経の亢進、安全な状況でも危険を回避しようとする行動、恐怖体験の思い出しなどの反応として現れてくる。筆者ら以外のチームの健康調査では、震災後、外出が怖くなり、自宅に閉じこもりになっている女性の例が見られている。また震災後、不眠や怖い夢を見たという被災程度の大きい地区の住民の反応もこれにあたる。第二は津波で家族や友人を亡くしたり、自宅や家財を喪失したことによる、悲しみ、抑うつ、さらにこれと関連して現れる身体的不調などの反応である。第三は、避難所や半壊した自宅での生活の長期化、物資の不足、勤め先の被災による将来不安、解雇、

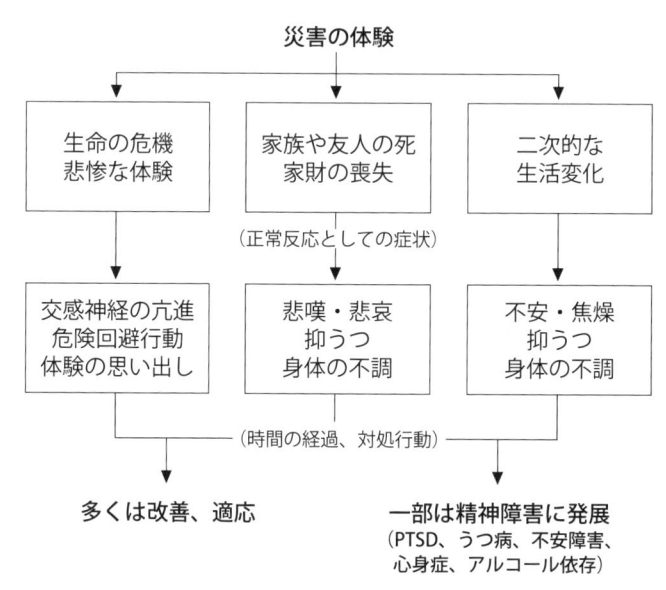

```
                    災害の体験
        ┌──────────────┼──────────────┐
        ▼              ▼              ▼
   ┌─────────┐   ┌─────────┐   ┌─────────┐
   │生命の危機│   │家族や友人の死│   │二次的な │
   │悲惨な体験│   │家財の喪失│   │生活変化 │
   └────┬────┘   └────┬────┘   └────┬────┘
        │        （正常反応としての症状）  │
        ▼              ▼              ▼
   ┌─────────┐   ┌─────────┐   ┌─────────┐
   │交感神経の亢進│ │悲嘆・悲哀│   │不安・焦燥│
   │危険回避行動│  │抑うつ   │   │抑うつ   │
   │体験の思い出し│ │身体の不調│   │身体の不調│
   └────┬────┘   └────┬────┘   └────┬────┘
        │     （時間の経過、対処行動）  │
        ▼                             ▼
   多くは改善、適応          一部は精神障害に発展
                          （PTSD、うつ病、不安障害、
                           心身症、アルコール依存）
```

金吉晴編『心的トラウマの理解とケア 第二版』じほう、2001、p87. （一部改変）

図1　災害の心理的影響

失業などの二次的な生活の変化がもたらす、抑うつ、焦燥感、不安などの反応である。これらはしばしば、「異常な経験における正常な反応」と呼ばれるが、地震・津波という希有で甚大なストレス状況の体験において、了解可能な反応が生じているという状況であり、一般にはこれらの反応の多くは一時的であり、6カ月程度で消失する。しかし被災の大きさ、ひとり暮らしなど家族状況、近隣の対人関係や援助者、身体疾患や障害、さらには復興の進捗の差による取り残され感、孤立感によって、こうした反応が持続し、うつ病、PTSD、不安障害、アルコール乱用・依存症などの精神障害などに発展する可能性がある。

大槌町でも、すでに述べたように同様の精神的影響が確認された。今後復興に向け数年間の期間、住民、特に被災の大きかった住民に対して、生活と精神的問題のモニタリング、相談、早期のケアが提供されることが必要となる。大槌町では震災・津波以前から精神保健医療福祉サービスが充実していたとはいえなかった。今後震災・津波の中長期影響によるこころの健康問題が数年にわたり顕在化すると予想される中で、精神保健医療福祉サービスの強化が必要である。また日頃から住民の生活と健康に広くかかわる保健師などが、積極的なアウトリーチを行って、住民との信頼関係の中で精神的問題への早期対応を可能にしてゆくことが望まれる。

2）大槌町の復興と精神保健

大槌町では被害の甚大さ、もともとの産業基盤の弱さ、地理的なアクセスのしにくさなどから、被災からの復興が遅れがちである。全戸訪問調査を行った4月末～5月では、すでに震災から2カ月近くが経過していたが、食料品店の再開などがほとんどなく、町民からも早い生活基盤の復興を望む声が多かった。被災住民の中には、住居や職を失って、町外に転出する者も多い。また5月から入居開始となった仮設住宅も、「町の中心地から遠く通院が難しい」などの理由で、抽選が当たったにもかかわらず入居をやめる住民もおり、被害を受けていない親戚宅に身を寄せる住民が新たな生活を開始できずにいる状況も存在していた。町の復興に対する失望感が高まれば、地域全体のレジリエンス（ストレス抵抗性）は低下し、町全体の精神保健の悪化

第5章　大槌町から学んだこと、復興への提言

につながる可能性もある。また町の復興、再活性化への希望が失われれば、自殺率の増加にもつながる可能性が懸念される。町の復興、生活と仕事の再開を急ぐことが急務であるが、同時に復興に向けての道のりにおいて、人々が常に復興の希望を持ち続けることのできるような施策が必要である。

　一方、大槌町の大きな財産は、全戸訪問調査でも見られたように、住民同士の助け合い・きずな精神の強さ、すなわち地域の社会関係資本（ソーシャルキャピタル）である。これからの町づくりにおいて、住民同士の助け合い・きずな精神を高め、その社会関係資本を活用し、町の活性化と精神健康双方への効用を期待することができる。ともすれば、日本の伝統的なきずな精神は小さな閉鎖的なグループ内でのみ高まり、他のグループとの軋轢を生むなどかえって地域の問題に発展しやすい傾向がある。この大惨事を受けて、大槌町のきずな精神が小さなグループごとにまとまることなく、町全体としての絆に発展するように復興計画を設計する必要がある。地域の絆づくりには、一旦町を離れることになる人も含め、可能なら町へのUターンを呼びかけることも必要である。こうした地域の絆づくりを、復興への持続的な希望につなぐことが求められる。

3. 大槌町における精神保健対策

1） 大槌町における今後の精神保健対策の提案

　一般に震災後の精神保健には、初期には（1）被災によって機能しなくなった精神医療の補填、被災者の精神反応への対応、中長期には（2）一般の援助活動の一環として、地域全体（集団）の精神健康を高め、集団としてのストレスと心的トラウマを減少させるための活動、（3）個別の精神疾患に対する予防、早期発見、治療のための活動がある（（独）国立精神・神経医療研究センターHP「災害時の地域精神保健医療活動ロードマップ」）。これらの点を大槌町のこれからの精神保健対策でも考慮する必要がある。また町職員やその他の復興支援にあたる労働者の精神保健にも注目する必要がある。

　これまでのべてきた大槌町における精神保健上の課題に対して、その対策を以下のように提案する。

表1　大槌町における今後の精神保健対策

被災住民を含む全町民に	災害前から精神障がいを持つ方に	町職員・復興支援の労働者に
●町としての一体感づくりのための復興ニュースレターの発行 ●地区ごとの復興委員の任命と絆づくり活動 ●保健師によるアウトリーチによる生活、健康両面の相談・支援	●こころのケアチームの延長などによるアウトリーチによるこころのケアの継続 ●精神保健医療福祉資源の復興、新設	●労働時間、業務負担の見直し、休暇取得 ●ストレスチェック

2）対策の具体的内容

(1) 被災住民を含む全町民向けの対策

●復興ニュースレター「大ちゃん・きずな通信」の発行

　公報あるいは新たに復興ニュースレターを月1回発行し、全世帯（避難所も含む）に配布する。復興の希望を与え、絆を強めて困難を乗り切ろうという町からの強いメッセージを送るとともに、復興の希望を与える事例（がんばっている被災者、店舗・工場の再開など）を紹介することも効果的である。町外に移動する者にも復興ニュースレターを継続して送付し「将来、元の町に戻ってほしい」という強いメッセージを送ることで、町内に残る者にも、いつか震災前の大槌町が戻ってくるという希望を持ってもらうことができる。

　復興ニュースレターの目的は絆と希望づくりのみではない。復興時には正確でタイムリーな情報提供が重要である。特に医療機関、福祉サービス、食料品店の情報などが届きにくい住民もいる。こうした情報は復興につれて時々刻々と変化する。全住民にこうした情報を公平に、タイミングよく提供することが重要である。

　町職員の負担を考慮し、復興ニュースレターの発行をNPOや町民の自主的活動に委託することも考えられる。

●地区ごとの「きずな委員」の任命

　当面は避難所、仮設住宅を含む地区ごとに、「きずな委員」を任命し、地区ごとの復興のリーダーとなってもらう。すでに民生委員組織があればこれを利用することも可能である。委員が中心となり、地区ごとに、震災・津波

第5章　大槌町から学んだこと、復興への提言

に関する住民の相互支援活動や、メモリアルイベントなどを開催する。また町の復興会議に対して、委員が地区ごとのニーズをとりまとめて提出するなど、地区の声を町に届ける役目を担う。

　きずな委員には、保健医療に関する講習を受けてもらう。こころの健康に関する基礎知識、被災者のこころのケアの初期対応の基本であるサイコロジカルファーストエイド（「サイコロジカル・ファーストエイド　実施の手引き　第2版」）についても学ぶ機会を持ってもらうことで、地区住民のこころの健康問題に気づき町の保健師につなぐことができるようにする。

● **保健師**などによる積極的なアウトリーチ活動

　被災した住民のうち、一部の者では初期の反応が持続し、精神障がいに移行してゆく可能性がある。こうした精神的問題を予防し、また早期に気づいて専門家に紹介することを可能にする体制が必要である。精神的問題は、偏見が強い風土では自発的な受診や相談が期待されにくい。また精神的問題だけに注目すると、かえって偏見を強化してしまう可能性もある。心身両面の支援を行うことが必要である。さらに復興の遅れが孤立感や格差感を拡大し、精神的問題の遷延化につながることから、災害後の精神的問題の予防のためには、健康だけでなく、住民の生活を見て支援することが必要である。こうした点から、大槌町において、保健師を大幅増員し、地区担当の保健師が家庭訪問を実施し、生活の相談の中から、こころの健康問題に気づき、支援を行う、積極的なアウトリーチが効果的な精神保健対策であると言える。

（2）災害前から精神障がいを持つ方向けの対策

　災害前から精神障がいを持つ方向けには、精神保健医療福祉サービスの強化が必要である。

　当面の精神医療の補完として導入されているこころのケアチームが比較的早期に撤収することを考慮し、今後生じてくるうつ病、PTSD、自殺などの公衆衛生的対策のために町として中長期のこころのケアチームの設置について検討する必要がある。県病院の一部や町役場の機能として設置する他、NPOなどを活用することも考えられる。こころのケアチームと町の保健医療福祉担当課との定期的会合を開始し、町におけるこころの健康問題に関する情報交換を行うべきである。

中長期における精神保健福祉については、保健師などによる積極的なアウトリーチ（家庭訪問）が実施され、上記の専門チームとの連携が密になされることが重要である。

　また精神障がい者に対する自立支援法に基づく福祉サービスについても、早急な再開が求められる。高齢者などの福祉と統合することも考えられる。精神障がい者も支援や地域づくりに参加できる工夫がなされるとより望ましい。

（3）町職員・復興支援の労働者向けに

　町職員・復興支援の労働者向けには、職域保健におけるこころのケアの強化が必要である。町職員、警察、被災者に対応する労働者などにおけるこころのケアの強化、充実について、例えば以下のような内容が考えられる。

- 被災者、支援者におけるこころの健康に関する基礎知識の提供。
- 被災後のこころの健康に関する相談先の開設、情報提供。
- 労働者の心身の健康状態、労働時間について管理監督者、事業者が十分な注意を払うこと。

　復興支援に関連する民間企業に対しては、町からの働きかけを文書などにより行うことも効果的である。当該地域担当の労働局とも調整することが望ましい。

　町職員については、精神的疲労の蓄積が心配されるところである。定期的に質問票によるストレスチェックを行うように呼びかけ、セルフケアの助けとすること、自発的にこころのケアチームに相談するよう勧めることが望まれる。

4. 災害支援における保健師の役割

　最後に今回の全戸家庭訪問健康調査からみた、災害支援における保健師の役割について述べる。保健師は、健康と生活の両方を見て、住民を支援できるという立場にある。また精神障がいを含めた障がい者と一般住民の双方を支援できるという立場にある。さらに地区担当制、家庭訪問などを通じて住民に信頼される関係を築いて日常的なアウトリーチを実現できる立場にある。さらに、健康づくり（健康政策）と町の復興計画（社会政策）を橋渡しできる

る立場にある。災害発生後の支援において、特に精神保健対策においては、個別の被災住民の支援と、地域全体での復興計画の双方が重要であり、この意味から保健師は重要な役割を果たすと考えられる。

おわりに

　この分析および提言は全戸家庭訪問健康調査の実施された5月時点の情報に基づくものであり、その後の大槌町での状況の変化、復興の進展については十分考慮できていないものであることに注意していただきたい。また収集された情報も訪問が可能であった世帯あるいは避難所に限られたものであり、さらにこのうち筆者らが収集できた一部の情報に基づいている点に留意していただきたい。大槌町の復興に関わるさまざまな人々の意見を踏まえ、議論をさらに重ねて、大槌町の心の健康づくりと復興に向けて人々の希望となる方針および計画が立案されることを期待している。

　謝辞　筆者らの大槌町全戸家庭訪問健康調査への参加は、宮本有紀講師（東京大学大学院医学系研究科精神看護学分野）、梅田麻希、津野香奈美院生（同精神保健学分野）、松長麻美、高野歩院生（同精神看護学分野）とのチームワークの下に行われました。いただいた助言に感謝いたします。

【川上憲人、岡本真澄】

文献
金吉晴編『心的トラウマの理解とケア　第二版』じほう、2001.
金吉晴（主任研究者）「災害時地域精神保健医療活動ガイドライン」2003.
　　http://www.ncnp.go.jp/pdf/mental_info_guide.pdf
「災害精神保健医療マニュアル：東北関東大震災対応版」2011
　　http://www.ncnp.go.jp/pdf/mental_info_manual.pdf
（独）国立精神・神経医療研究センターHP「災害時の地域精神保健医療活動ロードマップ」
　　http://www.ncnp.go.jp/mental_info/index.html
兵庫県こころのケアセンター「サイコロジカル・ファーストエイド　実施の手引き　第2版」
　　http://www.j-hits.org/psychological/index.html

·············第9節·············
総括：保健師活動の戦略として重要なこと
町の復興に向けてのステップ

1. 町民が元気になる保健医療福祉活動を！

1）こころの元気のために
（1）わかったこと
①津波で家屋が全壊・半壊した家庭には、仕事や住居の問題とともに経済的な問題がある。
②家屋の被害にかかわらず、大切な人や場所を亡くした人が多く、心の問題は今後仮設住宅にだけではなく、在宅生活者であっても無視できない。
③「不眠」の訴えが多く、自覚症状では循環器系や筋骨格系よりも精神面の症状についての訴えが高率であった。うつや自殺のリスクが高い状況と考えられる。
④全戸訪問調査で把握された要フォロー者の支援必要理由で最も多かったのは「心のケア」であり要支援者の3分の1以上であった。
⑤身近な人の死、家族や仲間との分離により、学童期、思春期にも慢性的な不安や自己肯定感の低下などの問題がみられる。
⑥職を失い、生きがいをなくし、飲酒量の増加が成人男性にみられる。
（2）対策：メンタルサポートと治療体制の確立
①大槌病院に精神科の外来を設置する。保健師による、家庭訪問や窓口での精神保健相談を充実する。
②開業医も含めた精神保健ネットワークを構築する。
③下記のからだの元気対策とともに、生活や交流、コミュニティづくりの一貫として進めていく。

2）からだの元気のために
（1）わかったこと
①今回の調査で際だった健康課題は「高血圧」。

②全国平均よりも高血圧症の有病率が高く、とりわけ若い世代、働き盛りの年代に顕著。
③高血圧の者は、現病歴・既往歴のない者が3人に1人はおり、今回の震災の打撃が引き金になったと考えられる割合が高い。
④しかしそれは元からの健康課題でもあったことが今回の調査で顕著に見えた。
⑤高血圧症域にあっても、未受診の者や受診中断の者が合わせて2割弱と多かった。
⑥それに続く生活習慣病（脳血管疾患、心疾患、糖尿病、高脂血症、がん）と認知症のリスクが極めて高い状況にある。

（2）対策：今こそ「予防」、改めて「予防」！
①大槌町の底力を見せよう10年プロジェクト、定期健診・健康チェックの必要性。
②町民が高血圧予防に本気で取り組む強い町に！　これを「健康格差」と認識する必要性。
③とりわけ減塩のヘルスプロモーション！
④予防の要は「原因と向き合い」「変われる住民を信じる」保健師活動。
⑤それは、ひいては生活習慣病、とりわけ脳血管疾患、そして認知症の予防になる。
⑥子ども、若者世代からの高血圧予防に本気で取り組む必要性。
⑦目標を定めて、町民を中心に、町の保健医療福祉職と、外部の専門家も含んで、継続的に取り組んでいこう。
⑧保健師は地域ごとに起こっている現象をしっかり分析し、地区特性に応じた活動を計画しよう（例：ある地区は個別支援とポピュレーションアプローチを併用、ある地区はポピュレーションアプローチを主軸にコミュニティ育成型の力量形成を図る、まずは初年度モデル地区数カ所から始める、など）。

（3）対策：医療・福祉機関の充実
①大槌病院に入院ベッドを設置し、循環器系疾患等に対応する。
②高齢者の独り暮らしが増えるため、福祉施設だけでなく、小規模多機能等、

さまざまな住まい方を支援する機能が必要。

2. 町民が戻り、新たな人を連れてくる町づくり

1）ひとが増えるために
（1）わかったこと

①調査結果から津波災害により、被災前の大槌町の平成23年3月1日の住民基本台帳の人口16,054人の内1,412人（8.8％）の方が死亡および行方不明になったこと、そして町外生存者を約981人（6.1％）確認し、情報のない2,119人（13.2％）の多くも町外へ避難または転出したと考えられることから、当初16,054人であった人口が11,542人になっていると考えられた（平成23年8月の町長選挙の有権者数11,841人、8月25日付）。

②人口の8.8％を失うという未曾有の事態に直面。女性では70歳代以上の高齢者が多く亡くなっており、男性では50歳代、60歳代の管理者あるいは一家の大黒柱の層が女性よりも多く死亡している。

③町外に移動した町民は各年齢層にわたっていた。

（2）対策

①力のある町民を増やすこと、魅力ある町づくりを重点施策にする。

②震災によって町外に出ることになった人たちが力を蓄えて、戻って来ることができる基盤整備。

③町外に出た人に加え、新たに若い人が入ってくる町づくりと広報。
  ・減った人口とパワーの回復が必須。
  ・元町民と今いる町民がつながっていく方策を考える。
  ・復興計画の立案に、町外に出た者や大槌町に興味を持つ者の知恵を最大限取り入れる。
  ・工夫は皆から募る。

④仮設住宅では、一人暮らしでも近隣の仲間と交流し支えるコミュニティの拠点を設定する。

⑤世代間交流により、支援する側、支援を受ける側双方が知恵を出し合い、楽しむことができる仕組みを考える。

第5章　大槌町から学んだこと、復興への提言

2）物流と交流の発展のために
（1）わかったこと
①高血圧症等生活習慣病の有病率が高い背景には、大槌町独特の文化・慣習があると考えられる（塩蔵の山菜・海藻・魚貝類、煮しめ、味噌ほか）。
②脳血管疾患のリスク要因には、一般的に所得・学歴・職業階層の格差が挙げられており、それらが物質的困窮と心理社会学的ストレスをもたらす可能性が示唆されている。今回はもともと大槌町にあった健康格差が、津波災害によりさらに助長されたのではないかと考えられる。

（2）対策
①大槌町の文化を護りながら、これからの健康で安全な暮らしを模索する。
②人を増やす対策とともに、その人びとが新たな物流や産業を大槌町にもたらすこと、および、外からの人びととの交流の機会と場を増やすことに貢献するように工夫する。
③町外にいる元町民は、町の資源と考え、外と大槌町をつなぐ役割を担ってもらう。
④血縁や遺伝的な要素のある疾患を予防することも視野に入れる。

3. 大槌町民同士の生き抜く力をひとつに！

1）大槌を愛する町民を核に再生を！
（1）わかったこと
①家庭訪問時やフォーカスグループインタビューから、多くの町民が大槌町をこよなく愛し、自然と共存した美しい町を取り戻したいと願っていることがわかった。
②言葉では表現しなくても、我慢強く生き抜く意志と力を感じる方に多く出会った。

（2）対策
①住民が集う場、語り合える場を確保し、復興へのプランを行政と住民とが考える。
②伝統芸能やイベントを通して、住民のつながりを確認し、町への想いや希望を表現できるようにする。

③大槌町を愛する町民を核に再生を考えるプロジェクトを組む。
④町民の力で変わる仕掛けが必要、町民主体の取り組みをさらにエンパワメント。
⑤町民が実態を認識することから、目標指向型のアクション、町民自らが考え行動する方向に導こう。
⑥地区ごとの方針を明確にする。
⑦残った者で、最大限どうするかということを考える必要がある。
⑧健康と産業を考えるコミュニティ育成型のアプローチ。

2）津波を忘れない防災・減災意識の伝承
（1）わかったこと
①貞観8年（869年）、慶長16年（1611年）などの津波では三陸海岸で数千人が溺死したとある。また、『町勢要覧』には津波について「繰り返し押し寄せる災禍に負けず」とある。
②今回全壊地区では「逃げられなかった町民」「逃げなかった町民」「皆のために働いていた町民」が多く亡くなった。
③3月3日には防災訓練をしたばかりであった。
④避難所では津波に対応する物資（毛布、着替えなど）を備えておらず、低体温症を防げなかった。

（2）対策
①津波災害予防意識の醸成と、「津波てんでんこ」などを継承できる仕組みが必要。機会と場、人材を確保する。
②予防活動を強化し、一人でも適切な行動がとれるよう、学校教育に取り入れるなど、災害に強い世代を育成する。
③津波やその他の災害に強い町づくりを皆で考え、根づくような方法論を取り入れる。
④避難所でも津波の対策を行う。

【岡本玲子、鈴木るり子、村嶋幸代、岸恵美子】

第6章
保健師活動に向けた提言

第1節
保健師活動の基盤となる家庭訪問
50日目に行う重要性

　保健師の活動における家庭訪問が減少してきている（『週刊保健衛生ニュース』2011）。平成21年度保健師活動領域調査によると、活動状況全体に占める家庭訪問の割合は、市町村8.8％、保健所設置市9.5％、都道府県6.4％といずれも1割以下となり、地域保健法制定後の平成9年度からも徐々に減少傾向にある。家庭訪問は他職種にとっては保健師活動そのものを表すことばであった。しかし保健師が、各種の法律に基づく施策を確実に遂行していくことが求められているなかで、手間と体力が必要な家庭訪問は年々減少せざるを得ない状況になっている。

　相手の生活を観る、思いをしっかりと聞く、気遣いながら聞く、という今回の大槌町全戸家庭訪問を振り返り、大震災後50日目に実施された保健師の家庭訪問の重要性を再認識し、保健師の活動のなかで減少しつつある家庭訪問を守り抜く基盤にできればと考える。

1. 大槌町での家庭訪問への参加

　震災から数週間経過した頃、テレビニュースで、震災後、自宅で生活している方々に民生委員が訪問して高齢者や病気をもつ方々の生活状況や健康状態を確認し、必要な方には薬を届けたり、地域の情報を伝えたりしているのが報道されていた。震災後、避難所での生活を余儀なくされている人々への医療チームの派遣やボランティアによる支援、看護師の活動について取り上げられることは多いが、在宅で生活している人々がどのような状態にあるの

か非常に気になっていた。今回の震災で地域の保健福祉活動はどのようになったのか、在宅で生活している人々の健康状態は、誰が把握し、どのような支援ができているのか。

　地域では、災害に備え、災害時難病患者支援計画や地域防災計画等が立てられ、日常的に支援を行っている人や難病などで医療的ケアが必要な人々への対応も示されている（西澤　2008）。しかしそれらのなかでは「避難所にいる被災者」が主な対象になっている。また、被災地支援の看護職のためのマニュアルでも、生活環境、食生活、保清・排泄、睡眠・プライバシー、精神面、健康管理など生活の多側面にわたる支援内容や、対象者別（高齢者、慢性疾患をもつ方、子ども、妊娠・産後の方等）への支援内容が細かく示され、活用できるように整備されている。そして東日本大震災直後から関係団体を通してすぐに私たちにも配信されてきた（http://www.coe-cnas.jp/）。しかし、これらも、避難所での支援が中心であり、自宅で生活している人へどのように支援していくのかについてはあまり示されていない。

　その頃、マスコミなどからは、「在宅被災者、置き去り」などが指摘されてきていた。被災し、在宅で生活している方々の健康状態、地域の状況を把握することこそ、保健師が本領を発揮できる場ではないかと思いは募る中、遠方であり何もできない心苦しさを感じていた。そのとき、全保教を通じて大槌町への「保健師による全戸家庭訪問」への参加呼びかけがあった。震災後約50日目、まさに時機を得た取り組みと感じ、すぐに現地に向かうべく準備を始めた。

2.　大槌町での全戸家庭訪問からの学び

　大槌町にはレンタカーで花巻から遠野を経て向かった。釜石に近づき「川の様子が少し変」と思っていたら、突然目の前の様子が一変した。すさまじい津波にすべて飲み込まれた家々や車、田畑、木々、街全体の様子に、津波に飲み込まれた人々、ここで暮らしている人々のことを思い、一瞬でことばを失ってしまった。

1)「帰りのバスは16時まで迎えに来ませんから、できるだけ多く訪問してください」

　これは、大槌町での初日、朝のミーティング終了後、家庭訪問先の桜木町（約400世帯）に到着し、バスを降りた私たちへの鈴木るり子先生からのことばだった。バスを降りた10時から16時まで6時間あまり、時間がある限りできるだけ多くの家庭訪問を行うのである。

　これまで、保健師の活動にとって家庭訪問は大事な活動方法であり、家庭訪問が支援の基盤になるという思いを強くもっていたので、そのことばは違和感なく受けとめることができた。しかし、あらためて、「そうか、家庭訪問とは、1日中訪問するということなのだ、訪問するおうちの方に何のアポイントもとらず……」という漠然とした不安もこみ上げてきた。

　高橋ら（1993）は『ふみしめて50年──保健師活動の歴史』のなかで、「……日本における公衆衛生看護の活動の先駆的活動は明治時代の巡回看護からであり、その後、組織化されたのは関東大震災による被災者への訪問看護からである……。」と述べている。家庭訪問が保健師活動の原点であり、まる1日、できるだけ多く訪問することは当然である。一方でこれまで、訪問は数ではなく、関係性をいかに築くかも大事ではないかという思いもあった。そんな私自身の家庭訪問の考え方を見直す機会になったのは、新潟県保健師活動研究会の『保健師が行う家庭訪問』である。このなかで手島（2005）は、保健師が行う家庭訪問の特性として、①困っている人、助けを求めている人への訪問、②つながり訪問、顔売り訪問、③深く学ぶ訪問をあげている。

　今回実施した家庭訪問は、①の、困っている人、助けを求めている人を見極めるために、②の全数へのつながり訪問、顔売り訪問をしたことになるのではないかと考える。さらに手島は、「訪問はできる、できないということではなく、訪問はするものだ」と述べている。このことばと鈴木先生がバスを降りた時私たちに言われた「帰りのバスは16時まで迎えに来ませんから、できるだけ多く訪問してください」ということばはぴったりと結びつく。保健師であれば「訪問はするもの」なのだ、時間がある限りできるだけ多く訪問する。ここが、今回の大槌町での家庭訪問による健康調査が「保健師による訪問」にこだわる理由の一つなのだろうと理解した。

訪問は、本来ならばある程度時間をかけて行っていくほうが望ましい。しかし、今回は短期間に住民の全体像をつかむ必要がある。そのジレンマは感じながら、バスを降りたときに感じた"16時まで"という時間の感覚が、訪問を続ける中で"もう16時"という感覚にかわっていた。16時近くなっても予定の半分ぐらいしか訪問できていないという現実は重かったが。

2）一戸一戸から深く学ぶ訪問
　私たちが大槌町に到着した初日に訪問した地域は、津波で住宅はかろうじて流されなかったものの住宅の1階部分の天井近くまで津波が押し寄せ、1階がすべて使用できない状態になった新興住宅地であった。一戸一戸の区画ははっきりしており、他の地区に比べると比較的訪問しやすい地域ではあった。そこを一軒一軒くまなく訪問し、住宅地図上に、黄色のマーカーでつぶしていく。
　教育のなかで、全戸訪問・全数訪問の大切さ、重要性、必要性をいろいろ説明してきた。しかし、実際に一戸一戸すべて訪問することはかなりのエネルギーと体力を要することでもあるともあらためて実感できた。
　初めての地域で住民の方になじみがない顔が、アポイントもなしで訪問すること、大震災という大変な状況を体験された人々の思いがどれだけ理解できるのだろうかと、こちらの不安も大きかった。訪問すると、自宅にいらっしゃる方の受け入れはよく、ご自身の健康状態、震災時の状況、津波で高台に逃げた時のこと、ご近所の方に声をかけながら逃げたこと、津波が1階全部に押し寄せてきて2階に避難し震えていたこと、津波が引いた後どうしたらいいかと思っていたら、ご近所の方が近くの避難所に行くように声をかけてくれたこと、避難所で2、3日過ごしたときのこと、片付けの大変さ、生活物資や野菜は困らない程度には届いていること、などいろいろなことを語ってくださった。
　浸水し、すぐに住めないので町外に避難している間に泥棒に入られ、大事なものをもっていかれたことなど、震災後の生々しい現実の様子を涙ながらに話される方もいた。高齢者の世帯は不在が多く、近所の方にお聞きすると子どもさんのところに行かれている、遠く内陸方面に避難されているという

ことだった。また同じ浸水状況であっても、すでに家の整備がある程度でき、新しい電化製品を揃えて普段の生活に戻りつつある家庭、1階の床を工事中で2階での生活が続いている家、まだ家の中が浸水後の状態そのままで避難所生活を続けている方などさまざまであり、あらためて各家庭により、回復力の違いがあることを感じた。回復が遅いご家庭の状況の把握と支援について考えていくことが必要であると感じた。

　この時期に、こうして一軒一軒訪問し、いろいろなお話をお聞きすることは、手島（2005）が述べている「深く学ぶ訪問」につながる。私たちの訪問、血圧計しか持たず、「聴く」「相手から学ぶ」「暮らしの実際を知る」ことしかできなかったが、血圧計だけしかもたない訪問が結構威力があることを実感した。自宅での健康管理の難しさ、気持ちのコントロールの難しさ、現在の疲労や不安、家が残った方々のしんどさなどは家庭訪問しなければわからないことであった。一方で、住民の方々が体験された事実の重さに圧倒される訪問でもあった。

3）健康状態を気遣うことからはいることができる保健師の強み

　今回の全戸家庭訪問では、全員が「保健師」と書かれた黄色のベストを着て血圧計と聴診器を携え、家庭訪問を行った。「保健師です」と訪問し、健康状態についてうかがうと、ほとんどの方からすぐにお話を聞かせていただくことができた。血圧計は黄色いベストの内側に入れてすぐに取り出せるようにしておき、希望される方には玄関先でもどこでもすぐに測定した。

　避難所で生活している方が、友人宅である家庭訪問先にこられていた。当初険しい表情で、お話ししていただけるか気になっていたが、血圧を測り、避難所での生活についてお聞きしていくうちに、少し表情が和らぎ、今のご自分の気持ちを語ってくださるようになった。片付けによる疲労の状態、身近な人に起こった破傷風のことなど、身体的な話だけでなく、高齢の方の認知症や職場を失った男性のうつ状態など精神的問題についてもいろいろお聞きできた。保健師はまず身体的状況からはいり、そのなかでこころの問題が関与していくことに気づき、一緒に相談をする。訪問して特別なケアが提供できるわけではないが、お話を聞きながら、一人ひとりが大変な状況を乗り

切ってこられたことを理解し、それを気遣う専門職がいることを伝えること、それが伝われば人々は孤立感に陥らないのではないかと思う。家庭訪問は単に健康状態の把握のためだけでなく、「家庭訪問で話を聞くこと自体が支援である」ことをあらためて認識し、このような訪問が継続される必要があるのではないかと考えた。

4）個人だけでなく家族の健康状態と日常生活の実際を把握すること

訪問では、家族構成の一覧表をもち、家族一人一人の健康状態を聞いていった。家庭訪問は「家族を見る」ことができる。病気は家族関係のなかで増悪したり、軽減したりするため、家族への支援が必要であることはいわれているが、最近は特定保健指導、母子保健事業、介護予防事業など、高齢者、成人、母子と事業ごとに切り分けられた対象への訪問となりがちで、家族全体をみることが難しくなってきている。

今回、家族構成を踏まえながら家庭訪問することができ、あらためて家族全体の健康状態、過去の健康状態をお聞きすることができた。そのなかで、震災以前に家族を病気や自殺で亡くされていたり、震災前後の家族内の出来事についてもお聞きできた。詳しい話を聞くことはできなかったが、そのようなつらい体験の上にさらにまたこのような地震、津波というつらい状況を乗り越えられようとしている家族であると理解することが次の訪問に活かすことができると感じた。

上村（1971）は「家族一人ひとりの保健問題を家族単位にとらえ、その家族が生活している地区別に問題をとらえていくことが大切であり、このことが総合的な公衆衛生看護活動の基礎である」と述べ、受け持ち地区内のすべての家庭を対象とし、個人及び家族全員の健康状態、生活状態を総合的に検討し、その中から要指導家族を把握し、個人や家族を取り巻く保健問題を追及し、その家族に対して計画的な健康への支援を行うことが必要としている。今回の家庭訪問が、地域での活動のすすめ方の基盤をもう一度家族・地域にもどしていくための分岐点になるのではと感じた。

また訪問した人の中には、高血圧の方が多かった。訪問するとおかきとキュウリの漬け物でお茶を飲んでおられた。私たちにも漬け物をすすめてく

だされ、おしゃべりにきた友人にも漬け物をすすめる。漬け物は大きな器に山盛りにはいっている。高血圧で内服中にもかかわらず、塩分の多い食生活がうかがえた。すべての家庭訪問ではないが、訪問先ではこのような日常生活を垣間見ることができ、現在の健康状態の原因を理解することにつながった。

3. まとめ

　上村（1971）は訪問について「単に訪問さえすればよいというのではなく、そこでケースの立場に立ったさまざまな保健問題に関する専門家としての判断が重要なのである」と述べている。

　今回の全戸家庭訪問は、単に全数を訪問しただけではない。単に全数のなかから要支援家庭を早期に発見するためだけの訪問ではない。家庭訪問とは、現場で生活を直接見る、その中で相手の立場にたって直接話を聞くことから今後に必要な支援を考え、地域全体の問題にしていくことである。母子保健や成人保健において個別ケースを深く訪問することは対象者の理解につながる。その訪問も重要であるが、「保健師の専門は、すべてが関係している、からんでいるという視点をもち総合的な視野をもってアプローチしていくこと」（上村 1971）である。この点を踏まえると、地域にすんでいる人々の生活の実態を細かく把握することが重要である。

　私たち一人ひとりの訪問は短期間で微々たるものであったとしても、全員訪問し把握した全住民の健康状態から地域の健康問題を考え、新たなアプローチを企画していくために、この全戸家庭訪問がもつ意味はとても大きく意義深いと考えられる。

【上野昌江、和泉京子】

文献
新潟県保健師活動研究会編『保健師が行う家庭訪問』やどかり出版、2005
西澤正豊他「災害時難病患者支援計画を策定するための指針」厚生労働省科学研究費補助金難治性疾患克服研究事業『重症難病患者の地域医療体制の構築に関する研究』2008
社会保険実務研究所「全国保健師長研修会講演」『週刊保健衛生ニュース』1572,19-20,2010
高橋政子他「わが国の巡回看護のめばえ」『ふみしめて50年──保健師活動の歴史』p2,1993
上村聖恵『公衆衛生看護の原理と実際』珠真書房、1971

第2節
全戸訪問調査ボランティア保健師の学び

全国から集まった参加者の声

　今回の全戸家庭訪問は、3つの団体から呼びかけた（一般社団法人全国保健師教育機関協議会、NPO法人公衆衛生看護研究所、全国保健師活動研究会）。4月23日〜5月8日の2週間で計137人、延べ555人の参加があった。参加者が訪問を終えて帰られるとき、感想文（感想、提案等々、分量自由）をお願いした。これには、一人ひとりの貴重な思いと提案が盛り込まれているため、ここに掲載する。事前に一斉メールで辞退や匿名化の希望をうかがい、特にお申し出がなかったものを五十音順に掲載したが、適宜編集したものもある。

　　　　　　　　　　　　　　　　　　　　　　　　　　　　安保由美　岩手県在住

　今回の震災の影響で、大槌町の隣町にある私の祖母の家が津波で流され、また、看護大学の同級生である友人の家も津波で流され、親戚を亡くしました。私の地元である岩手県で、沿岸地域が大きな被害を受け、何か力になりたいと思っていた時に、大槌町の全戸訪問による健康生活調査のボランティアがあることを知り、参加させていただきました。

　私の訪問先では、親切に道や隣人の情報を教えてくださいました。私が保健師として訪問した際に「あぁ、保健師さんねぇ！」と安堵の表情を浮かべてくれたことに、大槌町の歴代保健師がいかに大槌町民に対して熱心に訪問活動をしていて、信頼されていたかを身をもって感じました。

　ある一軒のお宅を、鈴木るり子先生と訪問させていただいた時、訪問先の方が家族のように暖かく迎えてくださり、心を開いている姿を見て、相手方が鈴木先生へ厚い信頼を寄せていることを身をもって感じました。そして、鈴木先生が大槌町でいかに熱心に保健師活動をされていたのかを訪問先の方との話を通して実感しました。保健師という存在が、大槌町民の方にとって安心できる存在であることがわかり、私も1人で自信をもって訪問することができました。

　私の訪問先では、避難してきた方がいらしたり、通院していた病院が流されたり、震災の影響で眠りが浅い方がいたりと、震災後の影響や現在の様子を知ることができました。

　大槌町民で、「聞いてもらえて気持ちが楽になった」とおっしゃられた方がいて、

少しでもお役に立てたことを嬉しく思いました。
　宿泊先では、団体生活でしたので、仮設トイレを使用したり、お風呂も毎日入れない状況だったため、被災者の気持ちになって考えることができました。
　今回の経験は、私にとっても貴重な経験となりました。
　今回の全戸訪問調査が、大槌町の復旧、復興に貢献できることを願っています。そして、もとの穏やかな生活と安定した暮らしが戻るよう、これからも力になりたいと思っています。また何か協力できることがありましたら、参加させていただきたいと思っています。

……………………………………井口理　上智大学総合人間科学部看護学科地域看護学
● 感じたこと、保健師活動と保健福祉計画への反映について考えたこと
1. お互いの家族関係をすべて知りあっている地区で、家屋倒壊・人的被害の差が大きい地区では、被害が少ない人は遠慮して被災の恐怖やその後の不自由な生活の負担を話せないようだった。同じ地区の中で津波に流されつつ生きて帰った人は、「あの時のことはよく覚えていない」と健康調査の応答も曖昧な表現が多く、未だ「話せる状態」ではない様子で、全壊した家屋の傍の親戚宅で、寝たきりの高齢者を介護し、避難所にも行かず、人目を避けるように暮らしていた。
→個別支援の優先順位の設定で、避難所にいないけれど被害甚大だった住民（家屋の全壊、生死の境を彷徨うなど）を最優先にした方がよい。
→被害が比較的少ない（家屋は損傷なし）住民が、遠慮なく被災時の恐怖や不自由な生活の困難さを語り合える場（例えばグループミーティング）を設定できるとよい。今後も被災状況別に対象をカテゴリー化して、PTSDに関するアプローチを検討した方がよいのではないか。
2. 倒壊家屋の跡地に（危険地域に指定されるかもしれない所に）家を新築する人、流された家族が乗車していた車を毎日眺め、流された子どもが発注したバイクの新車を待ちながら浸水後の片づけをする人など「この町で、だから頑張れる」という様子の住民がいる。
→町の復興計画策定に数年かかる見通しであれば、それと同じペースで住民と保健医療福祉の関係機関、町役場の保健師／研究者のパートナーシップによってCBPR（Community-Based Participatory Research：コミュニティを基盤とした参加型研究）の手法で地域づくりをするのも一つの方法かもしれない。
3. 近隣の様子を気にかけるものの、どのようにすれば互いの安否や近況を知ることができるのか、なす術がないという様子の人々がいた。大槌町を離れて親戚のもとに避難していても、知人が気がかりでゴールデンウイークを利用して戻ってきている人がいた。
→地区に縁のある人が任意で参加できる「地区の会」をつくり、互いの近況を伝えあうしくみづくりにすれば、離散したコミュニティでも従来の社会的なつながりを保ちながら前向きな気持ちになれるかもしれない。数カ月後には自主グループ化を目指すのが望ましいと思う。

【最後に】胸を痛めずにいられない被災地で微力ながらお手伝いする機会をいただいたことを感謝しています。おいしいお食事と町の住民の労いの言葉に支えられた3日間でした。ありがとうございました。

……………………………………………………………………………和泉京子　大阪府立大学

- ●自宅での健康管理の難しさ
- ・避難所にて体調を崩したが、そのまま自宅に戻った数日後に悪化して救急搬送後に死亡した（大正生まれ男性：桜木町）。……自宅に戻ると周囲の目が届かず、また、家族も高齢な場合が多いことや状態について判断することが難しいこと、容易に受診できない状況であることなどにより適切な医療につながることが困難である。
- →対策：避難所から自宅に戻る前に診察・健康チェックを行い、必要に応じて継続受診や訪問診療、保健師による訪問につなげる（特に高齢者）。
- ・かかりつけ医が被災し、次に受診する病院がわからない場合が多い。当面は避難所の診療にて受診や処方を受けている。個人病院が場所をかえて診療を開始している情報を得ている方もいる。
- →対策：病院の情報は広報に掲載され広く周知されているところであるが、かかりつけ医を受診したいという希望があるため、場所をかえて開院している場合の情報等があれば同様に周知する。
- ・事故の後遺症の神経痛の薬など、手に入りにくいものは避難所の診療で処方してもらえず困っている方もいる。薬の名前もわからない。……受診したことがあった県立釜石病院に受診し処方してもらうことができた（50歳代女性：赤浜）。
- ●気持ちのコントロールの難しさ
- ・目の前で家が津波で流されその後火に包まれた。避難所生活では、普段は気にならない些細なことでもカッとなり気持ちのコントロールができないと話された（60歳代男性）。避難所から友人宅へ訪問中、はじめは険しい表情であったが血圧を測り話をするうちに気持ちを語ってくださった。非常にストレスの高い状態の方々が避難所で共同生活を送ることのしんどさに気づかされた。
- ●疲労や不安
- ・震災後の50日間で避難先を10カ所かわり疲労が色濃い方がおられた。親戚宅でも気兼ねして長くは滞在できないとのこと（60歳代男性）。
- ・職場が流され、4月末で職場を解雇された方が30歳代、40歳代、50歳代でそれぞれおられた。将来への不安で不眠の訴えもあった。
- ●高血圧
- ・訪問で出会った40歳上の成人の8～9割の方が震災前より高血圧で内服中であった。受療につながっている方が多い中、高いにもかかわらず放置している方もおられた。
- ・訪問時におかきときゅうりの漬物でお茶を飲んでおられた（80歳代女性）。漬物を勧めてくださり、おしゃべりに来た友人にも漬物をすすめる。きゅうりの漬物

は大きな器に山盛りに3本分程度入っており、高血圧で内服中にもかかわらず塩分の多い食生活がうかがえた。
- 甲状腺疾患
・甲状腺の疾患が多いとのことだったが、3日間の訪問の中で2人おられた。
- 家が残った方々のしんどさ
・桜木町の方々は1階が浸水したいへんな状況であるが、家があるだけありがたい、と口にし、黙々と1階の片づけをされていた。
・被災した親戚を数人受け入れている家が多かった。庭の手入れをされている方は、家に入らず庭で小声でしんどさを訴えられた（70歳代女性：赤浜）。今までの静かな夫婦の暮らしが一転し、食事をはじめ様々な世話をしなくてはならず、家があるのでしんどいと言えない、と。
・家が残っても家にいては情報が入らないので、毎朝避難所のミーティングに参加して情報を得ている（50歳代女性：赤浜）。
・訪問した4月29日（金・祝）、30日（土）、5月1日（日）は休日であり、また片づけに追われる方も多く在宅の方が多かった。自宅で過ごすことが多く、気分転換する場がない地域では、気が滅入る方々が多くなるのではと思われる。
・借家に住んでおり震災の被害はなかったが、家が流された大家さんより立ち退きを求められるといった震災の2次的な被害を受けているが、家の被害がなく保障の対象とならない、次の借家も見つからない、とうつ状態の方がおられた（60歳代女性と20歳代のひきこもりの息子）。
- 交流や役割が生まれたことの利点
・震災前は娘と二人暮らしの中、不眠を訴えうつ気味、閉じこもり傾向であったが、被災した高齢の親戚を受け入れ世話するなど役割ができたために、睡眠薬や安定剤を飲まなくても眠れるようになり元気になった（60歳代女性：赤浜）。
・男性の独居高齢者は、1階の床上浸水のため避難所で過ごし昼間は時々自宅に片づけに戻っている。避難所5人程度の少人数で交流があり居心地がよい、自宅より避難所の方がよい（70歳代男性：桜木町）。
- 助け合い、交流が多い土地の中での変化
・地域内に親戚が多く、お互い助け合いを行っている。
・赤浜の沿岸に居住していたお茶のみ友達や親戚が皆流されて亡くなった（80歳代女性：赤浜）。従来の交流が途絶え閉じこもり等が懸念される。
・空き家が点在していたが、所有者やその親戚等が居住し始めている（赤浜）。新しい近隣関係の構築が必要となる。
- 感染症予防の難しさ
・まだ水道が使えないため手洗い・うがいが不十分で感染予防の行動がとれない地域がある（赤浜の一部）。自衛隊からもらう水は貴重なため、飲み水・料理にのみ使用している。
・水道が出ない中入浴も制限されているが、もともとあまり入浴が好きではないと苦にならない様子である（80歳代女性：赤浜）。夏に向かうにつれて不衛生とな

る恐れがある。
・膝をついて浸水した１階の床掃除をしていて膝を負傷した。熱を持ちおかしいので受診すると破傷風と診断され、内服と点滴治療を受けている。家の片づけなど傷を負いやすい状況にあり、放置すると悪化する恐れがある。
● 高齢者の不自由さ
・介護認定を申請すれば明らかに要支援１、２もしくは要介護１と思われる足が不自由な方でも介護認定を受けていない高齢者が数人おられた。いずれも家族が同居しており日常生活には支援があるため大きな支障はない様子であったが、介護保険等による支援が必要な場合は速やかに手続きができるような情報提供が重要であると思われた（桜木町、赤浜）。
・坂の上の家では、道路から玄関までに急な坂があり、膝関節症等の足腰が痛い高齢者では、外出が妨げられ閉じこもりとなっていた（60歳代女性：赤浜）。
● 保健師による家庭訪問
・保健師です、と訪問すると、皆受け入れがよかった。若い方でさえ、保健師という存在を知っている。日頃の保健活動が住民の健康に密着したものであることが理解できた。
・このたびの家庭訪問は２人ペアであったが、最終日の３日目は慣れたこともあり効率性を考慮し１人で行った。２人ペアの場合はお互いの良い点を吸収しあえ、また慣れない土地での不安を和らげる利点もある。２人ペアの訪問で半日もしくは１日経過した後は１人で回った方が自分のペースで訪問ができ効率的である。
● 故郷を離れた高齢者
・近隣の方の話によると首都圏等の子どもの所へ避難している高齢者が多く、不便な暮らしが続く大槌町に戻れるか未定である方が多かった。首都圏等を中心に相当数の呼び寄せ高齢者が生まれていることから、要介護のハイリスクである呼び寄せ高齢者への支援を検討する必要がある。

....伊藤ひな子　保健師

　私はここ数年、心の健康のためのキーワードとして『安心』『役割』『交流』を持つことが重要と地域住民に伝えてきました。
　今回大槌町では、このキーワードに沿った課題が起こっていると痛感しました。またこのキーワードの回復がこれからのまちづくりに重要と感じました。
　ちょっと長くなりますが、以下に私の意見を記載したいと思います。
　大槌町の町民の方とお話しし感じたのは、被災の状況により今後どうなっていくのか、どうなってしまうのかという不安が大きいということです。そして今までにないくらい、外部から人が入っていることの戸惑いがあり、不安に拍車をかけている気もします（特に高齢者）。
　提案の一つとしては、大槌町役場の職員が町に出て、住民に声がかけられるような体制が早期にとられることが大切かと思います（やっていたらごめんなさい）。新たなつながりを感じるだけでなく、今までのつながりの再確認も安心の重要な

第6章　保健師活動に向けた提言

キーワードかと思います。

　次に感じたのは、思っていた以上に希望を持っている住民もいるということです。私もそうでしたが、初めてあの状況を見た時は絶望感でいっぱいになりました。けれど今は、この更地にどんな町ができていくのだろうという希望と期待があります。

　提案の二つ目としては、そんな住民が新しい大槌町のまちづくりに参加する機会を創出していくことが大事だと思います（役割創出→効力感の獲得・確認）。

　次に感じているのは、これほどに大槌町がクローズアップされ、たくさんの自治体・機関からの支援を受けたことはないのでは？ということです。

　もともと山と海に囲まれた内向的なまちです。ピンチをチャンスに変えられるよう、せっかく関わってくれた自治体・機関と、個人・集団レベルでつながりネットワークを構築することが、これからのまちづくりに重要かと思います。

　最後に私が、心の健康の啓発を通した地域住民（特に地域のキーパーソン）の自己効力感の強化と地域団体の集団的効力感の強化が図れたらと思って企画している事業の一部を、参考になるかわかりませんが少し紹介します。

　実際に私がやってきたのは、地域のキーパーソンへの心の健康づくりの啓発です。

　啓発では冒頭に書いたキーワード『安心』『役割』『交流』が大切であること、そして心の健康づくりへの意識・関心を広げるためには、心の健康について正しい知識を持つ人が増え、それを伝えていく人（話す人だけでなく、伝える場の創出をしてくれる人も）が必要であることを伝えます。

　そして必ず誰かに聞いたことを伝えてもらうように宿題を出します。誰かに伝えるという役割を持ってもらうということが大切です。誰かに伝えるとそこで共感という反応が起きます。その伝播が人のつながりの強化を生みます。そこに役割、交流、安心が生まれます。この循環が自己効力感を生みます。

　一方、集団的効力感ですが、知識を伝えていく人の必要性の中で伝える場を作ってもらうという役割も期待しています。もともとお話をしている人が地域のキーパーソンですので、伝える場をすでに持っていることが多いです。その場と私をつなげるという役割を持ってもらい、そこに集まった人の反応を見ることで、自己効力感が高まり、それを複数の方と共有することで、集団的効力感につながります。

　ポイントは私たち保健師が先導するのではなく、機会と活動のヒントを伝え、自発的な活動を引き出すということです。

　以前16,000人規模の地区でやった時には、住民の自発的活動が連鎖反応のように起こっていきました。今担当している区で成功するかわかりませんが……。

　今後の大槌町に必要なのは、科学的根拠をもった保健活動の実践とその後方支援かと思います。

　今回東京大学の先生方との出逢いにより、私が日々活動してきたことの言語化と科学的根拠の意味づけができた気がします。どうぞ大槌町の保健師が自信を持って活動できるよう、教育機関からの後方支援が、継続的にされることを期待します。

　　　　　　　　　　　　　　　　　　　　　　　　　　　上野昌江　大阪府立大学

大変貴重な調査に参加させていただきありがとうございました。
- 調査に参加してわかったこと、感じたこと
・今回の調査の黄色に保健師と書いたジャンパーがとてもよかったし、心強かった。家庭訪問で住民さんに保健師であることをすぐ理解していただけたし、周囲でボランティア活動をしている社協や自衛隊、警察の人にも認知してもらえていた。特に後者の方々には保健師は家庭訪問する職種であることの理解につながるのではないかと思った。
・住民さんに「保健師です」と訪問し、健康状態のことをおうかがいしたことを伝えるとすぐにお話を聞かせていただくことができ、日頃のこの町での保健師さんの活動が住民の方になじんでいるのではないかと感じた。
・桜木町の方が避難された弓道場は、桜木町の自治会の方がいろいろ役割分担をされたり、毎朝7時から体操が行われていたり規律良い生活が送られていることをお聞きした。また赤浜小学校のトイレがきれいにされていたので住民さんにお聞きすると80歳代の方々が毎日掃除されていることをお聞きした。また、にわたり神社の避難所は大工さんが区割りの板をつくってくれて少しでもプライバシーが保護できるように工夫されていることをお聞きした。住民の方々の主体的で前向きな避難所生活ができている地区であることを感じた。
・2地区訪問した。1地区は津波で1階が浸水し、家の中の掃除が大変な状況、身近に地震・津波での死亡が比較的少ないところ（桜木町）ともう1地区は、津波やその後の火災が自宅の目の前まできて、かろうじて自宅は残り、津波の被害はなかったが、親族や近所の人が多数亡くなったり、行方不明になったりしていた。また自宅が亡くなった親族や近所の人の避難先となり、その世話（食事の支度等）で忙しくされていた。両地区の住民さんともまだ緊張感のなかで生活されていたが疲労がかなりたまった状態にあることを感じた。
・大事なご家族が亡くなったり、行方不明だったりし、大変な状況にある方がたくさんおられた。多くの方は「自分より大変な人がたくさんいますから……」「でも1人になるといろいろ考えてしまうんです……」「3月11日で時間が止まった感じです……」と話されていた。訪問での相談でもご自身のお気持ちを大事にすることをお伝えしたかったが時間もなく、深く立ち入ることもできずあまりできていなかったと思う。この感情を押し殺されている方々の気持ちに時間をかけてどのように寄り添うことができるのか。また、少し知識として（チラシやパンフレットをつくるかして）ご自身のお気持ちを大事にすることをお伝えするのがいいのか、方法論はまだよくわからないがとても必要であると感じている。
・高齢者の方の認知症が進んでいくのではないかと気になった。訪問した中では一人暮らしの方（去年夫を亡くしている）とご家族で生活されている高齢者の方（間質性肺炎治療をしている）の認知が気になった。これまでの大槌町での認知症の見守り体制について理解できていないが、生活環境（周囲の風景や道路事情等）が大きく変化してきていて、お元気な方も出かけるのが大変な状況なので高

第 6 章　保健師活動に向けた提言

齢者の方への特別な配慮が必要と思う。
- 考えたこと・今後の保健福祉施策にいかすこと
- 訪問先で「虎舞の虎」が崩れそうな家の中にいくつか置かれているのを見つけました。お聞きすると毎年 9 月に虎舞のお祭りがあるとのことだった。地域の復興のなかにこのような行事（まつり）を位置づけることができれば住民の方々の元気につながるのではないかと考える。今回の調査結果とまちづくりがうまくリンクできないかと考えている。
- 伝えたいこと
- 訪問調査では、訪問した住民の方々には貴重なお話をたくさんお聞かせいただいたが、それ以外に、訪問先がわからず困っていたときに、丁寧に場所を教えていただいたり、その場所まで連れて行っていただいたり、ご近所の方（不在）のことを教えていただいた住民の方々に深く感謝いたします。
- 訪問時間が少なくて十分お話が聞けなかったり、折角お話しくださった内容を十分記録に残せていないのではないかと気になっています。
- これだけ徹底した家庭訪問をさせていただいた経験は本当に貴重でした。日頃の保健師の活動の中へこの原点の家庭訪問がもっとできるようにするにはどうしたらいいのか考えていかなければいけないと思っています。

……………………………………………………………大澤扶佐子　岩手看護短期大学

　桜木町に 2 日間入った。2 日目は黄色のジャンパーを見慣れたせいか住民から声をかけてくれて、情報提供してくれた。住民のニーズの高い時期にそのタイミングを逃さず地区に入っていくことの重要性を改めて感じ、そういうことができる保健師という職業の価値を感じることができた。住民は被災そのものとその後の避難生活、そして生活の立て直しに向けてのストレス、不安、疲労が見られる。今回の訪問調査の結果を町に返しても、緊急対応、3 カ月フォローも対応しきれない状況があるだろう。そこらへんの応援も必要になる。

……………………………………………………………太田小百合　藍野学院短期大学専攻科

　健康面では血圧の高い方が多い感じを受けました。食事内容がどうしても偏っていたようです。スーパーが開かれたようですが野菜が少なくなかなか手に入らないとの訴えがありました。家族でアトピーを抱えた親子は若い父親の会社が流され、解雇され医療保険がなくなり、国保に入るお金がなく悩んでおられます。認知症の母が震災後に老人ホームに入ったが同居の叔母を介護するのに娘が滞在しており、ショートステイが早く始まれば母に会いに行きたいと希望されていた。
　在宅の方々を訪問させていただいたのですが、親戚を頼って避難されている方は「私たちだけがここに避難していいんだろうか。皆さんは不便な生活なのに……」と罪悪感を訴えられ、周りの方や知人を亡くされた方、自分の両親、子どもを一度に奪われた方の悲しみは深く、自分自身の無力さをひしひしと感じました。
　喪失感はどなたも抱えておられ、それが心身に及ぼす影響は大きいと感じます。訪問の後、「あの方はどうなさっているだろうか、あの方は落ち着かれただろう

か?」等、気になることばかり。長いスパンで継続した支援が必要です。地域全体を捉えた対策とともに、丁寧な個別性に焦点を当てた対応が必要です。継続です。地域の保健師さん、宜しくお願いします。

最後に役場の方は頑張ってくださっているとの声があったことを報告します。

....岡本美代子　徳島大学地域保健分野

はじめに、大槌町の保健師の皆様方、職員や地域の方々に改めて心よりお見舞いを申し上げます。また、滞在中にはいろいろとご配慮をいただき、大変お世話になりました。この場をおかりしまして、御礼を申し上げます。

今回のような複合災害時において、自らの地域（徳島県阿南市：人口約7万8,000人）での活動を振り返りながら考えたこと、また専門職種である保健師が自立してできればよいと思われることを簡単にまとめました。このことは、大槌町だけではなく、日本中が抱える課題と改めて考えさせられました。今後とも、なんらかの形で協力・支援ができたらと思います。

1. 地域情報の早期集約（医療・保健分野のみならず、生活に関する情報）

平素から、地域住民の生活に関連することに対して地域内ネットワークを持っていること。日々の市町村での保健活動や自身の地域生活を通して、医・歯、食・栄養、職・産業、住、教育・公民館活動、福祉・社会福祉協議会、衛生等、地域の既存組織への関心と情報、交流をもっていること。堅苦しい場や付き合いではなく、いろんな場に地域の保健師として認識をしてもらう努力、お互いの役割について認識し、関連することについて、連絡や協力ができるような体制づくり。

2. 地域保健行政が独自の権限や判断（特に、適材適所等の人事配置等）を持つこと

県保健福祉行政と市町村保健福祉行政の連携において対等な力をつけていること。上位から下りてくる業務、特に目の前にある業務量をこなすことに視点が傾いていないか再確認し、効率化をはかる。そして、地域性に合致した保健師活動を自立して遂行できるようになること。県・市町村保健師は、同専門職者として、県・市町村の分業枠を取り払い、保健師としての本来の使命を再確認して協力できるように権限をもてること。また、平素より人事交流のようなものを通して、風通しを良好に保っておくこと。

3. 全国の社会資源の利用（今回のようなネットワークの利用）

全国の保健師の支援ネットワークのあり方について再確認する。被災地域の保健師は、どこに支援を求めてよいのか明確にしておく。被災地、非被災双方の市町村や県の保健師は、行政の指示を待たずに協力できることは何かという点についてある程度の広域区域（県境を超えた）で明確なアイディアを共有できるとよい。

全国の保健師（特に、研究や教育にかかわる）は、この度のような広範囲の複合災害での広域地域診断、避難所、少数世帯が住む限界地域（声が届きにくい）にも焦点をあてられる視点をもてること。また、災害時における地域保健活動の管理や実践方法についての議論の必要性を感じた。これは、専門職としての日本の保健師だけでなく、国際社会も含めた幅広い視野（公衆衛生等：Public Health）から得ら

れる知見も整頓し実用化できるようにすることも可能なのではと思われた。

……………………越智真奈美　東京大学大学院医学系研究科公共健康医学専攻１年

　「住民の方の声を聞いて、それをそのままで留めてしまうのであったら、私たち保健師はそこに入るべきでないですよね」「100人から感謝されても、１人からお前なんかと言われたら、胸を痛めるべきなのが私達。その不満を聞けるのが大事」
　帰宅前のミーティングで、この活動の発起人である鈴木るり子先生が、その日の保健師たちの報告をふり返って話されたことです。ベテランの保健師の方々に混じって、この活動に参加させていただけたというのは本当にありがたく、何ができるかわからない自分だからこそ、この経験をどうにかして発信することが大切なのだと感じた時でした。
　調査の終盤に参加した私は、一戸一戸の訪問が大槌町全エリアで終わった次の日からは、避難所に入らせていただきました。
　避難所によってかなりの差がある、それは物資や環境といったものも、物の受け入れ方といったものも。それらの差によって、当然、避難されている方の疲労感と緊張感まで明らかに違いが出ているようでした。
　よく言われることですが、そして美談として語られやすいことですが、「うん、大丈夫です、大丈夫」と我慢強く遠慮深く言われる方が本当に多い。でも一方で、それはそう応えるしかない問いを、私がしているのではないか、と聞いたそばから、思ってしまいました。心配や不安、どうにかしてほしいことは、程度の差こそあれたくさんあるのは目に見えています。それをわかっているなら、「他に何か困ったことは？」というオープンな問いはできるだけ最後の手段にして、「これとそれができますが、どれが必要？」という選択肢を持ってうかがえればよかったと、至らなさを感じていました。
　震災直後から、町役場の保健師活動の指揮をとっていた大槌町の保健師のお話をうかがうことができました。保健師の同僚を目の前で失われた心境は、とても想像するに余りあります。まさに今その状況にある中で、こうして活動を再開されているのは、責任の強さのためばかりではないと、大槌町の保健師活動の真摯な活動と底力に、ただただ敬服いたしました。
　震災後のこころの問題がありますが、直接の被害に遭われた方、避難されている方、それを受け入れている方。それぞれの立場により、想像もしないような形で存在しています。震災直後の情報を得るに関しては、今回は実に多くの種類のメディアやツールがありました。しかし、これから時間が経つほどに出てくる、顕在化しにくいような被災地の問題を、どうしたら埋もれないようにできるでしょうか？
　被災地の一部、特に弱い立場になりやすい方からの発信方法は、まだまだ限られています。現地の様子をそのまま伝えたり公表したりすることに抵抗を覚える場合もあるでしょう。しかし専門性を活かして、それらを適切なところにつないでいく、または被災地以外にも発信していくことができるのは、まさに保健師としてこれから期待される役割ではないかと思いました。

....小野寺伯子　一関市

　強力なリーダーシップと保健師としての組織力・チームワークであれだけの活動ができたことに驚きの毎日でした。専門職として、専門職だからこそ（よい意味での）紙切れ一枚で集える、自分たちの持っている資格に対する誇りと心意気を感じました。

　人口15,000人ほどの町へ、延べ600人近くの保健師がボランティアで安否確認と健康調査、そして住民ニーズ（生の声）を聴いたことそのものの評価は簡単に計れるものではなく、一軒一軒声を掛け、労をねぎらい、お話をうかがわせていただけたのは住民の皆様の協力があってこそできた活動だと思っています。

　住民の健康課題として、高血圧・脳卒中・自殺は岩手県、特に沿岸部では元々あったものであり、それらへの取り組みを各々強化していたところへ、今回の震災となってしまい、生活不活発病も含めそれらのリスクは何倍にもなっていることが考えられます。

　公衆衛生の基本に立ち返り、住民組織の再構築、子どものこころのケア、自殺対策、働き盛り世代の人口流出防止……、大槌町としてやらねばならないことは今後膨大な業務量となってくることでしょう。

　今回の活動で得た情報を基礎データとし、施策へと反映させることが保健師としての責務ではあるのですが、その重責がたった数名の町の保健師の肩にかかってしまうことに不安を覚えずにはいられません。

　今回の活動から、平常時だけでなく災害時の保健業務・保健師活動のあり方を考える大きなきっかけとして全国へ発信されることを願いつつ、岩手の保健師の一人として、微力ながら力を尽くしたいと考えています。

　小さな自治体の一保健師として全国の素晴らしい先輩方とともに活動できたことに感謝しつつ、一日でも早い被災地の、そして故郷の復興を願っています。

　6日間、本当にありがとうございました。

…………川﨑涼子　長崎大学大学院医歯薬学総合研究科保健学専攻広域看護学講座

　津波後の火災で黒く焦げた沿岸地域、潮の香りとヘドロ状の匂い、満ち潮で冠水する沿岸部。津波被害の生々しさを肌で感じました。

　同時に、津波が到達していない西側山間部の一見通常通りの風景、満開の桜とのコントラストに驚きました。生活の見た目上の基盤が被災後ここまで両極端になってしまうと、これから復興していく過程で様々なマネージメントが必要になるだろうと感じました。

　住民のみなさんは「保健師」を暖かく受け入れてくださり、道を歩いていても声をかけてくださりました。「おつかれさまです」「ありがとうございます」と言ってくださる方も多く、こちらが励まされるようでした。どこまでお話がきちんと聞き取れたのか、必要なニーズを拾い上げることができたのか不安です。

　長崎に戻ってきてからも、お話を聞かせてもらった皆さんの顔が一人ひとり浮かび、お元気だろうかと思います。

同時期に調査をさせていただいた鈴木るり子先生はじめ、先輩方と過ごすなかで、保健師としての背中を見せていただいたように思います。
　保健師の皆さんはパワフルで、諦めない、ブレないと感じました。
　その点で非常に刺激を受け、この経験を大切にしたいと思っています。

………………………………………………菅玲子　今治市役所大三島支所
　大槌町では大変お世話になりました。
　最初は被災地支援のつもりで大槌に入ったのですが、終わってみれば保健活動とは何ぞや？ということを考える1週間でした。
　今回の震災で被害を受けた自治体の多くが小さな自治体で、大槌町や陸前高田市などは庁舎も被災して職員の多くも死亡、行方不明の状態で行政の機能低下が言われています。このような中で、今回の活動はどのような意味を持つのか？　大槌町や岩手県以外からやってきた者がどの程度できるのか、今回の活動や結果を大槌町の保健師さんがどのように受け止めているのか、私自身が行政で働いているので、そちらの方が大変気になっています。私が被災した側の保健師なら……と、毎回考えてしまいました。
　私なら、そのリーダー（今回で言えば鈴木るり子先生）ときちんと意思疎通や情報共有、意見交換がしっかりできていれば、その活動を活かすことができるのかな、と思っています。
　地域を回って得た情報をまとめて行政に返す、という一連の流れを経験できたことが、行政で働くものとしても、自分の普段の活動を振り返り、今後の在り方や仕事の方法として、大変勉強になりました。
　単に災害支援の活動の学びだけでなく、いろいろ学ぶよい機会でした。
　住民の支援については一期一会の状態で、私自身継続しての関わりが持てなかったのが心残りな面があります。しかし、直接被災地に入ることで、支援が今回限りでなく、長期に必要なことを実感しました（阪神淡路大震災時に神戸にいたものとしては、本当に違いを実感しています）。
　鈴木先生が「3年鮭、4年鮭、5年鮭」と言われていました。保健師だからではなく、大槌町に関わった一人として、今後も何らかの形で大槌町を応援（支援？）していきたいと思います。貴重な経験をありがとうございます。

………………………………………………木内恵美　文京保健所健康推進課
　現地に足を運び、現場を自分の目で見ること、住民の方々の言葉に耳を傾け新たな地域の健康課題を模索する、という作業は私自身にとって大変よい体験となり、保健師の仕事の素晴らしさを改めて感じたしだいです。
　今回まとまる大槌町の健康施策を足掛かりに、住民の方々が少しずつでも前に向かって歩みだせるよう今後も機会があればお手伝いさせていただきたいと思います。

………………………………………………工藤仁美　秋田県立衛生看護学院
　家屋にほとんど被害のない地区での訪問であり、これまで抱え込んでいた問題に

ついて聞くことが多かった。「成人で糖尿病だが、周囲に知られたくないので宮古まで受診に行く」「被災中も避難所に診療所があるが周囲に知られたくないので受診せず、宮古に行けるようになるまで内服を少し中断していた」「成人、腎がん手術後化学療法中、盛岡で受診（月1回）」「自分は死ぬのではないかと強い不安があるがだれにも相談できない、誰にも知られたくない」。

上記のように成人で病気について周囲に絶対に知られたくないため相談できず、1人で抱え込んでいる人が多くいるのではと思った。成人の方々が健康相談や事業になかなか参加できないと思ったので、広報などで病気とうまく付き合っている人の紹介や「相談してみて」とメッセージを伝えていってはどうかと感じた（落ち着いてからになると思うが）。慢性疾患を抱えながら、悪化することなく仲間とともに生活できるような対策が必要だと感じます。住民の皆さんの受け入れがよく、保健師が良い活動を続けてきたからだと思いました。

……………………………………………熊澤由美子　秋田大学医学部保健学科

この度の大槌町全戸家庭訪問で、参加者と寝食をともにされ、昼夜問わず連日組織の運営の指揮をとりまとめられた鈴木るり子先生と村嶋幸代先生の教育者としてリーダー保健師としてのお姿が忘れられません。復興に向けて保健師活動の原点に返る作業を全国の仲間に拓いていただきましたことに感謝申し上げます。また、何より受け入れていただいた大槌町役場と住民の皆さまに、お見舞いと感謝の気持ちを伝えたいと思います。

被災から49日を経て地域で慰霊祭がとり行われ、水が出始めた地域もでてきた中で、訪問をさせていただきました。戻ってこない身内を抱えたご家族や全半壊した家の前に立ちつくす人々を前にどのように声をかけるのか、介入の原点に立たされました。また、今回、活動終盤に関わることで、町役場に提言する場面に立ち会うことができました。町を構成する住民が震災後どのような実態にあるのか、健康課題はどう変化しているのか、復興に向けて何が必要なのか、「地域診断」の流れに沿って現場から考える機会が得られました。一連の調査に参加することで、保健師活動の原点に返る学びができました。

復興に向けて、今後コミュニティの再構築とコミュニティエンパワーメントへの仕掛けは、住民との協働で果たされることが重要になってくると思われます。今回を機会に、今後も大槌町の現場に返り、その軌跡を見守っていきたいと思います。住民の安全対策に保健師は責任を果たしてきたのか鈴木先生が述べられた厳しいことばを忘れず防災や保健師活動及び教育について考えていきたいと思います。

最後に、全国から集われそれぞれの持ち場で役割を果たした保健師仲間の皆さまの姿勢から、保健師としての職性に誇りを持つことができました。今回の活動を若い人々に伝えていきたいと思います。

……………………………………………小林郁子　新宿区保健所

このような甚大な天災の中、一瞬で命が奪われる状況で感じたことは、健康の保持増進に、生活（衣食住）の安全、安心が欠かせないこと、危機管理対応の重要性

をますます感じた。

　阪神淡路、中越地震の被害の教訓は、まだまだ他人事のような感じで、避難訓練も逃げて集まるところで終わってしまっているが、その後が長く、どう対応するかで健康も左右されると思った。
- 住民の話から参考になることとして

　防災放送：停電でも機能するよう、また聞き取りやすいかといったチェック、整備をしてほしい。

　プロパンガス利用：火災を広げる要因にもなったので、釜石のように都市ガスにしてほしい。

　仮設への入居：早いに越したことはないが、なるべく見知った人が何軒か一緒に入れるようにすることが望ましい。単身者は孤立しないように、知人と同時に入れるとよい。また、移動手段をなくしているので、交通手段も同時に考慮すべき。

　以上は提言にもまとめられているので、ぜひ町の復興施策や保健師活動に生かしてほしい。支援の例が大変勉強になりありがとうございました。

……………………………………………………酒井陽子　秋田県立衛生看護学院

　高齢者はなかなか心的ストレスからの回復が遅いことがうかがえた。地域がまとまり、自治会としての機能を持っていることがうかがえた。調査に関して受け入れはよい。健康相談できることを喜んでいた。計画立案に関しては、「うんそうだナァ」という住民が多い。中高年（40〜50代）は保険や仕事の保証制度について役場などが機能してないことにいらだっていた。
1. 5／1調査の「吉里吉里4丁目」の地区では、「痛風」の男性が多い。「遺伝だ」との認識であるが、生活習慣はどうだろうか？
2. 町で実施する防災訓練の中で高齢者への対応はあるが、「人工透析患者」「人工呼吸器使用患者」等を想定しての訓練が抜けている、との指摘があった。
3. 上記のような疾患を持つ者は、主体的に行動できるように組織・体制を組むことが必要であるとの意見であった（支援してくれるのを待つのではなく、自ら行動しないと……といっていました）。
4. 住基の情報はあるものの、初回訪問で家族の個々の疾患名をうかがったり、そこで得た情報から判断することは本当に難しいと思いました。アウトリーチの醍醐味とその重要性を改めて学習させてもらいました。
5. 保健師をみんな知っていて、いままでの保健師活動の蓄積をうかがえた訪問でした。

　住民に信頼される活動、保健師っていいなとあらためて感じています。

　全期間にわたって調査にかかわるスタッフの健康管理（食生活）ありがとうございました。保健師の力、全保教のちからすごい!!と思いました。

……………………………………………………佐久間清美　愛知県立大学

　全戸家庭訪問に参加させていただきありがとうございました。少ない家庭訪問ではありますが出会った被災者の方は、避難所から毎日被災した自宅に戻って、日中

は家の後始末をしているとのことでした。「水に浸かったが、不思議なことに壁の防災マップだけは残った」と見せてくれました。また、隣同士のお話で「何か食べているか、ビールはこのくらい（終わり）にしろ」と、庭隅の空き缶を見て健康への目配りと気配りを感じました。そして、「今、していることが明日につながる」と聞き、日常生活のつながりから生まれる信頼や共助とその揺るぎない基盤があることを感じました。だから、津波がきたら「津波てんでんこ」といえる町、と思いました。

　また、リーダーである村嶋幸代先生や鈴木るり子先生からは、今やることはその場で完成させること、明日への見通しをつけて準備すること、掲示板B紙（模造紙）に活動方針及び活動内容と担当者名を書いて、自分の役割とボランティア全体の活動が見えるようにしていくこと、ボランティアの体調管理では、環境の整備からバランスの良い食事と休息、決して無理をしないこと等、みんなで行うための気遣いも学びました。

　このような貴重な体験と学びをいただきました大槌町の皆様とボランティアの仲間の皆様にお礼申し上げます。ありがとうございました。

……………………………………………………………………櫻場栄子　軽米町

　テレビニュースの画面で見る光景と実際見てきたとではスケールが違う驚きを覚えました。自分の力は小さいものだけど、家庭訪問を通して、少しでも被災された皆様が話すことを心から聞ければよいと思って参加しました。健康面だけでなく訪問しているといろいろな話題が出てきて時間がたつのを忘れてお邪魔していることもありました。被災の程度も様々でしたが、それぞれの悩み、苦しみは大きなものがあり、努めて傾聴するようにいたしました。若い主婦の方もしっかりとした考えを持ち、災害に取り組んでいるお話が聞けてよかったと思います。今後も機会があれば積極的に参加したいと考えております。

……………………………………………………………佐藤千賀子　秋田県立衛生看護学院

　高齢者について、震災前は散歩をしたり外出し交流するなど、健康づくりができていたが、いまはできない状況でした（隣近所で死亡した人がありそのような雰囲気でない）。のんきに散歩などできない……閉じこもり傾向になりがちで、要介護状態になる人が増えるのではないかと心配です。避難されている方のほうが、みんなでまとまって運動するなど良い面もある。民生委員さん、町内会長さんの協力を得るなどして在宅の方にも介入していくことが望ましいと思いました。こういうときは行政で少し強制的にやってもよいかもしれません。そのほうが住民も参加しやすいのかもしれません。訪問した方は、皆さん受け入れが良くて心温かい方ばかりでした。1人1人に丁寧に訪問することの良さをしみじみ思いました。

……………………………………………………鹿内あずさ　天使大学看護栄養学部看護学科

　今回の訪問調査に参加し、看護職として、特に保健師の組織力と活動の成果（結果）を示す力のすばらしさを実感することができました。毎日の訪問活動で今回の

震災の規模の大きさ、人々に与えた影響の大きさに驚き、命をつないだ人たちの苦悩に触れ、継続した支援の必要を考えました。社会の中でそれぞれに役割を持って仕事をしていくなかで、保健福祉に携わる専門職のケアも必要と感じました。また、5月5日の夜に行ったグループインタビューをとおして、婦人会の人々の前向きな思いや考えに、地域を復興するための光が見えた気持ちになりました。この光を地域の力として強めていくためにもニーズに合った具体的な支援が必要だと考えます。

大槌町のように行政の機能が低下した状況において、ボランティアを活用するにもマンパワーが必要であることや災害時直後から看護職が人々の健康と安全を守るために役に立つこと、人々の持っている力を見つけ支援できることを理解しました。復興のプロセスをどう辿るのかは、人々の力にかかっていると思います。この町をどうしたいのかという具体的な目標に向かえるように、地域住民が自分のこととして考え、そのために県内外の人々も継続的に関わっていくことが必要であると考えます。継続的な関わりがどうプランされるかも重要です。そして、その実行のためには、リーダーの機能が重要で、今回の鈴木るり子先生と村嶋幸代先生のようなリーダーシップを担える方を中心とした組織だてが必要となり、そのことも保健福祉計画に加えられる必要があると考えます。

──────────────────────城島哲子　奈良県立医科大学

1. 避難所（吉里吉里中学体育館）に常駐している医療チーム（医師・看護師・薬剤師）と保健師（千葉市・神奈川県）の活動は、窓口に来た人にだけ対応する「外来機能」のような医療活動だった。せっかく常駐していても、被災者の中で活動できる人は、日中は家の片付け、親戚の手伝い、勤務に出かけており、残っているのは高齢女性など決まった面々で、診療件数は多くない様子だった。
2. 災害後2カ月経過した避難所（吉里吉里中学体育館）に一番求められていたのは「法律相談」とハローワークによる「就労支援窓口」だと感じた。
3. 私たち全保教によるボランティア活動は、保健師による「地区活動・地区管理」であり、県などから派遣している保健師ボランティアの活動とは異なっていたと感じる。保健師が災害ボランティアに入る場合、活動対象が10人であっても50人であっても「特定集団」と捉えて集団（母数）を意識した援助活動を行い、地域（地元の専門集団）に還元するという視点を持たなければ、看護師による外来看護と何ら変わりがないと学んだ。
4. データ入力に関して、5月7日の土曜日に入力補助にそれまで訪問活動をしていた保健師が協力したところ、入力のスピードがアップしていた。その理由は「判断力が違う」ということであった。学生が入力を担当し、保健師は訪問活動と役割分担していたが正確に分類記号が記載されていないラフデータを扱うには、保健師が補助すべきだったかもしれない。
5. 一番困ったのは、最終段階で日計表と、支援分類の集計をする段階で、毎日のデータが同一基準で「緊急」「要フォロー」「観察」に分けられていなかったので、再集計、再々集計をせざるを得なかったこと。バトンリレーのように担当者が交

代したために仕方がなかったのであるが、担当者を固定することの大切さは、今後の教訓だと感じた。
6. ボランティア参加者の凝集性が高まり、尋常ではない集中力と、感情コントロールがなされたのは、さすが専門家集団だと改めて実感した。目的が一致していれば、自我を抑えて、協力して大事を優先できる誇らしい専門職集団だと感動した（職場の日常の業務もこうあってほしいものだ……）。
7. これから必要なことは、全保教として地元保健師をエンパワメントする活動を継続することだと思う。
8. リーダーシップをとってくださった、村嶋幸代先生と鈴木るり子先生のご尽力に敬意を表します。

……………………………………………………………………… 鈴木良美　東邦大学

1. 訪問実績
　３日間で 55 件の訪問をさせていただきました。住民の方々が私たちの訪問を快く受け入れてくださり、日頃から住民の方々が、保健師さんや行政の皆様を信頼されているからこそ、こうして受け入れていただけるのだと思いました。
2. 大槌町の皆様の強み
　大槌町の皆様の強みとして以下の２点を感じました。
①近隣や親族との結びつきが強い：これは、被災した親族や知り合いを受け入れていらっしゃる家庭が多いことや、ご自宅が全壊されていたりご不在であっても近隣の方にうかがえば情報が得られること、などから感じました。震災によって結びつきがより強まったのかもしれません。
②震災後も継続的な受診を続けられている方が多い：訪問したご家庭の中で、65歳以上の大半の方が高血圧などの慢性疾患を抱えておりました。しかし、震災後の大槌高校の避難所などで着実に受診を続けておられる方が大半であり、感心いたしました。
3. 訪問で感じた健康課題
①高血圧：ストレスや塩分の多い食生活などの影響もあるのかもしれませんが、震災前よりも高血圧の方が続出していました。あまりに高血圧の方が多いので、自分の持っていった血圧計が壊れているのではないかと心配になったほどです。
②閉じこもりによる高齢者の機能低下の恐れ：閉じこもりがちになり、以前よりも介護を要する状態となっていた高齢者の方々が多くおられました。
③うつ傾向のある方：家が全壊したり身内や親しい人を失われ悲しみに暮れ、うつ傾向のある方、もともと精神疾患をお持ちで震災後病状が悪化している方などもいらっしゃいました。
④医療へのアクセスの問題：交通手段が寸断され、これまで自分で受診していた方が自力でできなくなったり、処方や指示が異なり混乱する方もいました。
4. 今後の対応として考えたこと
　上記の健康課題は、仮設住宅ができたり、介護保険サービスが以前のように機能

したり、時間が経過することによって改善することもあるかもしれません。しかし、高血圧や、閉じこもりによる機能の低下、うつ傾向が現状よりも悪化しないように、対策を講じていく必要があるかと思います。

①短期的対策

　短期的には、現在、住民の数少ない情報源である広報やラジオを通じたり、避難所や集会所でのミニ講座などによって高血圧や家でできる体操などに関する情報を提供するなどの健康教育を行い、予防的な関わりも必要と思います。

②長期的対策

　現在は、継続的な受診を続けておられる人が多いですが、今後、ボランティアなどの外部の支援が減少する可能性もあるので、持続的な保健医療福祉のサービスが提供されるよう、外部からの支援の調整と地元の保健医療福祉サービスの普及を行う必要があると考えます。

　また、今回の調査結果でわかった、健康の状況や住民の声を町の復興計画に活かしていただければと思っております。住民が希望を持てる保健医療福祉の復興計画となるためにも、保健医療福祉関係者や住民が一緒に話し合い、復興マップを作成するなどして住民とともに計画を作成していただければと思っております。住民の結びつきの強い地域ですので、それらを有効に復興計画に活かしていただければと思います。

　今回の参加をきっかけに、今後とも微力ながら私たちでもお手伝いできることがあればと思っております。例えば、今回の訪問で経過観察の必要な人を3カ月後に訪問するなどです。

　貴重な体験をさせていただき、ありがとうございました。

……………………………………………………………………瀧口京子　横浜市

　5日間貴重な体験をさせていただきました。今日の災害は、全壊された方、被害がなかった方、それぞれの立場での心の傷を負っていることを痛感しました。あまりにもいろいろなことを感じさせられることがあり、まとめられませんが思いつくことを書きます。保健福祉計画より前に失業対策、経済対策が先行されるのだろうと思います。

・失業対策：NPOなどを分野別に立ち上げ、住民の方々とともに創っていくような仕組みを作り上げてはどうかと思います。
・失業対策と健康課題：失業者の健康対策と付加する形で健康問題に対策を立てる（高血圧、アルコール、タバコ、メンタルヘルスなど）。
・保健福祉計画：今回のまとめなど住民へ報告、地域ごとに計画を住民と作る仕組みを作ることはやはり基本姿勢と思います。こういう時こそ住民への情報提供は必要と思います。住民の力も感じました。数年後に大槌町に来てください、頑張りますという若い世代の言葉は印象的でした。ここでのいろいろな方との出会いや河野美智子さんのおいしい食事は大きな財産となりました。

....田代麻里江　梅花女子大学

　現地3日間の参加期間の中で20数件のご家庭を訪問させていただきました。この訪問活動を通じ次の2点について特に考えさせられましたので報告させていただきます。

1. 災害弱者を守る地域セイフティーネットの構築の必要性

　訪問したご家庭には、困難な中にあってもご家族仲がよく支えあって暮らしておられるご家庭もあれば、心が通じ合えていない家族関係の中で1人苦労されている主婦の方もおられました。また高齢者夫婦世帯のため行政からの情報が十分入手できず不安の中におられる方々もおられました。災害弱者と言える、高齢者、障害者と障害者を介護する家族の方に、今回の震災の影響がより強く現れていることを感じ、常々言われていることではありますが、日頃より地域でそのような方々を網羅するセイフティーネットを構築していく必要性を改めて学ばされました。

2. たましいのケア（スピリチュアルケア）の必要性

　1人暮らしの方や1人で障害者の家族を介護されているという孤立しがちな方、また家を失い親戚宅の居候という弱い立場の方々の中には、津波の際に味わった恐怖や悲嘆、津波後にライフラインがない中自宅で被災生活や介護を続けてきた苦悩など、心の中にある重荷を誰にも分かち合うことなく過しておられる方々がおられました。これらの方々は、友人にもご自分の気持ちを話すことをためらっておられました。それは、たとえ話しても共感されないのではないか、むしろ批判されるのではないか、という不安をお持ちだからとのことでした。今回の訪問で、心のうちに苦しい思いを閉じ込めておられる被災者の方々と出会い、この方々の苦しみに対するケアの提供が必要であることを強く感じました。ここで求められているケアとは、「こころのケア」という社会心理的側面への支援とともに、「たましいのケア」と呼ばれるスピリチュアルな側面への支援をも含まれるでしょう。こころのケアは災害直後のみならず数年にわたって必要とされることから、保健師は、翌年さらに数年にわたり活動の中にこの視点を組み入れてケアにあたっていく必要性があると思わされました。また、今回、私のような一時的な訪問調査員に対しても、被災者の方々が心のうちを吐露してくださったことを思うとき、遠隔地から訪れ、また去っていく第三者的な立場のヘルスケア専門職であっても、ケアの一端を担える可能性があることを覚えさせられます。私自身は大槌町から遠く離れた地に戻るため、被災者の方々に継続的なこころのケア・たましいのケアを直接提供することはできませんが、この地でお出会いしたお1人お1人の方のことを心の中にずっと留め祈りに覚えさせていただこうと心に刻みつけました。

....長沼敦子　岩手大学

　地元（盛岡）からの参加でした。被災状況はテレビなどの報道ではみておりましたが、実際来てみると見るもの聞くもの感じるものすべてが想像以上でした。住民の皆様、役場スタッフ、自衛隊他様々なボランティアの皆様の心身への負担が計り知れないということがよくわかりました。今後私にできることとしては、時間が許

す限り大槌をはじめとし沿岸の皆様への支援を続けていきたいと思います。また今回、県外の保健師の皆様がこのように岩手に駆けつけてご協力いただいていること、県民としてとても感謝でいっぱいです。

···中村昭子　木曽町役場

　今日で4日目、今日も訪問先の皆さんは快く優しく受け入れてくれ感謝する。こういう住民性や文化を大槌町がどう築いてきたのか？　みな血圧計を持って測定し、検診にかかっている人が多いと感じた。町長や多くの職員が亡くなったことで行政への不安も大きいが、それまで心のよりどころとなっていたと感じる。まごついてはいるがよく頑張っているじゃないか、という声も聞いた。再びいつ地震や津波が起きるかという不安は大きく、「今までの想定が甘かった」ということになれば復興計画も町の再建も誰の力を借りればやっていけるのだろうか？　そのひとつがこの調査。

　子供が母にまとわりついて離れない、連呼する「お母さん」の多さ、視線の合わなさ……とか言語化できない不安の大きさを感じた。仮設住宅を建てて移住してもずっとずっと支援が必要、それを考えた復興計画にしてよ……と住民さんから言われた。

··中山裕子　墨田区

　今回ベテラン保健師の先輩方がたくさん集まり、保健師の活動の粋と言うべき家庭訪問（突撃型）により、必要な保健、福祉、医療につなげた。また保健師側は、訪問から得た情報から町の様子、人の関係、問題点を抽出することができた。高齢世帯、結婚していない息子・あるいは離婚している母子、そしてほぼ町全体が高血圧と痛風を持病に持っているという健康格差社会的な背景を感じた。行政の保健師が今回のようなNPOボランティア的な介入をどのようにコーディネートして、日頃から健康問題の解決につなげるかという点を計画に入れ込むことができれば、この震災の復興に役立つのではと思った。

··波川京子　札幌医科大学保健医療学部看護学科

1．大槌町全戸家庭訪問に参加して

　全戸訪問と住基台帳とを照合し、訪問で得た情報を町の保健師に返すことで、保健師活動の再構築に確実な方法がとられていた。事前に各家庭、避難所に町から全戸訪問の案内が配られており、保健師の受け入れが良かった。日常の保健師活動で住民の中に入っていることがいかに大事かを改めて確認した。初日の戸別訪問に、岩手県の市町村保健師・訪問看護師と同伴であったことは、方言の理解に役立った。翌日からの言葉の聞き取りが容易になった。

　復興において、桜木町町内会婦人部は「みんなで」と、横へのつながりを拡大し、草の根運動的に住民参加型で復興していく視点であった。逆に、介護が必要な高齢者を対象にした法人の事業拡大に主眼が置かれたような活動もあった。

　避難所で感じたことは、3月11日から24時間、避難所で寝泊まりして避難所の

運営管理を任されている町職員の精神的疲労は極限に達している状態であった。住まいが違えば個別対応できるが、同じ避難所では同じ対応や情報伝達にならざるをえない。避難所にいる被災者は被災状況が異なり、経済的な面では、勤労世代の失業による焦りと、年金世代の経済不安の少なさが感じられた。家屋の被災状況、行方不明者の有無においても、被災者間の格差が見られた。

家屋の被災は在宅サービスを衰退させていた。訪問看護の対象者が減少し、在宅看護関係の職員が解雇になっていることが衝撃であった。在宅サービス再開時の人材確保に向けて、雇い止めの賃金補助が国から交付されることを願う。

2．関心を持ったこと
　1）保健師と住民のつながり
　2）保健師と社会資源、他職種とのつながり
　3）保健師と庁内の他職種とつながり
　4）保健所保健師と被災地保健師のつながり
　5）他自治体保健師と被災地保健師のつながり
　6）公共の利益と個人の利益
　7）被災状況の格差：全壊・半壊と無傷家屋
　8）世代間の格差：勤労世代と年金世代

根来佐由美　大阪府立大学看護学部

この度、全戸訪問に参加させていただき、貴重な経験をさせていただきました。訪問させていただいた対象者の皆さんはさまざまな思いを持って生活されておられました。特に印象的であったのは、被害が比較的少なかった方々です。

被害が少なかったということで、まわりから軽視され辛い思いをされておられる方もいました。これまで気にかけることがなかった点であり、おひとりおひとりの思いに寄り添った対応と支援の必要性についてあらためて考えさせられました。

また、訪問させていただいたとある地区では、班長さんが班内のすべての方の状況について教えてくださり1軒1軒案内してくださいました。班長さんは各ご家庭にお住まいの方の健康状態もよく把握しておられました。普段からの地域内でのつながりの強さを感じ、また、お互いが心の支えとなりながら生活している姿がとても印象的でした。

野田道子　元大阪府保健師

実際に現地でみた被災の状況はテレビや写真でみる以上でその有様に圧倒されました。訪問活動で家、財産、身内を失くした悲しみ、ストレス、将来への不安が大きく、大なり小なりの体調悪化がみられました。以前から疾患や障害をかかえている人は避難所や介護者が亡くなる、変わるなどで、極めて深刻な状況になっていることがわかりました。

今回のような全数訪問は、被災地ではすべて必要な方法だと思います。それに基づく分析、そしてフォーカスグループインタビューで、そして多分地区毎の住民ミーティング、住民アンケートなどがなされ、計画がつくられるという道筋なのか

なと思いました。
　公衆衛生活動に参加させていただき、とてもいい経験をさせていただきました。まさに真髄の調査をしながら、緊急支援のいるケースは次々対応するように、地域につなぐこと、意義ある活動でした。
　ただ気になることは住民の皆さんが仮設に入れないのではと不安に思っておられること、医者に行きたくても足がない高齢者など、まだ現状で生きることが精一杯と見受けられる方々も多かったです。住民の皆さんが復興を考えられるのはもう少し後かなとも思いました。

··· 畠山貞子　軽米町

　大変お世話になりありがとうございました。「保健師さんに会ってお話ができてよかった」と話していた方が多く、大槌町の普段の保健師活動が地域に浸透していることを強く感じました。また地域の方々の支えあいや絆の強さも感じました。この２つのことを大いに生かした、今後も継続的に支援できるような方策を強く望みます。これからも私たちが何か支援できることがあれば声をかけていただきたいと思います。
　本日家庭訪問した方が直接被災はされなかったが、一時罪悪感に悩まされたという方がおり、昨日（４月30日）の川上憲人教授の資料を見せながら回復の経過をお話ししました。今日保健師に会ってお話ができ、また気持ちが楽になりましたと話され、私にとっても貴重な体験になりました。

··· 林恵子　江東区

1. 血圧の極端に高い人が目立った。震災の影響を考慮しつつも、定期的にチェックしていく必要があると思う。アルコール、煙草も目立った。
2. 高齢者の孤独、不安は想像以上だった。情報がうまくキャッチできないので精神安定剤をもらっても寝入って取り残されてはと思うと服薬できない。トイレも不自由で飲食を控えてしまうなど。不安、健康悪化の悪循環。
3. 環境への不安も多い。汚泥対策をしてほしい。夏に向けてにおい、悪臭が心配。瓦礫の健康への影響への不安。
4. 経済不安

　　対策例として、高齢者の孤立不安による自殺、中高年経済不安による自殺は復興対策で防ぎ止めたいものである。高血圧の実態、高脂血症、糖尿病の実態をデータとして住民に報告し、住民とともに対策を立てる、その対策の一つとしてキャンペーンをはる。職を失ったすべての住民に対し生活保証を行うとともに、復興事業に従事させるなどの施策等を図る。復興事業として高齢者福祉ケアの充実、孤立をなくす取り組み（デイサービス、ヘルパー）、保育園や学校給食の教育的役割機能、生活習慣病予防、運動習慣の普及、環境衛生対策を図る、血圧手帳の普及、予防活動の評価（住民へのフィードバック）、アルコール、タバコ対策への広がりなどを目指す取り組みの展開、呼吸器検診の受診の徹底、心のケアの普及活動（広報の特別シリーズなど）。

針金佳代子　天使大学看護栄養学部看護学科

●家族の力を地域づくりの力に

　さまざまな家庭を訪問して、地域の核はやはり家族であることを確信しました。家族を的確に看護することが地域を創造していくことにつながるということを、改めて実感しました。

　年齢を問わず自身被災者でありながらも、この苦しい経験の先に、自分の役割を見つめようとしている家族に出会いました。生まれて数カ月のこどもの将来を、この町の将来に重ねてしっかり考え意見をもっている若い夫婦。夫を津波で亡くした娘が、悲しみを抱えながらも社会的な仕事が継続できるように、親として支えようとしている後期高齢の夫婦。夫を目の前で津波に流され、自身全身真っ黒な波に飲み込まれ、命からがら助けられた経験を話してくれた高齢者の方は、明確にグリーフケアの対象でした。

　泣きながらその経験を語りながらも、残された家族のために何ができるかを考え、その方を家族が支えるという家族にも出会いました。また、ひとり暮らしをしている統合失調症の方を、家族のように世話している方にも出会いました。

　一方、生き残ったことへの喪失感、罪悪感を抱きながらも、何世帯もの家族を受け入れている家族にも出会いました。このように、地域に住む、一戸、一戸の家族の、そして家族のような関係にある方々のセルフケア力を的確にアセスメントし、その家族が生きることの意味を確認できるようにサポートすることが、地域づくりのひとつの鍵になるのではないでしょうか。言い尽くされたことですが、地域づくりの原動力が人である以上、住民の皆さんの暮らしをみつめ、家族そして家族を構成する人々の力を引き出すことが保健師の責任と考えます。

　予測はしていましたが、避難所での生活の質が保たれていないことに心が痛みました。病気をもっている人はさらに悪化が予想される食事をはじめとする課題の多い生活でしたし、乳児・幼児のいる家族の生活環境として洗濯もままならない状況に疑問を持ちました。血圧測定したほとんどの方々が日常より高めであると話されていましたし、こどもたちの生活にも目を向ける必要があると考えました。難しいとは思いますが、予防という視点をもって、ここにもコミュニティづくりが必要ではないかと考えました。

●地域組織の力を地域づくりに

　消防団の方々へ、グループインタビューをさせていただきました。これまで地区の人々の安全・安心を真剣に考え、長い歴史の中で組織的にその活動を積み上げ、今回の津波後に起こった山火事を消すために各々の避難所から駆けつけ従事したそうです。しかし、今は大槌町のことを考えながらも、生活基盤が整わない現状の中で何ができるのか、行政への期待があるがこれまでの行政の姿勢ではなかなかそれも難しい、自分たちは行政を動かす力はないと話されていたのが印象的でした。しかし、そのような中でも「話し合う屯所がほしい」と、活動拠点を求めている姿に、強い使命感を感じることができました。

　まず、集会場を確保することが、組織を維持していくためにも重要なポイントと

考えました。地域にある各々の組織の性格、目指すものは一見違うようですが、最終的な目標は、大槌町の振興と考えます。自分たちの活動が地域にとっていかに意義ある組織なのかということを再認識し、さまざまな組織が有機的に連携することで行政にも働きかける力となるのではないでしょうか。長野県松川町がかつて行ったように、毎年各々の組織の活動報告をし、各々の組織がもてる力を相互に発揮し合うことで大槌の課題を解決していく力になるのではないでしょうか。その組織間のつながりをもたせるのも保健師の専門的な機能のひとつです。

● 保健福祉計画策定に向けて

大槌町には、上記2項目に記載したように、コミュニティができているようです。計画策定プロセスに住民参加が可能な町ではないかと考えます。地区診断は住民を含めて行うことができるのではないでしょうか。そのプロセスに時間がかかっても、そのプロセスのなかで住民は学習し、地域の置かれている現状そして課題を科学的に理解し、地域への愛着もさらに深化していくのではないでしょうか。復興とは、元に戻るのではなく、現状を踏まえてどう地域の中で生きていくかを、住民みんなで考えることだと考えます。それには、強力なリーダーシップが求められると考えます。誰をリーダーにするのかも、住民には大きな課題であるように受け止めました。リーダーを見出し、支援していくことも保健師の役割と考えます。

また、住民の学習をバックアップするための、学識経験者の参加も重要な視点ではないでしょうか。隣市の釜石市では、小中学校での津波教育を群馬大学大学院の教授と連携して行っていたことが、今回の津波に功を奏したように。また、これまでの諸外国（ex. インドネシア）での取り組みを検討することも意味があるのではないかと考えます。

・・**播本雅津子　名寄市立大学**

1. 自殺予防活動

高齢者・失業者・被災遺族など、リスクが高いことを感じました。町全体での自殺予防に関する啓発が必要です。

2. 地域組織の再構築

家屋の倒壊等により、地域づくりを一からする必要があります。今後の仮設住宅や復興住宅などに向けて、リーダーの育成を含めた積極的な地区組織活動が必要です。

3. 健康問題の把握

避難所生活による健康状態の変化や、PTSDを含むメンタルヘルスの課題など、今後の町民の健康問題について継続的な把握が必要です。

4. 保健福祉行政担当者のサポート

スタッフとそれを支える家族がバーンアウトしないよう、中長期的にスタッフを支援する体制が必要です。

上記のために、全国保健師教育機関協議会を中心に「勝手に大槌町（または岩手県）を支援する保健師の会」を組織して、中長期的に大槌町の保健活動の復興を支

援する必要を感じます。公衆衛生ボランティアのように、今後も保健師が自主的・積極的に支援活動に入ることのできる組織や、現場の保健師が直接 SOS を出せる組織があれば、今後も様々な社会問題に対して、保健師という専門職がマンパワーを活用することができると考えます。

　まずは、7月～9月ごろ、教育機関の夏季休暇期間等を中心に、今回の訪問で継続支援または経過観察とした事例についてのフォローアップの支援、地区組織対象の健康教育活動、地区組織力に関する調査等、継続的な活動を行うことが必要だと感じます。その際は参加します。

……………………………………………………………………日向安子　軽米町

　訪問先の道の先々で住民の皆様から私たちへの励ましの言葉をいただきました。地域の方々の強さ、暖かさを感じました。また保健師を迎え受け入れてくれる地域性も感じながら訪問してきました。日頃のこれまでの保健活動によるものと確信しています。訪問していて地域の方から若い者の話も聞き入れてくれる地域になってほしい！と話されました（浪板でした）。若い方が地域を考え、復興の力になろうというパワーを感じてきました。参加させていただいたこと感謝しています。先生方皆様等もありがとうございました。

……………………………………………………………………松浦美紀　新宿区

　町の中心が壊滅状態なのにもかかわらず、それぞれの地域ごとに力を合わせて、また親族が力を合わせて頑張られている姿が印象的でした。この良さを生かせるように地域の核となるような場所や仕組みを中心に、相互に元気になるような取り組みをしていただければと思います。長年の労働からか、整形外科疾患をお持ちの方が多いので（60代で腰が曲がっていたり腰痛を訴える方が多かった）、疾病予防と介護予防の取り組みが大切と感じました。町の復旧、復興までの間に仕事を失った方、特に年金前の中高年者、働き盛りの男性、母子家庭の母親などが、この地域を離れることなく生計を立てられるような取り組み（よい方法が思いつきませんが）ができれば、健康で元気な町になっていくと思います。ほんの数日間の経験で、どれほどお役に立てたかわかりませんが、大槌町が必ず元気な町に戻られることを願ってやみません。必ずまたこの町を訪れさせていただきたいと思います。ありがとうございました。保健師の団結力と実行力に改めて感動した4日間でした。

……………………………………宮本有紀　東京大学大学院医学系研究科精神看護学分野

　このたびは、貴重な活動に参加させていただきありがとうございました。

　私自身の専門は精神科看護であり、精神看護が必要な場面があるかもしれないと思いながらこの活動に参加させていただきましたが、大槌町で各ご家庭や避難所を訪問して実感したのは、基本的生活環境が整っていない状況、生命の安全が感じられない状況では、こころのケアだけに着目するのは有効ではないということです。

　私が訪問させていただいた時期は、地域では、まだ電気や電話が通っていない場所もあり、食料も足りておらず、仮設住宅の申し込みもまだこれから、というよう

な状況でした。また、余震がまだ続いていたり、寒かったり、大勢の人と一緒だったりすることで、ぐっすりと眠れる環境とは言い難く、津波に流された地域では入浴や洗濯もままならない生活を送っていらっしゃいました。

　このような、基本的な生活を送ることに困難がある上に、住居や職についての将来の見通しも立っていないというような状況で、安心をすることは難しいということがよくわかりました。日頃当たり前のように送っている日々の生活が、どれだけ安心をもたらしてくれていたのか、ようやく気づきました。保健福祉計画というよりも、その基礎となる生活の基盤をどのように築いていくかがまずは重要であると感じました。

　また、車やお店がなくなって、あるいはお金がなくて買い物に行けないが、避難所以外の個人宅で暮らしている人や自宅避難者には物資が配られなかったり、配られていたとしてもどこに行けばよいかわからなかったりと、情報収集や情報伝達の難しさを感じました。電話やネットのつながらない状況での情報伝達手段について、今後どの地域でも考えておく必要を感じました。

　これらはすべて、地域で生活されている皆さんのお宅へ赴き、対面でお聞きしたからこそ感じたことであると思います。保健福祉計画を立てていく上でも、生活場面に接して声を聞き続けることが大切であるとあらためて感じました。

- 調査について

　今回の調査では、紙の地図と紙の個票にそれぞれの保健師が書き込んでいく形をとりました。また将来このような調査を行うとしたら、たとえば地図に関しては、その場所に行って携帯のGPSと連動させて地図上にフラッグを立てられるようにする、データもそれぞれの携帯端末等から書き込んで中央管理できるようにする、などができると、入力作業の人員削減ができ、また、1冊の地図をみんなで取り合うということもなくなるかと思いました。実際に運用するとなると、また様々な困難があるとは思いますが、個々の技術的には今Googleなどが提供しているサービスでも実現可能だと思います。

……………………………………………………………………………………**無量谷裕美　保健師**

　大槌町全戸家庭訪問に参加させていただきありがとうございました。

　現地入り1、2日目は城山体育館避難所にて訪問調査を実施しました。

　避難所では、子供から高齢者まで広空間で、1人1畳あるかないかのスペースで生活をしている現状であり、プライバシーのない環境下による個々人のストレスが心配されました。また、「仕事がない」「お金がない」「どのように以前の生活へと立て直していけばよいか」といった、住民の声が聞かれました。

　役場の行政機能がほぼ失われ、役場職員自身も被災に見舞われた中で、情報の指示系統・統括されていないように感じられました。

　住環境に関しては、今後仮設住宅への入居ができるようになります。しかし、特に高齢者への配慮を強いてほしいです。高齢者等の安否確認及び生活相談を受け、安全の確保と孤独感や不安の解消をし、住み慣れた地域で、自立した生活の継続が

できるような体制づくりの必要性を感じました。

　訪問調査では、「親族が行方不明だったが、昨日見つかりました。安心しました」「物資が届き不自由なく暮らせています」などの住民の声が聞かれました。しかし、真は地震・津波の恐怖、大切な人の死の悲しみが、計り知れない心痛として残っていると思います。自分を抑えているように見えました。

　心のケアに関しては、精神科医、あるいは心理カウンセラーによる心の相談窓口を身近に設置し、自殺予防の必要性を感じました。

　現地入り3日目は、グループホーム城山の杜を訪問しました。施設関係者からは、災害直後通話がとれず、自ら判断し対応しないといけない状況となり、利用者の病状急変時の対応が大変だったそうです。共通した「災害時対応マニュアル」がなかったようです。

　今回、短い期間の活動により、一部分しか見えていないと思いますが、本調査に参加した中で、感じたこと・考えたことを以上報告します。

……………………………………森藤香奈子　　長崎大学大学院医歯薬学総合研究科保健学専攻

　大槌町の皆さんの温かさと、鈴木るり子先生が本当に地域に密着した地道な活動をされていたことが本当によくわかりました。

　調査に関しては、家族や家族の顔がわかる人には話せない、他人だからこそ話せることって本当にあるんだなということが実感できました。特に、1つの家に親戚が複数世帯避難しているような個人宅では、感謝や親戚だから助け合わなければという思いと同時に、気を遣わない生活に戻りたい思いや1人の健康や心の問題が生じたときに逃げ場がなく、全体に影響する様子を「大きな声では言えないけど……」と話していただきました。

　また、震災前にはあまり人とかかわることが好きではなく、一人で気ままに過ごしてきたけれど、避難所で過ごして自宅に帰るときに「いつでも話においで」と言ってもらえて、人とつながっていることが大事だと気がついた。震災がなかったらご近所付き合いもしなかったと思うというお話も聞き、辛い経験の中にも人は希望を見つけられる強さを持っているんだなと感じました。

　30軒程度のお宅を訪問させていただきましたが、役場の復旧、病院・診療所の復旧などの情報をあまり持っていなかった印象です。広報誌などで対応されているとのことでしたが、日々の避難生活の中でなかなか目を通す余裕がないのかもしれません。

　効果的な周知の方法があるといいなと感じました。

　2日間で経験したことと長い移動を経て長崎まで戻ってきてから、環境のあまりのギャップに情報と気持ちの整理をするのに意外に時間がかかりました。こちらでの報告用資料を作りながら、やっと頭が通常モードに切り替わったところです。

　テレビや新聞で大槌町の情報が流れると非常に身近に感じますし、また機会をいただけるなら是非行きたいと思います。本当にありがとうございました。元気な大槌町が1日も早く戻ってくることをお祈りしつつ、長崎にすむ私に何ができるかを

……………………山本拓也　函館友愛会　介護老人保健施設響の杜（作業療法士）
　鈴木るり子先生・村嶋幸代先生をはじめ、参加された保健師の皆様、本当にお疲れさまでした。また、畑違いの私に参加する機会を与えていただき、ありがとうございました。保健師の皆さんの志の高さや行動力、会話能力、分析力、すべてにおいて驚き感心させられました。

　私が一番印象に残ったのは、大槌町の皆さんの結束力です。
　近所同士のつながり、助け合いが当たり前のようにどこの地域にもありました。震災後だからではなく、以前からコミュニティがしっかり形成されていたことに驚きました。函館も田舎ですが、この近さの近所はないです。
　地域の協力を得ながら、安心して子供を育てる、じいちゃん・ばあちゃんが暮らす、障害がある方が自立する。そんな雰囲気がこの町にはありました。
　震災で傷ついている町を見て、被災された地域だけでなく日本のこれからの処方箋を見たように思います。大丈夫なんて絶対言えませんが、このコミュニティの力は復興の底力になると強く感じました。そして復興計画がコミュニティを最大限生かす計画であってほしいと思います。
【復興計画（大ちゃんプラン）】案と呼べるものではないのですが……。
　仮設住宅入居の際、抽選で１世帯ごとにあんたアッチ、あんたコッチ、みたいに振り分けることはやめてほしい。早急な住環境の整備は必要だと避難所を見て実感しましたが、数年（２年以上）暮らすことをあらかじめ想定した住環境にしなければ意味がないと思います。今あるコミュニティをバラバラにすることなく、仮設に入ることが必要だと思います。
　マンションのような集合住宅も案として出ていましたが、集合住宅で今までのような近所同士の距離感ができあがるか想像できません。
　具体的には？と言われると、私にはさっぱりです。しかし役に立ちたい・何かしたいという気持ちは人一倍あると思っています。協力できる機会があればその時はよろしくお願いいたします。
　（大ちゃん計画とは関係ありませんが、ボランティアに行ける仕組みを国が企業に、もっと働きかけることはできないのでしょうか？とも思います。）

………………………………………………弓削田友子　千葉県精神保健福祉センター
　職場では３月11日以降「心のケア」関連の情報収集、発信、支援対策一色という感じでした。今も続いていますが、これから心の問題がどのような形でどれだけ出てくるのか、この広い広い災害を体験してしまわれた方、支援された方、ボランティアで参加された方々など思い浮かべることができません。今の静けさに、現実とは思えない感もあります。長い経過の中で自分ができることをしていきたいと思います。

吉田澄世　大阪府守口保健所

1. 厚労省要請での自治体派遣保健師活動
   支援に行った大阪府保健所保健師への聞き取りから（活動は公務の出張）
- 大阪府の保健師は、山田町の豊間根地域（被災受けず・避難所6カ所、後に5カ所）と織笠地域（被災地域・避難所3カ所）での支援活動を実施。
- 毎日、支援開始前後（朝夕）に他自治体派遣の支援保健師も含めて宮古保健所でミーティング。宮古保健所は県として管内の医療情報、避難所の状況等を把握。
- 加えて府派遣保健師は、山田町役場で支援開始前後に山田町保健師とミーティング。避難所、戸別訪問状況や要支援者等を報告（町保健師から要支援者への訪問依頼も有）。

  ＊厚労省の要請は、「感染症対策を第一に」ということ。そのため支援活動は、避難所の環境整備（トイレ、ゴミ等）や個人の感染症予防を軸に実施。

  →支援結果についてはミーティングで町や県保健所保健師に反映。

2. 「大槌町全戸家庭訪問」に参加しての感想・意見
1) 自治体派遣の保健師活動との違い

　＊出張と"大槌町の健康状況把握訪問調査"とはいえ、すべてボランティア保健師の活動という"体制"の相違は当然あると思われるが、活動の"視点"に質的な差異が有り。
- 1) のとおり自治体派遣保健師は、厚労省要請の"感染症予防対策"を軸に活動を実施。
- 大槌町の活動は、安否確認・個別健康調査に加え、町の復旧、復興計画（対策）に保健師の視点で政策提言を行う、活動であったと思われる。

   このための全戸訪問、健康把握調査であり、フォーカスグループインタビューであり、地区診断である。全数把握と地区診断に加え住民自治の視点もあり、保健師の公衆衛生活動の本道を踏まえた取り組みだったと考える。
- 一方、大学等の研究調査の側面もあるのかとの思いもある。後日報告書が出されると聞いているが、大槌町の復旧、復興対策に活かされるのであればいいかと思っている。

2) 感想、意見
- 今回の「訪問調査活動」の推進者である鈴木るり子保健師の熱意、活躍があってこその取り組みと思う。
- 災害被災地の自治体保健師は、実態把握の上で、自治体の復旧、復興計画に公衆衛生の視点で"政策提言"を担うことが大事。他自治体派遣保健師もこの視点を忘れず、意見反映のシステムが必要ではないか。
- 復旧、復興対策では、仮設住宅の早急な建設・経済活動（就労支援）・運動、文化活動（こころの豊かさ）の場の確保も大事。
- 計画、実施は住民の声・力を（住民自治）。
- 被災地自治体保健師の役割を学んだ。食事も美味しかった。
- 今の職場でこのボランティア体験（保健師の役割）を報告予定。

第 6 章　保健師活動に向けた提言

……………………………………………………………………………匿名　北上市
　短い期間でしたがお世話になりました。
　訪問件数が少なかったので何とも言えないのですが、自分の訪問したところは、家が無事でライフラインも復旧していたので、まだ気持ちにも余裕のあるような印象でした。
　入力が大変なんだと思うのですが、パソコンがあれば中で作業する人をもう少し増やすと効率がよくなると思います。

……………………………………………………………………………………匿名
　保健・福祉にかかわらず各種情報をいかに周知するか。どんな内容をどのくらい必要か見極め、どのような手段で伝えるかが大事だと思いました。日頃考えて備えておく必要性を感じました。みなさん元気にしておられますが、雇用、経済問題、生活不安による自殺のリスクを考えると、いかに予防するかを考えなくてはならないと思います、ただし目の前に山積みの問題とともにどう行うか……。

……………………………………………………………………………………匿名
　桜木町を初日に調査したが、昔からご近所さんとつながりを持っている方もいれば、今回の被災をきっかけにつながりを持とうとしている方もおり、多様であった。独居の方も多く、今後の見守りに多くの支援が必要であると感じた。
　調査中は「保健師です」というと「ちょうどよかった、お母さんの血圧を測ってください」と来るのを待っていてくれる様子が見られた。避難所ばかりでなく 1 軒ずつ訪問して様子を見に来てくれたことに大変感謝しておられた。保健師は住民の最も身近な支援者、相談者であることを再確認し、また大槌町の保健師さん方には顔の見える活動を今後もお願いしたい。私も、これからも何かできることがあれば応援したいと思う。

……………………………………………………………………………………匿名
　桜木町に 2 日間調査に入りましたが、自宅が残ったことに対してのとらえ方などが背景によって違い、特に収入がなくなった人たちの今後の不安が大きいと感じました。桜木町はコミュニティがよくできており、「ここから大槌を元気にしていくんだ」という思いも強く、心強く思いました。大槌町の復興のために頑張っている方たちは、特に自分のことよりも他の人のことを優先している人が多いと感じ、そのように頑張っている方たちの健康管理も重要と思いました。長期的、健康管理はますます必要になってくると思いました。

....第3節..
大規模災害(津波)に必要な保健師の教育・訓練と派遣方策

1. 東日本大震災の災害としての特徴と保健師として必要なこと

1) 東日本大震災の特徴

　東日本大震災は、未曾有の大災害であり、いくつも特徴が挙げられる。「大地震に伴った津波で、それに火災と放射能漏れの事故が加わったこと」「津波で大勢の人が亡くなったこと」、特に大槌町では、「町役場まで津波が押し寄せ、町長はじめ町の幹部が多数亡くなり、司令塔機能が弱体化した」「役場に蓄積されていた住民基本台帳はじめ、健康管理台帳、ワクチン接種の情報等々、基本的な情報がすべてなくなってしまった」ことが挙げられる。
　保健師には、今後、このような大規模災害に対する対応が求められる。

2) 全戸家庭訪問で明らかになった、保健師として求められたこと

　(1) 刻々と変わるフェーズへの対応……未知の事態に対応する力が必要
　災害現場では、刻々と情勢が変わる。保健師も、最初は救護活動に従事するが、次は避難所の開設とその衛生管理や健康相談、外部から救援が入ってくるようになるとその手配や情報の集約、仮設住宅への入居が始まると孤立防止を兼ねた新しいコミュニティづくり等々、さまざまな対応を求められる。
　災害等は、一人の保健師が何度も遭遇するものではない。保健師の教育では、柔軟に臨機応変に状況に応じて対応する力を養うことが求められる。
　(2) 津波災害の特徴と保健師に求められるアウトリーチ機能
　災害時の看護に関しては今までにも多くの著書があるが、今回、「津波災害」の地において「全戸家庭訪問」してわかったことは、「自宅が被害に遭った人も遭わなかった人も、各々に問題を抱えている」ということである。
　写真1は、家が立っている土地の高低によって、浸水状況が異なることを示している。すなわち、高さが1m異なると、被害がまったく異なってくる。一番下は全壊、少し上に行くと半壊、その上は被害がない。しかし、家

第6章　保健師活動に向けた提言

庭訪問した結果、それぞれに問題を抱えていることがわかった（図1）。

まず、①全壊の家では、住人は、避難所に行ったり親戚の家に身を寄せていて、肩身が狭く、喪失感、絶望感を持っていた。何となく寂しげで、頼りなげである。一方、②半壊の家では、住人は、避難所に行っているか、避難所と自宅を行き来して片付けていることが多い。このため、住宅改修や建て替えの費用がかさむことや、危険地域で暮らすことへの不安、それが自己責任であることに悩みを抱えていた。さらに、③浸水した地域では、生活エリアだった1階部分が損傷し、そこに入ってきた泥が臭うようになってきていた。住宅の基礎が腐敗して、風呂場や台所など水回りのリフォームをしなければならず、費用がかさむ。独り暮らしの高齢者は泥かきができないため、ボランティアが必要である。

今回、特にわかったのは、④津波被害がなかった家でもいろいろな問題を抱えているということであった。例えば、被害が大きかった親戚や知人を受

写真1

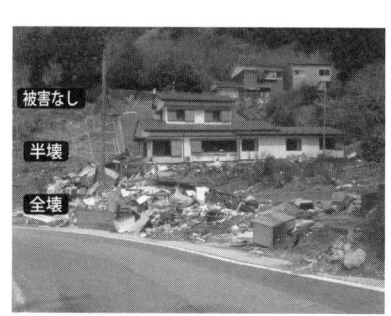

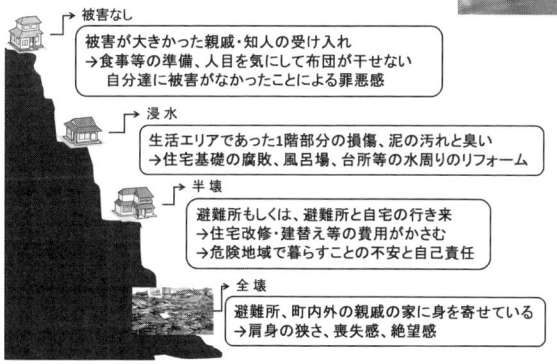

図1　被災状況によって抱える問題の違い

- 被害なし
  被害が大きかった親戚・知人の受け入れ
  →食事等の準備、人目を気にして布団が干せない
  自分達に被害がなかったことによる罪悪感
- 浸水
  生活エリアであった1階部分の損傷、泥の汚れと臭い
  →住宅基礎の腐敗、風呂場、台所等の水周りのリフォーム
- 半壊
  避難所もしくは、避難所と自宅の行き来
  →住宅改修・建替え等の費用がかさむ
  →危険地域で暮らすことの不安と自己責任
- 全壊
  避難所、町内外の親戚の家に身を寄せている
  →肩身の狭さ、喪失感、絶望感

け入れるため、食料を調達しなければならない。避難所には食事が配られるが、避難してきた人たちを受け入れている家庭にまでは配られないため、持ち出しが大きい。また、自分たちには被害がなかったことに罪悪感があり、人目が気になって布団も干せないという悩みがあることがわかった。

このような問題は、家庭訪問によってしか掘り起こせない。このため、保健師教育でまず行うべきことは、A.「地図を片手に家庭訪問できる」ことである。また、B.「初対面の相手でも健康相談できる力量」が必要である。さらに、C.「家庭訪問で得られた情報をまとめ、次に必要な手立てを取ること」である。また、災害現場では、強いストレスがかかってくる。人手も物資も足りないし、環境も不衛生になりがちである。保健師自身も被災者であり、家を流された人もいる。その中で住民対応を求められるわけであり、D.「自分の状況を考慮し、適宜栄養や休養を取るセルフマネジメント力」が求められる。

これらは、基本的な保健師活動とその能力であり、災害時に限らないが、災害時には非常に厳しい状況に置かれる分、特に重要である。

(3) 得た情報を分析・統合し、施策につなげていく力＝研究能力・施策化能力

保健師は、刻々と変わる情勢に対して、公衆衛生看護、すなわち、人々の生を衛るという立場から柔軟に対応するとともに、保健師として得た情報をまとめ、次の対応に結びつける力、施策化能力が必要である。特に今回のような未曾有の災害時には、誰も今までに経験したことがない、手探りの中で対応を求められる。このため、保健師には、未知の状況を探索しながら解を見出し、対応していく力、すなわち、研究能力が必要になる。また、探索して得た情報を統合し、ニーズを探り出し、必要性をアピールする力（提案力）と、新しい対応（事業を含む）を産み出して行く力、すなわち、施策化能力が必要である。これは、外部から入った支援者にも必要である。

2. 保健師教育で必要な健康危機管理の内容

1)「健康危機管理」が、保健師の教育内容として指定規則に位置づけられた

保健師に対する災害保健教育は、従来、必ずしも充実しているとは言えな

かった。しかし、平成21年7月に保健師助産師看護師法が改正され、保健師の修業年限が、従来の「6か月以上」から「1年以上」に延長された。期間が充実されたのに伴い、新しい教育内容が定められ、保健師助産師看護師学校養成所指定規則が一部改正されて、平成23年1月6日に公布、4月1日から施行となった。

改正の要点は、以下の通りである。
① 「地域看護学」を「公衆衛生看護学」に改め、保健師の役割と専門性をより明確化した。
② 学校保健や産業保健における組織への支援を明確にするために、「個人・家族・集団・組織の支援」に改めるとともに、「公衆衛生看護管理論」の備考に「健康危機管理を含む。」を加えた。
③ 必要単位数の総計を「23単位以上」から「28単位以上」とし、実習も4単位から5単位へと増加した。

2）指定規則で求めている健康危機管理の内容

この中で「健康危機管理」は、今回の改正で新たに入ったものである。その背景には、阪神淡路大震災（平成7年）、新潟県中越地震（平成16年）等で、保健師の組織的派遣が効を奏したことがあると考えられる。

新しい指定規則の指導要領、「保健師教育の基本的考え方」の項には、健康危機管理の重要性が次のように記されている。これも、新たに追加された項目である。

『3　健康危機管理の体制を整え、健康危機の発生時から回復期の健康課題を早期に発見し迅速かつ組織的に対応する能力を養う。』

また、同時に改定された「卒業時の到達度」には、新たに、「3. 地域の健康危機管理を行う」が大項目として追加された。これは、「G. 健康危機管理の体制を整え予防策を講じる」「H. 健康危機の発生時に対応する」さらに、「I. 健康危機発生後からの回復期に対応する」という中項目に具体化されており、小項目は、38番から49番の12項目が取り上げられている（表1）。そ

して、扱われている健康危機は、感染症・虐待・DV・災害等が含まれ、災害対応は、教えるべき重要項目として位置づけられている。

卒業時の到達度は、レベルⅡ（指導の下で実施できる：指導保健師や教員の指導の下で実施できる）、レベルⅢ（学内演習で実施できる：事例等を用いて模擬的に計画を立てたり実施できる）、レベルⅣ（知識としてわかる）のうち、Ⅳが多いが、理解するには、具体的な教材が必要である。

表1 保健師の卒業時の到達目標（抜粋）：地域の健康危機管理を行う

保健師の卒業時の到達目標				到達度	
大項目	中項目		小項目	個人/家族	集団/地域
3. 地域の健康危機管理を行う	G. 健康危機管理の体制を整え予防策を講じる	38	健康危機（感染症・虐待・DV・自殺・災害等）への予防策を講じる	Ⅱ	Ⅲ
		39	生活環境の整備・改善について提案する	Ⅲ	Ⅲ
		40	広域的な健康危機（災害・感染症等）管理体制を整える	Ⅲ	Ⅲ
		41	健康危機についての予防教育活動を行う	Ⅱ	Ⅱ
	H. 健康危機の発生時に対応する	42	健康危機（感染症・虐待・DV・自殺・災害等）に迅速に対応する	Ⅲ	Ⅲ
		43	健康危機情報を迅速に把握する体制を整える	Ⅳ	Ⅳ
		44	関係者・機関との連絡調整を行い、役割を明確化する	Ⅲ	Ⅲ
		45	医療提供システムを効果的に活用する	Ⅳ	Ⅳ
		46	健康危機の原因究明を行い、解決・改善策を講じる	Ⅳ	Ⅳ
		47	健康被害の拡大を防止する	Ⅳ	Ⅳ
	I. 健康危機発生後からの回復期に対応する	48	健康回復に向けた支援（PTSD対応・生活環境の復興等）を行う	Ⅳ	Ⅳ
		49	健康危機への対応と管理体制を評価し、再構築する	Ⅳ	Ⅳ

卒業時の到達度レベル
Ⅰ：少しの助言で自立して実施できる
Ⅱ：指導の下で実施できる（指導保健師や教員の指導の下で実施できる）
Ⅲ：学内演習で実施できる（事例等を用いて模擬的に計画を立てたり実施できる）
Ⅳ：知識としてわかる

3）全戸家庭訪問で保健師教育に活用できると考えられた事項

平成23年度から適用になった、新しい指定規則と照らし合わせれば、今回の全戸家庭訪問で見出された事項で、保健師教育に活用できるものとして、

以下が考えられよう。

「G. 健康危機管理の体制を整え予防策を講じる」について

　被災者は、さまざまな健康危機を持っていた。特に、それまで何とか自宅で暮らしていた高齢者が、津波で自宅に住めなくなり、避難所や子どもの家で気兼ねしながら生活し、動かなくなった結果、褥瘡が発生したり、機能が低下したりしていた。子どもたちは、汚泥の中を通学し、泥が風に舞い上がる中でマスクもせずに遊んでいた。生活の体制を整えるとともに、自分で自分たちの身を守る術を教育していく必要がある。

　津波災害では、高齢者が多数逃げ遅れて死亡したこと、また、高齢者を助けようとして逃げ遅れた若い人が多いこともわかっている。そのため、健康危機管理体制としては、発生してからだけでなく、発生する前の対策が重要であった。例えば、高齢者は高台に住居を構えるなどである。

「H. 健康危機の発生時に対応する」について

　健康危機の発生時に対応するのは、保健師だけではない。チームとしての対応が必要である。また、地域の社会資源を十分に活用する必要もある。災害直後は利用者が亡くなったり遠くに避難したりして、一時的に利用者が減る。このため、資源を活用することは、その資源が地域で生き残り、次のステップにつながるという利点もある。

「I. 健康危機発生後からの回復期に対応する」について

　人は自然治癒力を持っているが、災害時には、そのシステムが破綻してしまうこともある。また、地元の保健師はマンパワーが限られている。まずは、ニーズをしっかりと把握する。同時に、①個別対応が良いのか、集団の治癒力を活用する方が良いのかを考える、②保健師が直接対応した方が良いのか、他の職種でも良いのか、むしろ地元の人でない方が良いのか等、振り分けをすることが必要である。その上で、③優先順位を決めて、個々人が危機を脱することができるように、きめ細かく対応していく必要がある。

　保健師のマネジメント能力を発揮することが期待されている。

4）新指定規則でも不足と認識された事項：「被災地の人々の暮らしをみる」

　被災後1カ月半の時点で全戸家庭訪問を行った結果、「健康危機管理」が

強化された新しい指定規則でも、不足している事項が明らかになった。それは、「保健師は、被災地の人々の暮らしをみなければならない」ということである。この場合の「暮らし」は、「経済面」「生活の立て直し」「被災地域の生業(なりわい)の再興」「生きる意欲を引き出す」「仲間づくり」「コミュニティの再建」等が含まれている。

今回は、特に、津波被害がなかった地域でも、「避難してきた親戚たちを受け入れて、その食事の世話をするために経済的に苦しくなっていた。しかも、そこには、救援物資が来ない」「親戚宅や避難所に身を寄せた要介護の高齢者は、動かないために麻痺が進行し、褥瘡ができてしまった」等々の事例が後を絶たない。

共通してみるべきは、①その人たちの「暮らし」であり、②「暮らしを含めた被災者の健康状態」である。また、③その地域が立ち直っていくための指針となり得る「被災地の保健医療福祉計画」が必要である。

被災地で、実際に保健師が健康危機管理を行うためには、ここまでを、教育に組み入れる必要があるということがわかった。将来の指定規則改正で留意すべきことであろう。

3. 現任教育として

1）家庭訪問（アウトリーチ）技術の重要性

「被災地では、保健師と一緒でないと住民にも会えない」

これは、ある分野の専門家が言った言葉である。そのくらい、被災地では、保健師は本当に頼られている。特に、保健師が各家庭に入っていく技術、家庭訪問の技は頼られている。保健師は、自分たちが「家庭訪問できる」ことにもっと誇りと自信を持ってよいと思う。実際、今回の参加者の声でも、「各ご家庭に行ったからこそ、話が聞けた」という感想が多数寄せられた。

一方で、「久しぶりに家庭訪問した」という声も聞かれた。近年、保健師の家庭訪問件数の減少は甚だしい。また、近年は、虐待防止・特定健診等々、多数の事業が降りてくるようになり、なかなか家庭訪問に行けないという現実があるのも確かである。

その分、家庭訪問の実力が低下したり、若い人では育っていないという現

実があろう。特に、学士課程の卒業要件として保健師と看護師の2つの免許を取る「統合化カリキュラム」を取る看護系大学では、過密カリキュラムのために、ともすると保健師の実習時間が短期間しか取れないために、家庭訪問を行わないまま、「保健師となるための実習」を終えてしまっている大学もある。近年は、このような大学卒業生の採用が増えているため、家庭訪問の技量を、就職してから鍛えなければならないという現実がある。

　アウトリーチは避難所でも必要とされる。専門職が避難所の一角で待っていても、「そこまで行って相談する」ことがなかなかできない人が多いのも現実である。避難所でも避難者の所に行って、生活状況をアセスメントし、「予防活動」をして、生活不活発病等を防止する必要がある。まして地域で家庭訪問が求められるのは当然である。

2）地域全体を見て地域の資源を確保する先見性・統合性

　被災地の社会資源は、災害によって住民が亡くなったり、他所に避難した時、利用者が激減するという問題に直面する。例えば、大槌町で唯一の訪問看護ステーションである"ふれあいおおつち訪問看護ステーション"では、震災前に46人いた利用者のうち、死亡15人、行方不明1人であった。被災後の訪問は、3日目に1人、1週間後に2人、2週間後に5人の訪問を開始したという状況で、7月上旬になってやっと利用者が15人まで回復したというのが実情である。利用者が減少すれば、採算が合わず、事業を継続することができなくなってしまう恐れがある。

　しかし、高齢者が多い町である。将来的には、訪問看護のニーズは高い。社会資源が潰れてしまったら、本当に高齢者はこの町で生きていけなくなる。災害直後から社会資源を活用することにより、地域の資源を確保できることになる。住民の健康状態をよくわかっている保健師が、町にある社会資源を活用し、その活動を支える必要がある。

　保健師の教育では、そのように、トータルに物事を考える力を養い、最終的に町民が困らないような支援方法を選択できる能力を育成する必要がある。

3）防災計画に保健師がより深く関わることの重要性

　保健師は、日頃から、住民の健康状態、要介護状態や難病等による人工呼吸器装着者、人工透析患者等を把握している。この人々は、災害弱者として位置づけられる。

　まずは、これらの人々を、平時から、住居地も含めてリストアップしておく必要がある。さらに、保健・医療・福祉・教育等の社会資源や行政機関の連絡方法等も整備しておく必要がある。この整備は、災害発生時にそこの人々の安否確認をする場合、そこを資源として活用する場合だけでなく、外部からの支援を受ける際にも必要な情報である。

　地域社会に存在する災害弱者への対応と、その際に活用可能な資源は、防災計画にも盛り込まれる必要がある。防災計画の企画段階から保健師が入っておく必要がある。

4）保健師を、防災本部のメンバーとして位置づける

　災害現場は、刻々と事態が変わる。限られたマンパワーと資源で、次々に生じてくる難題に対処しなければならない。また、特に災害発生時には、現場から発信し、ニーズに基づいて対策を立案することが肝要である。そのためには、住民のニーズをよくわかる保健師が、司令塔の中にいる必要がある。

　現在、保健師は、災害現場では、どのチームからも「地域における重要な役割は保健師が担っている」と認識されているにもかかわらず、発災直後の防災本部のメンバーには入っていないことが多いようである。しかし、保健師が、その能力を発揮し、効果的に活動するためには、防災本部に位置づいて、役割を担うことが必要である。また、保健師側にも、その機能・力量が求められる。今後、リーダーシップを取り得る教育を行う必要がある。

4. 保健師の派遣について気づいたこと

1）申し送りを地元で行い、地元保健師の負担軽減と効果的な情報提供を行う

　東日本大震災では、全国から派遣された保健師による大規模な支援体制が取られた。多くの保健師が被災地に支援に入り、住民に接し、保健指導を行うとともにニーズを聞いた。そして、得た情報が、住民のために最大限生き

るように、申し送りをした。
　その申し送りは、誰が聞き、どのように生かされていったのであろうか。

　刻々と変化する被災地の状況に対応するためには、地域の状況に精通している地区担当保健師の役割が大きい。一方で、彼らも被災者。どのような情報を彼らが得て、仕事に生かすことができるのか、が重要である。地元の保健師の負担を減らし、かつ、その力を最大限に発揮してもらうためには、工夫がいる。
　最低限必要なのは、<u>「申し送りを地元（被災者の近く）で行う」</u>である。
　これにより、地元保健師が申し送りのために往復する時間を節約できる。
　今まで、国を通した派遣依頼は、県からなされるために、各都道府県から派遣されてくる保健師たちのマネジメントは県の保健所が担当することとなり、支援自治体の調整やケースの申し送りを受ける役割も担っていた。しかし、これでは、①正確な情報が地元（町）の保健師に素早くは伝わらない、②町の保健師が情報を入手しようとすると保健所で開催される申し送りに行かなければならず、往復の時間がもったいないため出席できない、という問題、すなわち、各県から派遣された保健師たちが得た情報が、効果的に活用できない、という問題が生じてしまっていた。
　これを回避するためには、少なくとも地元で申し送りをするべきであろう。

2）保健所保健師の役割と保健師数確保の重要性

　保健所の強みは、県や国とつながり、その情報が得やすいことである。地元の被災状況がよくわかり、そのつなぎもできる。平成23年度の第3次補正予算等、復興のための資金が準備された時には、その情報を速やかに市町村に流し、地元で職がなくて困っている人につなげ、職確保等の便宜を図る必要があろう。
　しかし、そのためには、保健所に、一定数の保健師が確保されていなければならない。地元の窮状にアンテナを高く張り、必要な情報を与えて、市町村が動きやすくするような配慮が必要である。
　残念ながら、大槌町を管轄している釜石保健所は、我々が全戸家庭訪問を

していた4～5月には、保健師が2人しかおらず、とても手が回らない状況であった。今回の震災を通して、岩手県の保健所がマンパワー不足であり、その体制を早急に補強する必要性を、震災後に地元の町に滞在して痛切に感じた（なお、岩手県では、平成24年度には保健師の新規採用・増員が7人あり、徐々に改善していくものと期待している）。

5．今後、取り組むべき課題

1）大規模災害時に、保健師による全戸家庭訪問でニーズを把握し、予防に生かす必要性

今回、保健師による全戸家庭訪問を行った結果、住民から多くのニーズが拾い上げられ、次の展開に結びついた。今後の被災地支援では、全戸家庭訪問による安否確認と健康状態の把握・分析に基づき、施策化・提言していくことが求められる。

大規模災害時に、限られた人員で効果的に行うことを考えると、訪問チームは保健師が最適であろう。今まで、大規模災害を機会に、災害派遣医療チームとしてDMAT（災害派遣医療チーム）やJMAT（日本医師会災害派遣医療チーム）が作られてきた。

筆者らは、これに加えて、DPHNT（Disaster Public Health Nursing Team：災害派遣保健師チーム）を提案したい。DPHNTは、一定の教育訓練を受けた保健師が人材登録をし、発災現場へ派遣されて、家庭訪問による住民の安否確認、健康相談、ニーズ調査、緊急対応を要する対象者に対応し、ケアマネジメント等を行う。これを通して、被災地域に必要な支援チームの支援内容と必要量を明確にし、発災現場との調整機能を担うこととする。いわば保健師が通常行っている一連の活動を災害地で展開し、その結果を基に自治体等に提言するものである。

さらに、保健師が日頃行っている活動、すなわち、住民の生活支援やコミュニティの再生支援も行う。これに関しては、発災後長期間の支援が必要とされることから、継続的に支援する体制を作る。また、これには研究的素養も必要となるため、研究者を含めたメンバー登録と教育訓練を行う。DPHNTを通して、住民の日常生活の復旧と被災したコミュニティの再生を

図るようにする。

　なお、東日本大震災を契機に、災害支援パブリックヘルスフォーラムが設立されている。それと、協働しながら行うものである。DMATやJMATは、2005年4月厚生労働省において発足した。DPHNTも、国の機関の関与が必要であろう。

　現在の日本列島は、いつ大規模災害が起きないとも限らない。常に大規模災害の発生を念頭に、災害派遣体制を整備する必要がある。

2）ITの活用

　今回の全戸家庭訪問は、紙と鉛筆・手入力の方法であった。出力された住民基本台帳を印刷された健康調査票に切り貼りし、住宅地図と照らして訪問し、行ってきた家庭については地図に色塗りし……、という手作業だった。また、健康調査票の記載事項や聞いてきた事柄は、後日手入力した。調査準備、調査実施、調査後の活動と、何よりも、健康状態の分析をするために、膨大な時間を消費することになった。

　これの改善が必要となる。

　参加者の声にもあったように、GPSで居場所を確認し、iPad等で健康調査票の入力ができれば、迅速に結果が出せることになる。今回は、そこまで考える余裕がなかった。ITの導入により、改善できる事項が多いと考えられ、今後、全戸訪問に必要な機器として、IT機器を開発していく必要がある。被災地の刻々と変化する暮らしのニーズや健康ニーズを、ITの活用により瞬時に分析でき、他職種との連携や復旧・復興に活用できる。

　一方で、津波被害の特有の問題として、「台帳そのものが流されて、今までの町民の情報がまったくわからない」ということが挙げられる。保健活動の台帳は、個人情報の固まりである。これを、どのように記録・更新・保存・引き出し可能にしていくかについて、衆知を集めて考える必要がある。

【村嶋幸代、鈴木るり子、岡本玲子、岸恵美子】

第7章
全戸家庭訪問におけるマネジメント

第1節
概　要

　大槌町における全戸家庭訪問健康調査では、4月23日から5月8日の16日間に、ボランティアとして全国から保健師等137（延べ555）人が参加した。最多数の日は、76人に上った。これだけの集団が、未だ交通機関の回復も不十分な中、瓦礫の中を歩いて調査に行ったわけである。事故もなく、健康を保って調査を終えることができて、正直、ホッとしている。

　本稿では、調査本部を運営した立場から、今回の調査のマネジメントについて記したい。調査本部のリーダーは、4月23日から28日までは澤井直子保健師（江東区係長）が、29日から撤収までは村嶋幸代が務め、4月30日から5月7日は佐久間清美と一緒に行った。

　なお、本章は、第3章と一部重なるが、第3章は調査に至るまでのプロセスを、本章では調査の後方支援について主に述べた。

1. 基本はセルフマネジメント

1）調査の呼びかけと参加者の募集

　被災地で調査活動を行うため、集まった保健師たちは、基本的にボランティア参加である。呼びかけ人が、募集のための呼びかけ文をメールで流し、それを読んだ人々がメールを通して自主的に参加を申し込むという方法を取った。交通費も自己負担である（所属組織からの支援を得た人もいる）。

　ボランティアの募集は、大きく3団体に行った。

　一つは、一般社団法人全国保健師教育機関協議会の会員校である。メール

文書とホームページへの呼びかけ文掲載で行った。二つ目は、NPO法人公衆衛生看護研究所と全国保健師活動研究会である。事務局の菊地頌子さんにより、会員への文書による呼びかけが行われた。3つ目は、東大大学院医学系研究科の看護学講座のメーリングリストで流した。

調査の呼びかけ文と申込書からなる第一報に、大槌町の現状、活動の趣旨と方法、町の委託を受けて行っていること、連携する機関等を記載した。全国の保健師たちは、この文章を読み、理解して申し込んでくださったわけで、最初に情報のマネジメントがあったといえよう。

申し込み先は、全保教と東大関係者へは「東大看護」のメールアドレスで、NPO法人は、その事務所とした。全保教の会員校へは、村嶋が4月9・10日に大槌町に行って副町長と会って調査をやると決めた後、4月15日くらいに呼びかけ文を流した。申し込み者が非常に多く、4月20日に締め切った。全保教事務職員の竹野由香さんが申し込み者の一覧を作成したが、彼女は、1日で100人分の情報を入力したという。22日には参加者の一覧表が鈴木るり子の手元に届き、23日の調査開始に間に合った。

2）ボランティア参加者の準備と現地入り

持参すべき物は、寝袋、防寒具、血圧計、自己の健康管理に必要な物品、到着日の食糧を含め、すべて自前で確保することが原則であった。ボランティア保険に加入することもお願いした。

各地からボランティアが大槌町の調査本部に集まるための交通手段の確保には、自力で本部まで来る"自己完結型"と、近くのバス停まで迎えに行くという"バス停へのお迎え型"があった。参加申込時に到着日時を明記してもらったが、大槌町内の路線バスの回復が遅く、多くの人は釜石駅からタクシーで来ることになった。2週間、かなりの人が乗ったので、地元のタクシー会社には、調査本部の所在が、すっかり覚えられた。

3）訪問調査時の注意事項

調査本部に着いたボランティアがまず渡されたのが、資料10であり、生活面の注意が記載されている。

資料10　訪問調査時の注意事項

訪問調査にご参加の皆さま

遠路お疲れさまです

【注意事項】
○ まずは名札（教育機関の方は、無地に「保健師　○○○○」、自分で記入。公衆衛生看護の方は、記入すみ名札あり）を作ります。
○ 公衆衛生看護の方は、500円のボランティア保険代を柱の箱に入れてください。
○ 食費、滞在費は1日1,000円を目安とします。ご自身で計算し、掲示板下の「カンパ箱」に入れてください。
○ 訪問に出る際は、ベストを着用してください。

・掲示板が事務局机横の壁に貼ってあります。新しい情報を書いておきます。毎日チェックしてください。
・トイレは、仮設のトイレ（4つ）を使用します。適宜ペーパーの補充をしてください。夜間は暗いので、懐中電灯が必要です。
・水道は外の流しを使用します。流しの上に電灯のコンセントがあります。夜間節電でご利用ください。
・ゴミは、「燃える（生、紙、プラ）」「缶」「ビン」「ペットボトル」に分別です。
・食事の際は箸を一膳使用、名前を記入し、マイ箸にしてください。紙コップも同様です。
・炊飯器は1升炊きが3つありますが、一度に使用すると、ブレーカーが落ちます。2つ以上使用する場合は、外の倉庫にコンセントがあります。小さいトースターもあります。
・食器は、飯椀、湯呑、皿、箸たくさんあります。食器は基本洗わないように、ラップをかけて使用してください。
・廊下にゴミを出さないでください。猫が来ます。
・灯油缶は廊下にあります。適宜追加してください。
・みかんがあります。ビタミンCをどうぞ。

こちらの住所
（宅急便などの時のみ、お伝えください。直接電話をかけないでください）

大槌6　佐藤典男さん宅

4）大槌町健康状況把握訪問調査の手引き

　調査本部に到着後、一息ついた参加者への説明内容である。訪問調査の詳細が記してある。第3章49ページの健康生活調査票に対する記入要領を含んでいる。主に本部詰めのリーダーが説明した。

＜大槌町健康状況把握訪問調査の手引き＞　4月30日版

　本調査は、大槌町からの依頼を受けて以下の要領で行います。
　期間は4月23日から5月8日を予定しています。避難所には、岩手県保健所を通して各地の自治体が入っているため、本調査では、基本的に在宅にいる住民の方を対象として行います。
　大槌町からは住民基本台帳をいただいていますので、私たちが得た情報は、速やかに町の方針に反映されます。

1. 標準的な調査スケジュール
　　（めやすですので、状況に応じて変更してください。）
　　起床　　　　　　　　　6：30
　　朝食準備・身なり
　　朝食　　　　　　　　　7：30～8：00
　　（バスで来る人の迎え）
　　調査打合せ　　　　　　9：00～9：30
　　調査時間　　　　　　　9：30～16：00（1世帯30～50分が目安です）
　　佐藤さんの家　　　　　17：00までに帰る
　　記録・報告・引継ぎ　　17：00～18：00
　　（町役場への報告注1）　18：00までに）
　　夕食　　　　　　　　　18：00～18：30
　　明日の準備（適宜）　　18：30～22：00
　　消灯
　　　注1）町役場への引き継ぎは、緊急に情報の報告が必要な場合に行う。
　　　　　リーダーを通して、鈴木先生に報告、2～3日に一度、町役場に報告します。
　　リーダーは毎日、内容を更新して、新規に入る方々に渡すようにしてください！

［準備してあるもの］
　住民基本台帳
　　○紙媒体であるファイル
　　　①住民台帳番号
　　　②地域別
　　　③名前（五十音順）

　　○ファイルの見方
　　　黄色に行を反転しています。さらに下記の色文字で入力しています。
　　　［緑字］：行方不明者（4月18日までの情報）
　　　　　　　（居場所がわからない人と津波で流されて発見されていない人の両方）
　　　［赤字］：死亡確認者（4月18日までの情報）

〈現状4/22〉
　避難所名簿と避難所外避難者名簿を住民基本台帳に反映させなければならないが、現在のところ1／3程度しか反映させられていない。反映させられている場合は、欄外に避難状況を入力している。

2．訪問前の作業（前日の夜に実施しているとよい）
　1）町別の世帯リスト（片面刷り）を世帯毎に切る。世帯が2ページに渡っていることがあるので、ページが変わるところは世帯がつながっていないか確認。
　2）健康生活調査票に左に寄せて貼る。名前と住所、台帳番号を記載しておくと楽です。（注：インクが無くなり、行を黄色反転ではなく、住基行番号に何らかの色を付けています。）
　3）住所番地順に並べておく。
　4）地図の頁毎に調査票を取りだす。
　5）健康生活調査票と地図に共通の番号を振る。
　　一頁毎、通し番号を振る。地割ごとでなく、ページ毎で通し番号を振った方が見つけやすい。
　　例）P1-①

3．調査の方法および内容
　調査チームは、原則として4人で1チームを作り、集落までは車または役場のバスで移動します。
　調査は初めての方は2人ペア、慣れたら1人で実施します。
　調査時、必要に応じて血圧測定や情報提供、保健指導を行ってください。

　1）健康生活調査票の個人準備要領
　①掲示板にて、緊急時の連絡先、住民の方に伝えられるように地域の医療情報を確認しメモしておく。同じチームのメンバーの携帯番号等を確認する。
　②「健康生活調査票」記入要領を見ておく。
　③必要物品を各自持つ。
　　自分の訪問する地域の地図、「未記入の健康生活調査票（自分の訪問世帯数×5枚程度）」、「調査説明文（自分の訪問世帯数＋5枚程度）」、「大槌の障害者の状況（5枚程度）」、自分の訪問地区の地図、クリップボード、筆記用具、昼ごはん、飲み物、雨具、携帯など

4．調査打ち合わせ
　調査チームごとに、担当地域の詳細地図と健康生活調査票を受け取り、訪問する地域と世帯を確認してください。

5．訪問時の注意事項
　1）調査の導入で行うこと
　調査にあたっては、所属、氏名を名乗り、調査員（保健師）専用の名札（裏に大槌町発行の証明書あり）と黄色いベストを着用してください。本調査について、住民の方には、すでに大槌町広報等で周知しています（各世帯まで広報が届いてない場合があり、調査についてご存じない場合もあります）が、名札の裏の目的を説明し、承諾を得てから実施して下さい。
　2）調査を拒否される方は、無理に聞き取りをしない。
　3）引きつづき支援が必要な人は、電話番号を伺って記載しておく。

4）地図を持参し、訪問終了後にマーカーをつけるか、ノートに訪問者の名前をメモしてなければ、1日終了後に、記憶を辿ることが難しいです。
　　5）方言がかなりあるので、聞き取りが難しい場合があります（特に高齢者）。
　　6）地図にない家、小屋なども覗いて、人が居た場合は記入する。

6. 訪問時の記載内容
　　1）健康生活調査票に、世帯全員の安否、現在の所在、連絡先、緊急連絡先（同居以外）、キーパーソン、健康状況などを聞き取って記入してください（記入例を参照）。
　　2）訪問は、原則、健康生活調査票に沿って聞き取りますが、時間がない場合等は最低元気かどうか確認します。<u>会えた方、相談できた方は、1枚ずつ調査票を起こしますが、不在等で家族から聞き取った場合は、世帯一覧表の横に、安否を記入します。</u>
　　　＊会っていなくても申し送りが必要な人は個票を作る。
　　　＊障がいがある方の場合は、別紙があります。
　　3）基本的には、会った人の個票を作り記入する。問題のない人は、世帯欄に記入だけでもよい。

7. 避難してきている方がいた場合
　　1）訪問宅に避難されてきた方がいらしたら、1世帯1枚調査票を起こし、健康調査も行う。
　　　その場合、氏名と生年月日と元の住所をお伺いする。
　　2）面接できたら、1人1枚ずつ調査票を起こし、不在で誰かから聞き取った場合は、本人以外から聞き取った旨がわかるように、記載しておいてください。

8. 不在の場合
　　なるべく近隣の方に、情報を聞いてください。実施世帯数に計上し、相談数には計上しません。安否状況に入力します。

9. 訪問に必要な情報
　保健師さんへの連絡が必要なこと
　○岩間純子さん（地域包括支援センターリーダー：保健師）
　　連絡先　090-xxxx-xxxx　＊分からないことがあれば電話してください。
　○大槌病院の診療所→小鎚神社（上町ふれあいセンター）に出張診療所が4/25から開始
　　日時：平日（内科）9:00-12:00、13:00-17:00　　　　祝祭日は急患のみ対応
　○日本赤十字社巡回診療が奇数日に金沢支所
　○城山体育館、沖縄医師会、毎日9:00～17:00
　○ 歯科 → 会場：旧町立大槌保育園　時間：10:00～15:00
　○ 皮膚科 → 会場：城山体育館（4/30～5/5）
　　　　　　　　往診応相談　問い合わせ：080-xxxx-xxxx
　○ 眼科 → 会場：弓道場、日時：毎週月曜日9:30～16:00
　○ 耳鼻咽喉科 ・ 眼科 →堀耳鼻咽喉科眼科医院（釜石市中妻町3-2-5　○○ビル3Ｆ）
　　　　　　　　問い合わせ：0193-xx-xxxx
　○こころのケアチーム（電話相談）080-xxxx-xxxx（岩手県精神保健福祉センター）

10. 訪問調査後
　　1）調査用紙の整理

調査用紙の記入もれ等を埋める（調査日、調査者、台帳番号忘れずに！！）
２）保健医療計画策定シート：＊チームごとに１枚記入する。
「保健計画策定シート」の項目毎に、当日把握した情報から、支援が必要な対象者の人数を正の字で記入、住基番号を記入する。（当日調査した健康生活調査票からカウント）。
①緊急にフォローが必要なケースについて、該当する方の住基番号と氏名を記録する。
②３か月以内にフォローが必要なケースについて、該当する方の住基番号と氏名を記録する。
３）被災者訪問　要フォローケース：「保健計画策定シート」で！　緊急にフォローの必要なケースは、「要フォローケース」一覧表に記入する。
４）地図の記入
＊共有の地図に以下のように記入する。
①調査を実施した世帯には、共有の地図に黄色のマーカーをする。
②不在であって情報が得られない場合は、鉛筆で○をつける。
③不在であっても行き先が張り紙等で掲示されている場合、近所の人からの情報で行き先が確認できた場合は、黄色のマーカーをして、鉛筆で△をつける。
　　　　　　　＊安否確認ができた場合には、黄色いマーカーをする。
５）全戸訪問日計表：チームごとに１枚記入し、申し送り事項に課題等を記入する。
①訪問件数、相談者数［地域の相談者と避難所の相談者別数と合計数］、緊急フォロー数を計上する。
②訪問件数；不在の場合に、確認のために近隣に不在の人の状況を聞くために訪問した件数も入れる。
③相談者数；面接をした（会った）人数を入れる。但し、近隣に不在の人の状況を聞いた場合は人数に入れない。
　＊早急に対応が必要（緊急にフォローが必要なケース）：２週間未満で支援が必要なケース
　＊支援の必要あり：２週間以上３か月未満で支援が必要なケース
　＊経過観察：３か月以上～６か月未満で経過観察が必要なケース

６）申し送り
＊１）～５）について、リーダーは申し送りを行う。
＊「障がいの方への調査表」は掲示板下の封筒に、日毎に入れる。
＊新たに生存者、死亡者、行方不明者などが把握された場合は一覧表に記入し、役場に報告する。

11．その他
①危険な箇所がまだ沢山ありますので、無理をして立ち入らないでください。その際は、調査ができなくてもかまいません。

2. 見える化の組織マネジメント

1）統一ベストの着用

　訪問調査等の全活動時に、ボランティアは、背中に"保健師"の文字が入った黄色のベストとネームプレートを着用した。これにより、町民に、「ああ、黄色いベストを着た保健師さんたち」とわかって安心感を持ってもらうこと、また、参加者である保健師たちの一体感が高まったと思われる。この発案は、発起人の鈴木るり子。彼女が、知人から最初にいただいた見舞金24万円で、このベストと名札を用意した。

2）依頼文書の携行

　調査に際しては、町発行の説明文書を持参し、ネームプレートの裏側には、副町長発行の依頼文書を入れた（47ページ参照）。

3. 調査本部の設営と事前準備

1）調査拠点の確保

　津波で町方の主要な拠点・宿泊場所が流されてしまった町に、大量のボランティアが2週間も集まる時、まず必要なのは、集合の拠点とボランティアの宿泊場所である。

　4月9・10日に下見に行った時、海岸に面して奇跡的に残った民宿にも打診したが、食事を入れて1日に6,000円程度かかることがわかり、断念した。民宿は、電気等の工事を行う人の拠点となっており、それを占有するわけにはいかなかった。結局、大槌町の山手、葉たばこ農家（大槌町の民生委員、佐藤さん宅）の作業小屋（2室で100畳）をお借りし、寝袋で泊まることとした。

　ここが、調査本部となり、朝・晩の食事、ミーティングの場となった。

2）拠点の設営

　調査本部の設営は、4月22日から現地入りした先発隊の岡本玲子チームが行った。宿泊所の一角に、プロパンガス1台と作業台を置き、調理ができる

ようにした。作業台は、ビールケースを逆さにして、上にベニヤ板を置いたものである。炊飯器は、一升炊きを3台、電気ポットも持ち込みを含めて3台用意した。一度に50人分の汁を作れるほどの（超）大鍋や茶碗・箸は、鈴木が準備した。

　椅子で座れるテーブルを確保し、その上に、パソコン・ファイル等を置き、入力作業ができるようにした。貴重なUSBの保管場所は、天井から吊り下げた袋の中とした。窓際の板を掲示板とし、大槌町の地図（調査済み地区を色塗り）、調査員への周知情報、訪問件数等がすぐにわかるようにした。

　5月の連休中といっても、ボランティアが参加できる日時は限られている。集中したのは、5月1日から5月3日で、特に、3日には76人が参加した。床が抜けないかと心配したが、「丈夫に作ってあるから大丈夫」という農家の言葉を信じることにした（参加者は、意識して柱の近くで寝たようである）。2室ある作業場の中間に、黒いビニールで仕切られた乾燥室があり（2室で各8畳ほど）、そこを男性部屋にした。

3）生活できるようにするための最低限の配慮

　70人が一カ所に寝泊まりする時、必要なのはトイレである。葉たばこ農家の母屋にあるトイレは、洋式と和式、男性用が各々1台ずつで、とても足りない。そのため、町を通じて仮設トイレを4基借り、庭の一角に据えさせていただいた。

　4月の岩手県は大変寒い。夜は、何枚も着こんで寝袋に入り、その上からコートを掛けても、中で凍えそうになる。しかも、初日は大雨が降った。調査から帰ってきて、冷えた身体を温めなければならない。ストーブと灯油は必需品である。ストーブは、佐藤さん宅からお借できたが、当時、灯油とガソリンは払底していた。幸いにも、地元の業者が遠野経由で入手してくださったのを購入できた。また、大槌町から、支援物資の毛布100枚をお借りできた。これでやっと何とか夜がしのげるようになった。

　調査に出歩く時には、足を確保する必要がある。これも、町からスクールバスを、その時間帯に拝借することができ、送迎してもらえるようになった。

4）食糧の確保

「ボランティアは自己完結型で来てください」とは言っても、数日泊まるとなると、各人が準備するのは無理である。企画側である程度食材を準備しなければならない。現地に食料がないことはわかっていたので、東京で食材を確保し、運ぶことを考えた。献立と食材の購入は、東大医学系研究科地域看護学分野の事務職員である堀美奈子さんが考え、購入してくれた。彼女の相談に乗って一緒に考えたのは、健康科学看護学専攻の各教室の事務員さんたちである。お玉やフライ返し等々を、数人の自宅から持ちより、自家用車で現地入りした西垣昌和助教に食材とともに運んでいただいた。米は、地元の農家から購入した他、北海道の山本氏が、勤め先からの寄付をもらったということで、150kg持ち込んでくださった。

他に、生鮮食料品は、各地から集まるボランティアが持参、もしくは宅急便で送ってくださった。賄い担当の河野美智子さんは、道端の草花から食材を見つけるのもうまく、採集してきた蕗などが食卓に並んだ。

5）留守番兼調理担当者の確保

昼間、皆が調査に出払ってしまうと、やはり物騒である。身元のしっかりした人に、調査本部を守っていただく必要があると考えた。大槌町には、東大の海洋研究センターがあり、今回、大津波で被害を受けている。そういえば、現地職員さんがいるに違いないと思い、センター長の大竹二雄教授にお願いしたところ、現地職員さんを頼むことができた。4人がローテーションを組み、毎朝、9時から午後3時まで、2人ずつ来てくださった。調査本部の留守番と、調理、掃除等を担当してくださり、本当にありがたかった。70人分の食料の確保には、こういう裏方の存在が不可欠である。

6）調査に直接必要な用紙類

調査票と依頼文、緊急フォローケース、日報等の書類は、鈴木が勤務先で印刷した。調査票だけで5,000枚は印刷したが、結局は足りずに、大槌町でも印刷することになってしまった。大槌町は、約5,000世帯で、本当は足りるはずであったが、家族の分も調査票を起こしたこと、訪問先のご家庭に避

難している人についても調査票を起こしたために、元の住所を貼りつけた調査票と重複したこともあり、結局足りなくなってしまった。

　訪問予定の家庭について、あらかじめ世帯ごとの家族氏名を訪問調査票に貼りつけ、住宅地図と照合し、同一番号を振って、調査員ごとに1日約15軒分準備した。

7）調査用具、後方機器（パソコン等）、コピー機の準備

　各自、調査に必要な血圧計と画板、鞄、筆記用具は持参することになっていたため、事務局としては、ノートパソコン4台、プリンター3台、ファイル類、事務用品（含、模造紙とマジック）を準備した。4月23日の調査開始後、「やはりコピー機があるといい」という声を聞き、東大の有本梓助教が、「自宅には使っていないコピー機があるから」と、調査本部に貸し出してくださった。これを調査期間中借用し、大変助かった。コピー機があったお陰で、「連休中の医療機関情報」「様々な生活情報」「生活上留意すべき点」等を印刷して調査員に持たせ、訪問先での問い合わせに答えることができたからである。日々刻々と変わる被災地の医療情報について、町民のニーズがとても高かった。訪問先の町民からの質問に関しては、調査本部として即答できるものは即答し、わからないものは一つ一つ町に問い合わせ、わかった情報を印刷して配布した。

　途中で大きく不足したのは、ダブルクリップ、輪ゴム、紙ファイルであった。東大で買って送ってもらったり、途中から参加する大学院生に買って来てもらうことが多かった。調査の最後には、記録用紙の整理に困ったが、東大高齢社会総合研究機構秋山弘子教授のご厚意で、整理のための大量のファイル類をお送りいただき、大変ありがたかった。

　パソコンは4台準備したが、1台は、調査結果を住民基本台帳に反映させるために使用したため、実質3台だった。町民からの問い合わせに答える資料作り、日報、記録整理、提言書作成等々にパソコンが必要で、4台ではとても足りなかった。

8）その他の物品

　今回の災害では、多くの団体が被災地にボランティアの支援者を送り込んだ。日本看護協会は、災害支援ナースの登録制度を持っており、3月下旬から、特別バスを仕立てて全国のナースを被災地に送り込んでいた。いろいろな看護物資も、看護協会には集まっていた。

　今回の調査にもその物資を活用させていただけることになり、学生二人と看護協会に行き、ホールに山と積まれていた支援物資の中から、必要な物品を選び出した。自動血圧計、体温計、スリッパ、ウェットティッシュ、マスク、歯ブラシ、消毒剤、経口栄養剤、水、玩具セット等を選んだ。段ボール10箱に上る物資は、ちょうど、4月末に、支援ナースを迎えに行くために、乗客のいないバス便があるということで、看護協会から直接現地に運んでもらえた。とても助かったし、看護協会の組織力を感じた。これらの物資は、被災地でご家庭を回る時に配布し、大変喜ばれた。

　お手玉の差し入れもあった。私たちの活動を新聞で知った埼玉県在住の方から、お手玉を寄付したいという申し込みがあり、ありがたくいただくことにして、東大に送っていただいたのを現地に運んだ。端切れを丁寧に縫い合わせて作ったお手玉が、3個ずつビニールに励ましの言葉とともに入っていた。調査員が主に子どものいる家庭に持参し、大変喜ばれた。こういう人々の善意と心遣いが、調査員の心も和ませ、調査にゆとりをもたらした。

4. 調査時のマネジメント

1）毎朝夕のミーティング　調査内容の質の保証・調査事項の統一

　大勢の調査員が従事する時、重要なのは、「誰がやっても同じ基準で記録する」「同じ現象を見た時に、同じ項目・レベルにカウントする」こと、すなわち、評定者間信頼性の確保である。調査の間、毎日、朝と夕に行った全体ミーティングは、一つは、上記の意味を持ったがそれだけではない。

　まず、（1）健康調査で出てきた問題点を早期に抽出することである。現在、町民が抱えている問題・疑問を早目にすくい上げ、①情報提供で済むものは調べて伝えることにより解決する、②治療等につなげる必要のあるものは速やかに対応して2次予防・3次予防につなげる、③町にかけ合う必要が

あるものは要望する、ことを行った。特に、町民が欲しがっていた情報（連休中の医療機関や予防接種情報等）に関しては、町に問い合わせて一覧表にし、翌朝には配布できるようにした。さすがに、全国から集まった保健師たちは対応が早く、①に関しては、自分の携帯から電話する姿があちこちで見られた。②も、DMATにつなげて治療ルートに乗せたケースもある。

　次に、（2）今後の復興対策に必要な知見や提言につながる情報を把握・整理して、町や県に伝達するとともに、報告書に盛り込むことである。調査員たちの「気づき」は素晴らしい。それを書き留めて、データとして次に活用できるようにすることが、ミーティングの役割の一つであった。これには、若手が力を発揮した。毎回、記録者を立て、発言内容をパソコンで記録した。某大学の助教が、ある夜のミーティングで最初に記録を採ってくれたが、次の朝に出てきた時は、通常の記録の他に、「問題・課題と提言等」に整理された記録が出てきて、感心したことがある。若い人の力に支えられた合宿であった。

　（3）ミーティングの3つ目の役割は、参加者同士、お互いを知ることである。全国から集まった保健師たちが、お互いに知り合い、仲間意識を持って気持ちよく過ごし、体験を共有し、それが生きる形で良い思い出を持って帰っていただくために、自己紹介と参加の意図および感想を話していただくことは不可欠であった。段々と仲間意識が高まり、参加して良かったと言ってもらえることは、本部を預かる者にとっては励みにもなった。

2）住民基本台帳の復活に向けて（住民基本台帳を復活するための入力作業）

　今回の目的の一つが、全大槌町民の安否確認であった。そのうち町長選挙を実施しなければならないことはわかっており、現在、町民がどこにいるかという情報を整理する必要があった。そのためには、住民基本台帳に、最新情報を入力する作業がいる。パソコン1台を専用にし、ルールを決めて入力した。

　最初は、調査員も少なく、毎日追いついていた。しかし、5月に入り、参加者が増えてくると、入力作業が間に合わなくなってきた。東大の大学院生がたくさん来ていたので、入力を頼んだ。彼らはチームを作り、夜もやってくれたが、昼間、調査に行っているために、時間が限られていた。5月5日

に、多くの院生が帰京した時点で、まだ、2,000件くらいが未入力で、とても間に合わない。結局、東大の高齢社会総合研究機構（IOG）の秋山教授が人を探してくださって、ちょうど遠野に来ていた工学系研究科都市工学の小泉秀樹准教授と大学院生4人、そして、IOGの後藤純特任研究員が来てくださって、ローテーションを組んで入力し、何とか5月8日の報告書提出に間に合い、新しい人口ピラミッドを作成して、届けることができた。5月7・8日にも新しい参加者がいて、「もう、訪問も終わってしまって、今から来ても入力作業と撤収だけだから悪いなあ」と思っていたが、それでも良いからと来てくださった。大変助けられたと思う。

　今から考えれば、「入力のための残り番」を作っておくべきであった。つい、「せっかく来たのだから訪問させてあげないと……」と思ったので、入力作業が思うように進まず、多くの人の手を借りてやっと仕上げたという状況であった。

3）報告書（第一報・提言書）の作成

　調査開始の時から、何とか早く提言をしたいと思っていた。健康調査票を集計して内容を出せるようにするのは時間がかかる。一方で、大槌町の状況は酷く、毎日家庭訪問でもたらされる情報は、早く復興に入る必要性があるということを示すものばかりであった。

　そこで、毎朝夕もたらされた情報とフォーカスグループインタビューを基に、第一報を作ることを考えた。いくつかのポイントをまとめ、5月1日の夜には参加者に提示して、意見を聞いた。それを基に、鈴木るり子、岸恵美子、城島哲子、村嶋幸代、佐久間清美、伊藤ひな子（大槌町出身の保健師）等で原案を作り、参加者たちの意見も聞いて、第一報を作成した。

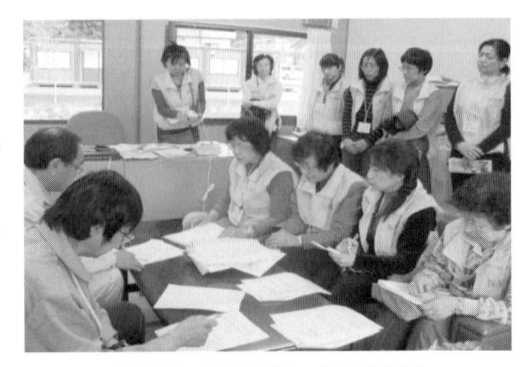

副町長、福祉課長へ全員で提言

東梅副町長に面会の予約を取り、5月7日（土）午後3時30分に、その日に居た保健師たち全員で持参した。副町長は、私たちの説明を聞き、働きに感謝して下さった。早い復興を心から願うものである。黄色いベストを着た21人は、庁舎前で記念撮影をした。

4）到着時間の確認と説明
　調査のマネジメントで重要なことの一つは、到着する人の確認と最初の説明である。これは、最初に本部を受け持った澤井直子氏の方法を踏襲し、到着（予定）日の2日前に電話して、到着時刻と交通手段を確認した。同時に、最新の情報を伝え、もし、タクシー等で相乗りできるようであれば、組み合わせて乗り合わせていただくように配慮した。遠野に別々に泊まった人に、一緒に来てもらったこともある。大変神経を使う作業であるが、混乱を起こさないためには重要な作業だった。これは、主に佐久間が担当した。

　参加者に、同じ説明をして、同じレベルで調査に臨んでもらうようにするのは、案外難しい。5月1・2日は、この作業に追われた。1日に5回が最高だったと思うが、日々動いている中で、新たなボランティア参加者との情報の共有は、不可欠である。そういう意味でも、意思統一においても、全体ミーティングとお互いの情報交換は、有用だった。

5）次の日のスケジュール作成・調査宅の決定
　調査員が訪問するまでには、調査する家庭の決定、調査票の準備・地図の準備が必要である。しかも、それを、効率的に回れるように組み合わせる必要がある。この準備が、残り番の大きな仕事である。
　①訪問する地域はあらかじめ決められているので、調査用に印刷した住民基本台帳を世帯ごとに切り分け、白紙の調査票世帯欄に貼りつける。
　②地図を見て、①と合わせ、一人当たり訪問可能な件数に分けて番号を振る。
　③調査員を思い浮かべながら、一チームごとに分ける。
　④必要な車の手配をする。
　書けば簡単だが、必要人数分を作り、担当者を決定してチームにし、リー

ダーを決めていく作業は結構大変である。できあがったチームと担当地域を入れて、模造紙に書きだし、明日の活動実施計画ができあがる頃には、いつも夜中の12時を回っていた。朝の全体ミーティングでは、壁に掲示した模造紙に書かれたチームと行き場所・リーダーの確認から始まった。本部の担当者には、この面のマネジメントが課せられた。

6）宿舎の清掃等

　毎日毎日、大勢の人が出入りする調査本部は、また、夜には、宿泊する場所でもあった。毎朝夕のミーティング時に、だんだんと床がザラザラするのが気になってきた。そこで、手分けして雑巾がけをした。賄いを担当していた河野さんから「昨晩は、お陰で咳が出なかった」と言われ、必要性を感じた。雑巾がけは、皆が調査に出かけた後、ほぼ毎日続けた。

7）経費のマネジメント・会計

　こういう活動は経費がかかる。最初に決めた時、随分持ち出さなければならないのではないかと、覚悟した。が、最終的には黒字だった！　予想外ではあったが、ホッとした。

　黒字になった一番の理由は、参加者からのカンパが予想外に多かったことである。59万円もあった。これは、最初に設営した人たちが、「食事はするのだから……」と、カンパ箱を設置してくれた箱に入っていたお金である。延べ555人なので、参加者が1人1日1,000円以上は寄付したことになる。

　支出として大きかったのは、食材費（約15万円）、会場借用料（10万円）、灯油代（2万円）、仮設トイレとし尿汲み取り料（4.8万円）、文房具等（約5万円）等である。黒字だったので、地元で調理を助けてくださった方々や、東大で名簿を整理してくださった方に、若干お礼できたのは幸いだった。残金166,175円は、6月に設置された全国保健師教育機関協議会の「東日本大震災復興支援　教育・研究プロジェクト」に引き継いだ。

5. 交流・講演会の企画
参加者の学びを深め、町民や役場職員も学べるような工夫

1）講演会の企画

　連休中、参加するボランティア保健師は毎日60人以上になった。4月30日と5月2日には、夜に講演会を企画し、自分たちの知識・情報の向上を図った。マイクは、伝手を頼り、盛岡市の岩手清和病院から、お借りした。

（1）川上憲人教授（東大・精神保健学）によるミニレクチャー

　参加するボランティアは、基本的には保健師を対象に募ったが、特に参加希望があった場合、他職種でも拒まなかった。調査票の内容について、事前にご相談したこともあり、精神保健学の川上教授が参加を希望された。せっかくだからと、ミニレクチャーをお願いしたところ、快く受けていただけた。4月30日夕方6時からのミニレクチャーを、配布資料を含めて、すべて自分で準備してくださった。テーマは、「東日本大震災におけるこころの健康のケア：初期対応と留意点」。内容は、第5章第8節をご参照いただきたい。

　当日は、ボランティア保健師60人だけでなく、町役場の職員、住民にも声をかけた。その結果、夫や家屋を失った町民・町職員も10人ほど来てくれて、一緒に話を聞くことができた。受講後の質疑で、ある町民は、「自分は夫を亡くして心が折れた。しばらく休みたいと思う」と述べ、別な町民も、「夫はずっと仕事をしてきた人なので、死んだとは思えない。今も仕事をしていると思う」と話された。

　参加したボランティア保健師たちからも、支援者としての自分のあり方を考えることができ、また、自分の気持ちの整理にもなったと感謝の声が寄せられた。川上先生からは、大槌町用にと、参考になる資料の一式が入ったファイルをいただいたので、町保健師に届け、活用されるように配慮した。

（2）岩間純子保健師による体験談

　当日の体験を、大槌町福祉課地域包括班長の岩間純子保健師にお願いし、5月2日の夜に話していただけた。夕方6時半から約1時間、全ボランティア保健師が聞き入り、涙した。"思い出したくもない"というつらい体験を、よくぞ話してくださったと感謝している。詳しくは、第5章第1節（104

ページ）を参照されたい。

2）フォーカスグループインタビュー（FGI）の企画と実施

　5月3日になると、訪問調査もあらかた先が見えてきた。当初から、「この町の将来を担っていく人の話を聞きたい」と思っていたこと、また、この方面の専門家である、西田真寿美岡山大学教授が参加していらしたこともあり、思い切ってFGIを実施することにした。

　通常、FGIは、周到な準備と訓練された司会者を揃え、ビデオもとりながら行うが、今回は、ある程度の情報が得られれば良い、という気持ちで踏み切った。記録は、各グループに入った大学院生がパソコンでメモを取った。

　3グループのFGIの結果は、第4章第4節をご参照いただきたい。

3）医療・福祉・保健資源の被災状況の把握——企画と実施

　地域資源の把握は、保健師の活動には不可欠である。今回は、特に、多くの利用者が亡くなったために、地域の社会資源の利用者が激減し、社会資源として機能していくか、が、大きな課題であった。そのため、参加者から「地域診断のグループ」を募り、5月4・5日に全機関を回って状況を整理した。詳しくは、第5章第1節を参照されたい。

【村嶋幸代、佐久間清美】

第2節
衣食住

1. 食生活について

　調査開始時は、ボランティア参加者が自分たちの食べる分を持参して自分でまかなうことになっていた。調査が開始され、徐々に食材が集まるようになり、また参加者のなかで、調理を担当してくれる人がでてきた。

　調査期間中は、東京大学の事務員、堀さんが作成した献立を活用し、調理担当ボランティアが料理したものを朝夕おいしくいただいた。昼は、おにぎり等のお弁当を持参して調査に出向き公園で食べた。また、ボランティアの河野美智子さん（いつの間にか調理担当になっていたとのこと）は、調査先の農家の協力を得て、規格外の野菜を活用した献立を組み入れ、さらに季節の山菜（フキ・コゴミ・ノビルなど）を確保し、旬の食材で調理してくださった。また、函館から参加した山本由美子保健師と息子さんは、米・野菜・だし昆布などの食材を積み込み参加し、河野さんとともに調理などを担当してくださった。後片付けは、母屋脇の湧水道を利用して鍋などを洗ったが、お皿にラップを敷いて洗物を少なくするなどを工夫し、水を節約した。

　作業場所の環境が寒く、反射式石油ストーブをお借りしていたため、ストーブの上に鍋をのせて保湿し、炊飯器を交互に使用するなど、10Aの作業小屋で節電に気をつけながら生活した。

　各地の保健師たちからの差し入れ（米・おかずの缶詰・果物・お菓子など）がたくさん届き、食事や休憩時のおやつとして全国各地の味を賞味させていただいた。調

1日のスケジュール（概略）	
起床	6：00－6：30
洗面	6：30－7：00
朝食	7：00－7：30
調査打ち合わせ	7：30－8：00
調査	9：00－16：00
（佐藤さんの家集合　17：00までに）	
報告・引継	17：00－17：30
夕食	17：30－18：30
夜の作業	18：30－21：30
消灯	22：00

査本部の大家、葉たばこ農家の佐藤さんからは5月5日の節句のお祝いとして、もぎたての蓬を使った蓬餅や作りたての豆腐等をご馳走になり、このうえないおいしさだった。食生活では、自分たちで持参した非常食を食べることもなく、新鮮な野菜を使用した栄養たっぷりの料理に満たされた毎日だった。

　1日のスケジュールはほぼ前ページの表の通り、夜の作業時間は、その日の担当業務によって異なるが、記録物の整理・申し継ぎなどで10時前に就寝できた日はなかった。

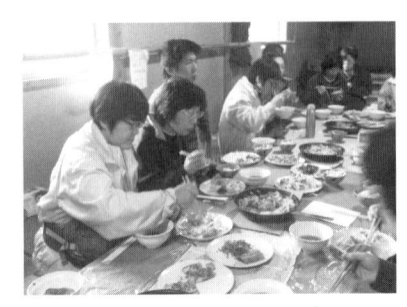

朝食の場面

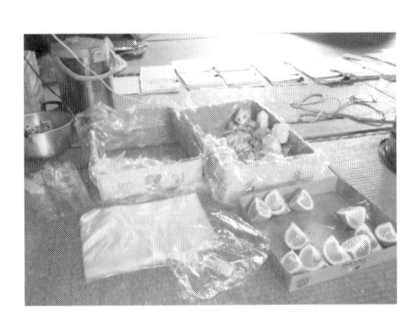

お昼のお弁当

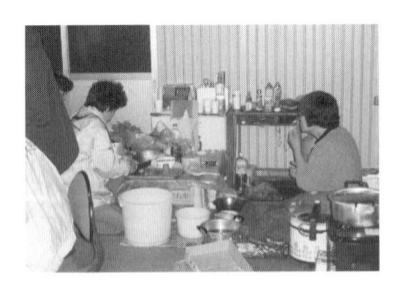

食事を作ってくださった河野さん（右）

2. 住生活について

　宿泊は、佐藤家の葉タバコの作業小屋（64畳と30畳の畳敷き）を借りた。
　朝は、目覚まし時計がなくとも窓からの朝日と1階の農機具置き場のシャッターを開ける音で目が覚めた。農家の一日の始まりは早く、私たちも

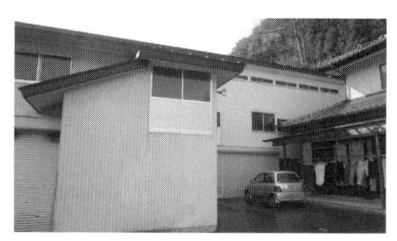

第 7 章　全戸家庭訪問におけるマネジメント

葉たばこ作業小屋 2 階が
調査本部・宿泊場所

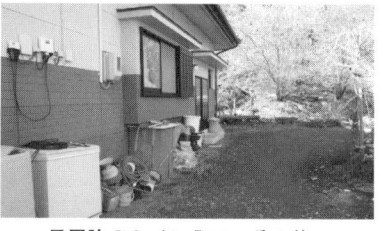

母屋脇のトイレ入口。その後、
仮設トイレを 4 台設置

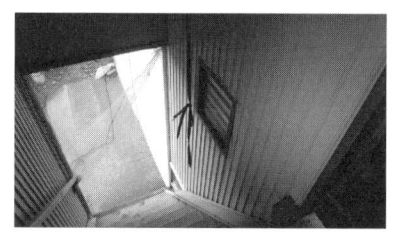

葉たばこ作業小屋への階段

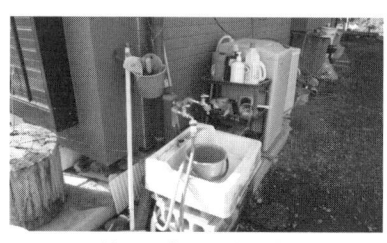

洗面・食器の洗い場

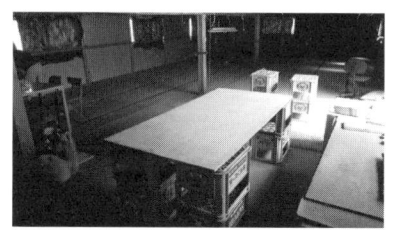

ビールケースと板を組み合わせた
テーブル。食卓、記録用とに使用

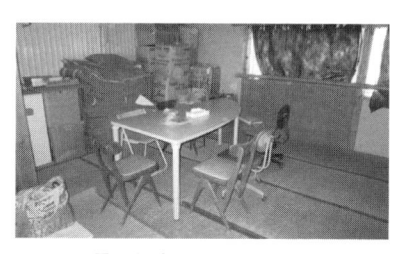

30畳に炊事用のガスコンロ、
調査本部のオフィスを設置

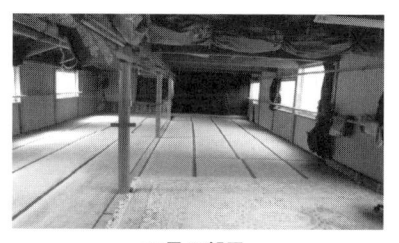

64畳の部屋

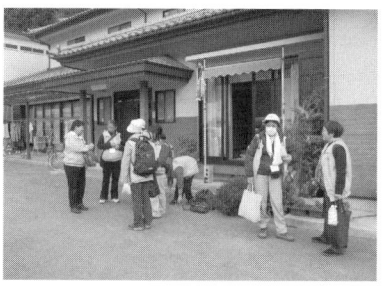

朝、出発前にマイクロバスを
待っている様子

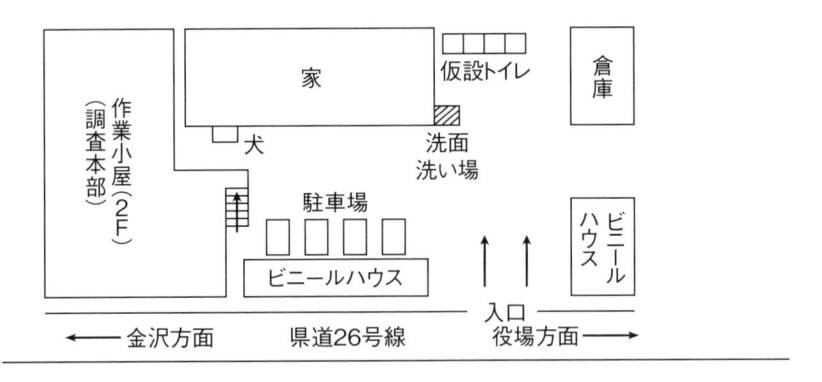

[図: 敷地配置図]
- 作業小屋(2F)(調査本部)
- 家
- 犬
- 仮設トイレ
- 洗面 洗い場
- 倉庫
- 駐車場
- ビニールハウス
- ビニールハウス
- ← 金沢方面　県道26号線　入口 役場方面 →

作業小屋の間取り

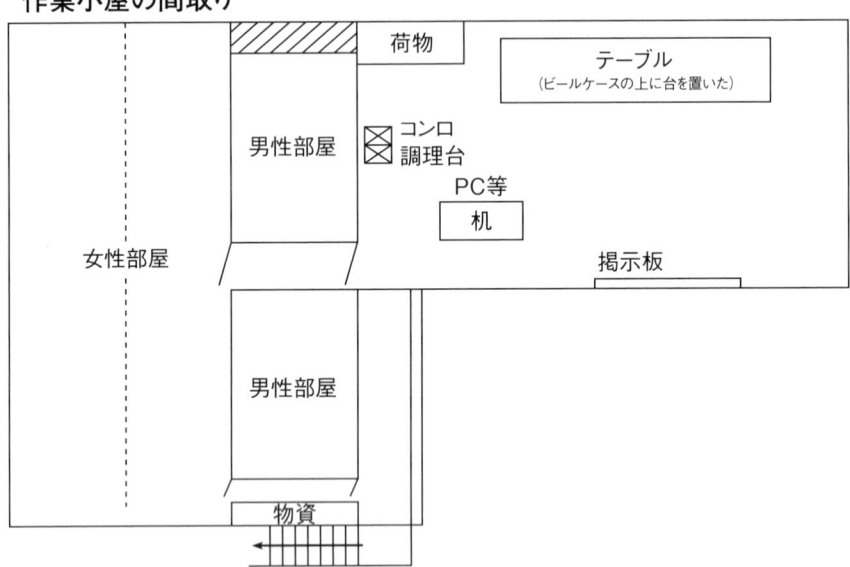

[図: 作業小屋間取り図]
- 女性部屋
- 男性部屋
- 男性部屋
- 荷物
- コンロ 調理台
- テーブル(ビールケースの上に台を置いた)
- PC等 机
- 掲示板
- 物資

　「今日一日ガンバロウ」と気合いを入れて寝袋から起き上がる毎日だった。
　家の右側横に水道蛇口・洗い場と仮設トイレ4台が設置されている。
　朝夕の洗面は、母屋横にある湧水を利用し、一つの蛇口を皆で譲り合いながら、鶯の声を聞きながら歯磨きと洗面を済ませた。手が凍るほど水が冷たいので、できるだけ早くかつ清潔度を保つ生活技術が求められた。
　お風呂は、ボランティア参加4日目以上の人を対象に、保健師さん(釜石市)の家で入浴させていただき、またスケジュール調整ができる人は釜石市

の銭湯を利用（復興入浴のため無料。タクシーで約5,000円）した。調査本部のある佐藤さんのお宅やそのご近所でも入浴させていただいた。清潔保持のためのサラサラシートなどを持参したが、寒くて使用できなかった。

　トイレは、仮設トイレ4台が設置されたが、人数の多い時は譲り合いながら待った。夜は懐中電燈を持参し、寒さはかなり厳しいが、都会では見ることのできない星空を眺めることができた。朝は小鳥の声や家の周囲に植えられた咲き誇った水仙、石楠花などをみながらの順番待ちも良いものである。参加人数が多い日は、トイレのタンクの水がなくなり、毎朝早く起きた人が湧水道の蛇口にホースを取り付け4台のトイレタンクに水を補給しなければならない。この作業を鈴木先生自ら率先して行っていた姿を拝見し感銘をうけた。5月5日には、仮設トイレが満杯になり、汲み取りをして返却したため、その後は佐藤さんのお家のトイレをお借りした。

3. 衣生活について

　5月だというのに気温は朝夕5〜6度で日中でもヒョウが降る日があった。長袖の厚着のシャツとセーター、タイツ、スラックス、冬の靴下という装いで、起きている時も寝る時も同じ服装だった。ボランティアの黄色い「保健師」と書かれたベストは防寒衣として大変役に立った。寝る時は、寝袋＋毛布1枚あると寒さを防ぐことができるが、人数の多い時は毛布が全員にわたらず寒くて眠れない日もあった。避難所は「一人一畳」のルールで割り当てられていたが、本ボランティアの場合は、人数が増えてくるとそのようなスペースはなく、みんなで譲り合って身体を寄せ合って寝なければならない日もあった。

　食事・睡眠・清潔・トイレなどは覚悟して参加したが、寒さと睡眠確保はかなり厳しいものだった。今回のボランティア活動に参加し保健師活動の原点を再度確認できたと思う。この貴重な体験からの学びを自信をもって保健師教育の中に活かしていきたいと思った。

【白井英子、針金佳代子、鹿内あずさ】

第3節
1日のスケジュール
〈平成23年4月30日（土）の1日〉

```
5：30     起床　トイレ　洗面　寝袋の片付け
         訪問準備（訪問用物品の確認）
7：30     朝食
         訪問準備（身支度、訪問先を地図で確認、調査個票の作成）
9：00     ミーティング
         訪問調査　出発
         本日の割り当て地区の拠点場所に駐車し、ここからは、
         「ずーっと家庭訪問」。昼食は駐車していた車の中
17：00    訪問を終了し、宿泊所に帰り、本日の記録をする
18：00    夕食
         ひたすら、本日の記録をし、その後集計用紙に記載し、
         グループリーダーへ報告する
20：00    ミーティング
         ひたすら、本日の記録整理。グループリーダーはメンバー全員
         から報告をうけてから、調査本部に報告する
23：30    就寝
```

平成23年4月30日（土）曇り

　午前2時04分　緊急地震速報が入る。「宮城県沖」で地震発生！とあったが、揺れはなかった。参加者の携帯が一斉に「ブーブー」鳴り響いた。

　午前5時30分　少々早いが起床。仮設トイレが4つあるが、本日の参加者は53人。混雑が予想される。そうそうに身支度を整えておこう。宿泊所になっている、たばこ農家のご厚意により、屋外に設置された水道を利用させてもらい、洗面を行う。蛇口が2つある。「おはようございます」と洗顔しているメンバーに声をかけられた。「えっ」と思わず顔をみたら、石鹸だらけの顔をした、O先生であった。

今回の全戸家庭訪問健康調査の調査本部が宿泊所の中にあるが、この時間にはもう活動を開始している。訪問する私たちに、昨日の訪問での住民からの要望について、課題「耳鼻科や眼科で受診できるところはどこか？」を解決できるように、新たな情報を全員に万遍なく伝わるように、資料づくりがなされている。いったい調査本部の先生は、いつ休んでいるのだろうか？寝ているのだろうか？　心配になった。

午前7時30分　朝食。鈴木るり子先生の同級生、河野美智子さんが参加者の朝食を作ってくれる。具だくさんの味噌汁とおひたし、温かいご飯等。朝食をとる。お皿にラップを敷き、おかずをよそる。ラップからこぼれないように食べ、食器の洗い物を少なくする。お箸はマイ箸を使用し、自己管理である。この時のマイ箸は今でも職場の机に置き、愛用している。昼食用に1人2個のおにぎりが準備されている。その他、差し入れの食料を持ち、訪問の準備をする。

午前9時　ミーティング。各班に地図と調査用紙・新たな情報が渡され、今日の予定を確認後、訪問地に出発。自家用車で参加のグループは車で、それ以外の参加者は大槌町のスクールバスで訪問地点まで送迎してもらう。私たちは、第8グループ。10人が4つの小グループにわかれ、4台の車で出発した。訪問地点が近づくにつれ、がれきの中を車は走り、カーテンのぶらさがった松の木を目印に浪板交流促進センターにむかった。各グループが昼食時間や場所を打ち合わせ、あとは時間までモクモクと家庭訪問を続ける。私たちは、この日は、昨日に引き続き「浪板地区」の訪問であった。この地区では、昨日（4／29）ようやく水道が復旧したが、ガスや電話はまだ復旧していなかった。また、昨日は地区で合同慰霊祭が行われていた。

浪板交流促進センターに駐車し、訪問に出かける。このセンターは避難所になっており、自衛隊や日赤の医療班が交代で診療所を開設していた。

事前にもらった地図では、本日の訪問先は、目の前が海であり、在宅の住

民がいるのか不安になったが、そこは高台となっていた。地図の等高線を読めていなかったと反省した。保健師は地図が読めないと仕事ができない。

　斜面を利用し家屋が建てられており、その被害は下側から順に、「床下浸水」「ぎりぎり庭まで浸水」「浸水なし」であった。訪問中に震度3の地震があった。訪問先の方と「こわいよね！」顔を見合わせた。訪問先で出会った人たちから聞いた「津波」は、こちらの心までさらっていくくらい人々の心を傷つけていた。話を聞くことしかできなかった。そんな中で人々は、日常を早く取り戻そうと必死になって暮らしていた。「遠くから、わざわざきてくれたんだね」と逆に労いの言葉をかけてもらった。

　午後5時　家庭訪問を終了し、宿泊所に帰る。午後6時の夕食をはさんで、ひたすら、今日の訪問調査の整理をする。調査用紙に訪問内容を記載していく。対応分類（調査者の所見）を判断し、記載する。世帯人員についての安否情報を分類し記載。個票がなかった人の個票をあらたに作成する。そして、訪問済みの世帯を地図に黄色のマーカーで塗りつぶしていく。

　健康保険証をもらえず、医療機関を受診できない人や罹災証明の発行希望者については、訪問後調査本部に報告し、さっそく、直接対処してもらった。保健師が状況を判断し、直接対処してもらえた住民は安心したことと思う。調査本部では必要な情報は、役場からもらい、直接必要な住民に返したり、参加者の共通情報として、模造紙にはりだしていく。
　グループ全員の記録整理終了後、グループリーダーが調査本部に訪問状況を報告する。

　午後8時　全体ミーティング
　各グループリーダーが訪問概要について報告。また、訪問し、気づいたこと、気になったことを報告する。保健師の訪問技術について、再確認したミーティングであった。
　東北地方の方言の壁に悩んだことはなかったのか、さすが、保健師、上手に話を聞けていたようである。

第7章　全戸家庭訪問におけるマネジメント

調査本部に貼り出されている予定
表と報告チェック表

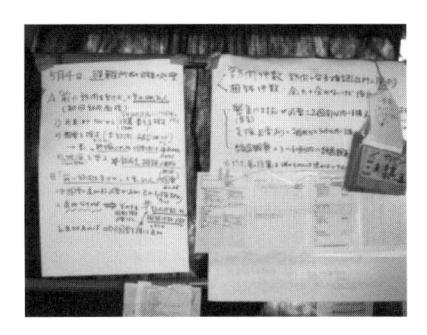

参加者への共通情報の掲示

　ミーティング終了後、記録整理がまだの人は引き続き、記録と格闘する。記録が終了した人は、明日の準備にとりかかる。準備内容は次のとおりである。
　①住民基本台帳からの情報を調査票にはりつけ、調査票を作成する。同姓同名、順不同のこともあるので、世帯番号を注意すること。時々、迷子札が出現していた。「はさみ」と「のり」という、基本的な道具でコツコツと作成していく。
　②作成した調査票にナンバリングし、該当する地図に印を記していく。元大槌町保健師鈴木るり子先生が頼りの作業である。

　作業は、ビールのケースと板を組み合わせた即席のテーブルで行う。夕食後すぐに作業机に早変わりする。作業小屋の電気を使用させてもらっている。電球の数も限られており、部屋の隅には明かりが届かない。そんな中でモクモクと明日の準備が進む。

　午後11：30分　就寝。就寝場所は先ほどまで作業していた隣の部屋。男性の参加者と女性の参加者とにわけられ、各自が寒さ対策も万全に、寝袋でぐっすり休んだ。

【酒井陽子】

大槌町　保健師による全戸家庭訪問調査（平成23年4月22日～5月8日）
日報のまとめ

日付	天気	ボランティア保健師数		活動実績				訪問地域名（グループ数）
		総数	訪問者	訪問件数	相談件数	早急対応（2週以内）	支援必要（3カ月以内）	
4月22日(金)	晴	4	0	0	0	0	0	―
4月23日(土)	大雨	13	13	61	136	0	0	金澤(3)
4月24日(日)	晴	15	15	101	222	0	3	金澤、長井(3)
4月25日(月)	晴一時雷雨	5	5	55	214	0	2	徳並、種戸、一の渡(2)
4月26日(火)	晴一時雨	8	8	89	215	0	5	臼沢、蕨打直(2)
4月27日(水)	雨のち曇	11	11	98	262	0	13	臼沢、蕨打直、浪板(3)
4月28日(木)	晴	10	9	55	154	0	13	和野、前段(7)
4月29日(金)	晴	41	57	486	616	2	1	花輪田、桜木町、小鎚神社(29)
4月30日(土)	晴のち雨	53	41	445	575	10	24	桜木町、安渡、浪板(9)
5月1日(日)	曇のち雨	72	66	686	872	6	44	吉里吉里、赤浜(13)
5月2日(月)	晴（強風）	60	52	548	684	7	40	吉里吉里、沢山、源水、柾内(16)
5月3日(火)	晴	76	64	612	656	6	29	沢山、大ヶ口、柾内(22)
5月4日(水)	晴のち雹	56	44	443	415	7	37	各避難所、不在者宅(13)
5月5日(木)	曇	51	13	45	44	5	17	城山避難所残り(3)
5月6日(金)	曇	39				0	1	
5月7日(土)	晴	28						
5月8日(日)	曇一時雨	13						
不明		0		4	17 注1)		0	
合計		555	398	3,728	5,082	53	229	

注1）内3人は4月22日に実施。

第7章　全戸家庭訪問におけるマネジメント

出来事	特記事項
活動準備、調査本部設営	
訪問	
訪問	朝日新聞に記事掲載
訪問	
訪問	河北新報に記事掲載
訪問	
訪問	
訪問	NHK京都放送局取材
訪問／川上憲人教授講義、ミーティング	
訪問／東梅副町長と話し合い（鈴木、村嶋）	週刊保健衛生ニュース取材（北沢さん）
訪問	
訪問／東京大学高齢社会総合研究機構（鎌田機構長・辻教授ら）が町の地域包括・介護班（越田班長・岩間班長）と仮設住宅について討議：15:30〜／町の岩間保健師講演「3.11私の体験したこと」：18:30〜	
避難所訪問／町の教育委員長と意見交換（鈴木）／県、釜石保健所を通して、神奈川県の保健師2名がかみよ稲穂館に来訪。調査本部で意見交換	
避難所訪問／安渡小学校で活動中の、大阪市立大学附属病院の医療チーム来訪（村嶋・鈴木）／フォーカスグループインタビュー（西田他）／地区診断チームと調査の整理チームに分かれて活動	入浴　20:00〜22:00　近所および釜石
釜石振興局高橋課長来訪。大槌町の復興計画について意見交換・提案／個票整理、要フォローケース再確認／地区診断（6カ所）①社会福祉協議会　デイサービスはまぎく：9:30　②三陸園　らふたーずヒルズ：14:00　③ケアプラザ　おおつち　④四季の郷：15:00　⑤城山の杜：14:00　⑥わらび学園：10:00／FGI整理	
1. 提言の作成　2. 大槌町への報告：15:30〜16:30　3. 撤収および清掃　4. 健康調査票の完成　5. 日報の完成、集計　6. 保健計画策定シートの集計　7. 住民基本台帳への入力完了／個票からの入力→避難所名簿で生存者チェック	
入力完了、人口ピラミッド完成、総務課長に報告	
―――	―――

237

寄付者

1）ご寄付いただいた方々
〈大槌町全戸家庭訪問健康調査　寄付金〉
・小野　ツル子 様
・名原　壽子 様
・日本女子大学桜楓会 様
・渡部　眞也 様
〈一般社団法人全国保健師教育機関協議会　災害支援募金〉
・秋田県立衛生看護学院保健科　酒井　陽子 様
・井出　彩子 様
・愛媛県立医療技術大学保健師教育担当教員ご一同 様
・岡本　玲子 様
・奥山　則子 様
・表　志津子 様
・鹿児島医療技術専門学校保健看護学科教員ご一同 様
・岸　恵美子 様
・九州看護福祉大学看護領域教員ご一同 様
・佐久間　清美 様
・徳島大学大学院ヘルスバイオサイエンス研究部地域看護学分野　多田　敏子 様、藤井　智恵子 様、松下　恭子 様、岡久　玲子 様
・中谷　久恵 様
・名原　壽子 様
・松田　宣子 様
・村嶋　幸代 様
・山口　佳子 様
・横山　美江 様
・吉田　礼維子 様
〈電子血圧計、被災者の方々へのサージカルマスク等医療用品〉
・公益社団法人日本看護協会 様
〈被災地の方々への手作りお手玉〉
・埼玉の女性3名
〈食材・物品提供〉
・有吉　浩美 様
・安保　寛明 様
・兼武　加恵子 様
・菊地　頌子 様
・河野　美智子 様

・小関 三千代 様
・佐久間 清美 様
・斉藤 晴美 様
・墨田区役所健康計画課 ご有志 様
・多田 敏子 様
・老人保健施設郷の杜職員ご一同 様
〈文房具類〉
・東京大学高齢社会総合研究機構 特任教授 秋山 弘子 様
〈マイク借用〉
・ 医療法人智徳会 岩手晴和病院 様

2）お世話になった方々
・大槌町関係者の皆様
・岡山大学大学院保健学研究科の皆様
・岩手看護短期大学の皆様
・一般社団法人全国保健師教育機関協議会事務局 竹野 由香 様
・東京大学海洋研究所の皆様（大竹所長と調理をしてくださった岩間 みな子、
  東谷 幸枝、伊藤 弘恵、大槻 真理子 様）
・東京大学高齢社会総合研究機構の皆様
・東京大学大学院工学系研究科都市工学科の皆様
・東京大学大学院医学系研究科健康科学・看護学専攻看護学講座 職員の皆様、
  同地域看護学分野 堀 美奈子様、山口 千鶴子様、竹田 由美様、橋本 素子様、
  田口 敦子様、永田 智子様

※お名前は五十音順、敬称はすべて「様」とさせていただきました。

全戸家庭訪問　参加者名簿

					4月									5月								
申込No	氏名	勤務先／所属	車	人	22(土)	23(日)	24(月)	25(火)	26(水)	27(木)	28(木)	29(金)	30(土)	1(日)	2(月)	3(火)	4(水)	5(木)	6(金)	7(土)	8(日)
					4	13	15	5	8	11	10	41	53	72	60	76	56	51	39	28	13
					2	5	5	1	1	3	2	10	9	10	4	7	8	6	6	3	3
1	011	岡本 玲子	岡山大学大学院保健学研究科	＊																	
2	012	岩本 里織	神戸市看護大学			・	・					・									
3	009	齋藤 美紀	川崎医療福祉大学			・	・														
4	100	鈴木 るり子	岩手看護短期大学	＊						・	・	・		・	・	・	・	・	・	・	・
5	013	宮崎 美千子	聖母大学													・	・				
6	037	石川 明美	北上市役所	＊								・									
7	038	石田 知世	北上市役所																		
8	049	阿部 恵美子	元一関市											・	・	・	・	・	・	・	・
9	050	阿部 美栄子	一関市役所											・			・				
10	051	小野寺 伯子	一関市役所	＊																	
11	059	澤井 直子	深川保健相談所									・									
12	060	馬場 千恵	深川保健相談所							・	・										
13	112	小原 暁子	北上市役所	＊									・								
14	048	高橋 美保	訪問看護ステーション											・	・	・	・	・	・	・	・
15	061	何原 弓紘	元松川町役場																		
16	017	森藤 香奈子	長崎大学	＊																	
17	016	黒田 裕美	長崎大学											・							
18	015	川崎 涼子	長崎大学											・							
19	062	飴谷 絹子	木村病院										・	・	・	・	・	・	・	・	・
20	126	安保 由美	盛岡市																		
21	063	松浦 美紀	新宿区保健所							・	・	・	・								
22	064	中山 裕子	向島保健センター									・	・								
23	025	村嶋 幸代	東京大学大学院医学系研究科														・				
24	119	堀越 直子	東京大学大学院医学系研究科																		
25	008	岸 恵美子	帝京大学医療技術学部看護学科											・	・						
26	001	横山 美江	大阪市立大学医学部看護学科																		
27	002	三宅 優	大阪市立大学医学部看護学科																		
28	004	酒井 陽子	秋田県立看護衛生学院	＊										・							

240

第7章　全戸家庭訪問におけるマネジメント

241

	申込No	氏　名	勤務先／所属	4月 22(金)	23(土)	24(日)	25(月)	26(火)	27(水)	28(木)	29(金)	30(土)	5月 1(日)	2(月)	3(火)	4(水)	5(木)	6(金)	7(土)	8(日)
59	018	佐久間 清美	愛知県立大学	•	•	•	•	•												
60	035	菅 玲子	今治市役所大三島支所		•	•													•	•
61	039	坂上 陽子	北上市役所			•														
62	040	小山 世里香	北上市役所			•														
63	056	上田 晴美	梅花女子大学																	
64	069	中村 昭美	木曽町役場									•								
65	070	久保田 禎子	木曽町役場									•								
66	071	弓削田 友子	千葉県精神保健センター									•	•	•	•					
67	072	小川 デルテ	美郷町役場											•	•					
68	073	伊勢 睦子	八峰町役場											•						
69	074	鵜籠 千恵	調布市役所											•	•					
70	128	川上 憑人	東京大学大学院医学系研究科											•	•					
71	041	菅生 久子	京都中央看護保健専門学校														•	•	•	
72	042	川崎 妙子	元大山崎町役場													•	•	•	•	
73	019	尾形 由起子	福岡県立大学														•			
74	032	鈴木 良美	東邦大学看護学部															•		•
75	033	岡本 美代子	徳島大学地域看護学分野															•		
76	052	小林 京子	東京大学大学院医学系研究科													•	•	•		
77	053	瀬戸山 有美	東京大学大学院医学系研究科													•	•	•		
78	054	田中 一木	東京大学大学院医学系研究科													•	•	•		
79	075	沢里 俊江	調布市役所														•			
80	076	小村 平安子	元茨城県古河市役所										•			•				
81	077	山本 由美子	湯川老人福祉センター										•							
82	078	山本 拓也	老健施設響の杜 *										•							
83	079	吉田 澄世	大阪府守口保健所										•			•				
84	080	野田 道子	元大阪府保健所										•							
85	091	播本 雅津子	名寄市立大学										•			•	•	•		
86	092	木野 芳子	名寄市立大学										•			•	•	•		
87	099	宮本 有紀	東京大学大学院医学系研究科精神看護学分野										•	•				•		
88	115	北澤 道子	社会保険実務研究所週刊保健衛生ニュース編集部										•							

第 7 章　全戸家庭訪問におけるマネジメント

	申込No	氏　名	勤務先／所属		4月									5月							
					22(金)	23(土)	24(日)	25(月)	26(火)	27(水)	28(木)	29(金)	30(土)	1(日)	2(月)	3(火)	4(水)	5(木)	6(金)	7(土)	8(日)
89	138	山下 清香	福岡県立大学												・	・					
90	083	山本 民子	深川南部保健相談所												・	・					
91	084	小川 美紀	深川南部保健相談所												・	・	・	・	・		
92	010	西田 真寿美	岡山大学大学院保健学研究科												・	・	・	・	・		
93	023	宮内 清子	愛媛県立医療技術大学												・	・	・	・	・		
94	024	野村 美千江	愛媛県立医療技術大学												・	・	・	・	・		
95	116	針金 佳代子	天使大学													・	・	・			
96	117	鹿内 あずさ	天使大学													・	・	・			
97	118	臼井 英子	天使大学	*												・	・	・			
98	098	藤丸 知子	長崎県立大学シーボルト校												・	・	・	・	・	・	
99	104	国井 由生子	愛知県立大学看護学部												・	・	・	・	・	・	
100	127	津野 香奈美	東京大学大学院医学系研究科												・	・	・	・	・	・	
101	103	太田 小百合	藍野学院短期大学 専攻科												・	・	・	・	・	・	
102	136	大巻 悦子	森ノ宮医療大学												・	・	・	・	・	・	
103	007	藤井 智子	旭川医科大学医学部													・	・	・	・	・	・
104	026	城島 哲子	奈良県立医科大学医学部看護学科													・	・	・	・	・	・
105	046	中里 早苗	軽米町役場	*												・	・	・	・	・	・
106	047	八幡 美紀	軽米町役場													・	・	・	・	・	・
107	085	波川 京子	札幌医科大看護学科	*												・	・	・	・	・	・
108	086	竹内 慶子	城東保健相談所													・	・	・	・	・	・
109	087	稲垣 孝子	城東南部保健相談所												・	・	・	・	・	・	
110	089	小林 郁子	新宿区保健所												・	・	・	・	・	・	
111	090	近藤 ふみ	足立区東和保健センター												・	・	・	・	・	・	
112	094	藤井 可苗	関西福祉大学												・	・	・	・	・		
113	095	中村 有美子	関西福祉大学												・	・	・	・	・		
114	111	後藤 拓	深川南部保健相談所												・	・	・	・	・		
115	114	小薮 かおり	東京大学大学院医学系研究科												・	・	・	・	・		
116	129	大浦 まり子	岡山大学大学院保健学研究科												・	・	・	・	・		
117	134	岡本 真澄	東京大学大学院医学系研究科												・	・	・	・	・		
118	137	越智 真奈美	東京大学大学院医学系研究科												・	・	・	・	・		

243

申込No	氏名	勤務先 / 所属	4/22(金)	4/23(土)	4/24(日)	4/25(月)	4/26(火)	4/27(水)	4/28(木)	4/29(金)	4/30(土)	5/1(日)	5/2(月)	5/3(火)	5/4(水)	5/5(木)	5/6(金)	5/7(土)	5/8(日)
119	139 梅沢 義裕	田園調布ファミリークリニック																	
120	055 木内 恵美	文京区役所保険衛生部健康推進課														░	░		
121	036 宇野 さつき	新宿内科医院												•	•	░	•	•	
122	057 門田 晴美	東京都														░	•	•	
123	058 無量谷 裕美	北海道栽別市															•	•	
124	101 西山 悦子	上智大学総合人間科学部看護学科																	░
125	102 河村 靖子	長崎大学																	
126	132 梅田 麻希	東京大学大学院医学系研究科								•	•	•		░	░	•	•		░
127	河野 美智子	元養護教諭 *							•										
128	上野 和子	元北上市 *																	
129	田村 朋美	横浜市立大学																	
130	楢田 恵美子	花巻市														░			
131	生井 久美子	朝日新聞社																	
132	小泉 秀樹	東京大学大学院工学系研究科都市工学															░	•	
133	後藤 純	東京大学高齢社会総合研究機構															░	•	
134	似内 遼一	東京大学大学院工学系研究科都市工学															░	•	
135	小坂 剛	東京大学大学院工学系研究科都市工学															░	•	
136	松田 悠瞳	東京大学大学院工学系研究科都市工学															░	•	
137	的場 彈	東京大学大学院工学系研究科都市工学															░	•	

大槌町保健師全戸家庭訪問調査関連　報道記事一覧

報道見出し	報道機関情報
岩手県大槌町　保健師OBが被災地支援　全戸訪問し保健師活動再構築を	週刊保健衛生ニュース　第1604号　pp26〜29
保健師125人、全戸訪問　大槌	朝日新聞2011.4.24　30面
保健師125人、全戸訪問　大槌	朝日新聞2011.4.24　朝刊38面　東京本社
全国の保健師125人集結　ボランティアで生活実態調査	河北新報2011.4.26
岩手・大槌町に保健師125人集結　全戸訪問し健康調査	asahi.com　2011.4.24（2011/5/12現在）
大槌の全世帯、保健師が調査「早急な対応必要」48人	朝日新聞2011.5.10　朝刊26面　岩手全県
医療壊滅の大槌町「早急対応必要」	asahi.com 2011.5.10（2011/5/13現在）
大槌の被災住民町把握を上回る　岩手・保健師訪問調査	河北新聞2011.5.9
ルポ　被災地の保健活動　岩手県大槌町での全戸訪問調査　町復興の青写真描くため提言	週刊保健衛生ニュース　2011.6.6
岩手県大槌町で全戸訪問調査を呼びかけた保健師	朝日新聞2011.6.14
見守りたい　突き進む	朝日新聞2012.1.12　夕刊1面「ニッポン人・脈・記」
健康・医療フォーラム　被災地が求めるIT　全戸調査を分析、命守る	朝日新聞2012.2.21　12版21面

【阪井万弘】

編集後記

　2011年3月11日、津波が来ました。
　大事な人も財産も一飲みにして立ち去りました。
　その後の人々に「あとは任せたよ」と言いながら……。
　残された私たちは、ただ茫然と心を亡くしたようにその後を過ごしました。
　2日後に、我が家を見に行きました。寸断された道。瓦礫と化した街。私たちの暮らしはどこに消えたのか……。会う人会う人に涙でぐちゃぐちゃになった目で会話するしかありませんでした。「良かった」「生きていてよかった」「ウンウン……」声にならないうなずきだけの会話でした。「できることをしよう」「advocator、代弁者になろう」「大事な人に別れを告げることも許されず命を失った人々の……」。
　震災は誰にでも降りかかるとは言っても、1,400人の命はあまりにも尊く重いものでした。「待っていたよ」「やっぱり来てくれた」「来ると信じていた」住民の声に励まされ、全国の保健師に呼びかけました。
　大槌町までの交通は遮断され、タクシーの使用が必要でした。朝夕は氷点下になる寒い時期でした。全国から保健師が大槌町に集結し、佐藤さん宅の作業小屋で全戸訪問が開始されました。黄色いベストを着た保健師たちはみるみるうちに住宅地図を黄色のペンで塗りつぶしてくれました。全戸訪問から、健康課題の抽出、5月7日には町への提言（第一報）を行い、9月6日には第二報、10月には結果に基づき、住民説明会を行いました。また、被災者健診（厚生労働省特別研究事業）の10年間コホート調査を行い、評価していく予定です。そのような活動ができたのも、全国から手弁当で参加してくださいました皆さまのお力でした。
　大槌湾には蓬莱島があります。井上ひさしの人形劇「ひょっこりひょうたん島」のモデルになった島です。この島には博士がいます。今回の保健師による全戸家庭訪問にも、多くの博士が応援してくれました。お名前を挙げき

れないくらい多くの先生方です。そして東大に看護学があり、保健師教育課程があることで、修士・博士課程の学生がチームに加わり、朝晩のミーティングの記録、住民への資料づくりを担当してくれました。さらに、安否確認の入力作業は工学系研究科の学生も含めて昼夜の別なく24時間体制で実施してくださったことに心から感謝しています。

「復興には、まず健康。そのためには保健師の存在が大きい」。この言葉は、被災地の支援にあたった専門職から、異口同音に発せられました。しかし、大学で行われる保健師基礎教育は平成23年度のカリキュラム改正でようやく卒業要件から選択制に移行されたにすぎず、今まで被災地で活動できる教育は展開されてこなかったのが現状です。

今回の災害は、千年に一度の大災害であり、「想定外」の言葉が飛びかいました。この想定外の中にありながら、活動を展開できる職業が保健師です。被災地で保健師に必要とされるのは、①暮らしをアセスメントできる力、②被災地を地域診断できる力、③被災地の保健計画作成を担う力と長期間にわたる支援活動ができる体制をつくり、それを支援する力です。復興には"まず健康""いまこそ予防"の重要性を謳った保健計画を作成する。そして支援体制を整え住民のいのちとくらしを守る。ここまでするのが被災地支援の保健師の役割だと考えています。そのためには、保健師に政策形成能力と研究能力が必要です。保健師の基礎教育を修士課程で実施し、能力の高い職業集団として世に送り出す必要があります。そのことがこの被災で、私が心に刻んだことです。

末筆になりますが、なによりも、この度の被災で、心が折れた多くの住民の皆さまが、自己を取り戻す日が1日でも早く来ることをお祈りしています。

また、NPO法人公衆衛生看護研究所、全国保健師活動研究会事務局の呼びかけで駆け付けてくださいました全国の保健師の皆さま、一般社団法人全国保健師教育機関協議会の皆さま、そして保健師を受け入れてくださいました大槌町の町民の皆さまに心から感謝申し上げます。ありがとうございました。

本書は、未曾有の大災害に遭遇した町で行われた全戸家庭訪問のプロセスと結果、提言、また、参加者からのメッセージという多様な側面を持つもの

です。その分、執筆や編集にも時間がかかりました。ご担当くださった明石書店の森本直樹取締役編集局長の的確かつ迅速な編集作業がなければ、とうてい陽の目を見ることはなかったと思います。感謝申し上げます。

　今回の報告書が今後の被災地における保健活動の指針になることを祈念し、編集後記といたします。ありがとうございました。

2012年2月

鈴木るり子

追　記
　本調査に参加した有志で執筆した論文が、日本公衆衛生看護学会学術奨励賞（優秀論文部門）をいただきました。
　これも、調査を快く受け入れてくださった大槌町の方々はじめ多くの方々に支えていただいたおかげです。心から感謝申し上げます。重ねて、亡くなられた方を悼み、さらなる復興をお祈り申し上げます。

　　平成28年度　テーマ：東日本大震災により被災した自治体職員の被災半年後の語りに見られた身体的精神的健康に影響する苦悩を生じた状況
　　　日本公衆衛生看護学会誌 4（1）：21-31，2015
　　平成29年度　テーマ：東日本大震災による津波被災半年後に自治体職員が語った有事の業務と思い～遺体対応に焦点をあてて～
　　　日本公衆衛生看護学会誌 5（1）：47-56，2016

2018年3月

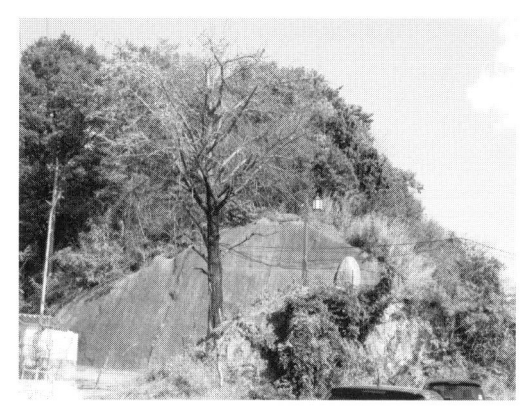

復興のシンボル
津波の後の火災で真っ黒に
焼けた銀杏の木、
10月には丸々とした
実をつけました。

【編著者紹介】
村嶋幸代 (むらしま さちよ)
東京大学大学院医学系研究科健康科学・看護学専攻　教授（地域看護学）
1975年東京大学医学部保健学科卒業。1977年同大学院医学系研究科保健学専攻修士課程修了後、神奈川県立衛生短期大学・聖路加看護大学を経て2001年より現職。保健学博士（東京大学）。
2006年から一般社団法人全国保健師教育機関協議会会長。2009年から日本地域看護学会理事長。日本公衆衛生学会理事。
著書に、『24時間365日安心して暮らし続けられる地域に向けて』（編著、木星社、2012）、『最新保健学講座2　地域看護支援技術』（編著、メヂカルフレンド社、2011）、『2030年　超高齢未来』（分担執筆、東洋経済新報社、2010）など。
　　　［執筆担当］　はじめに、第1章、第3章、第4章第1節第1項、第4章第2節・第3節、第5章第9節、第6章第3節、第7章第1節

鈴木るり子 (すずき るりこ)
岩手看護短期大学・専攻科・地域看護学専攻　教授
岩手県立大学大学院社会福祉研究科修士課程修了（社会福祉学修士）。北海道別海町役場、京都市伏見保所、岩手県大槌町などで保健師として勤務したのち、2004年4月より現職。
一般社団法人全国保健師教育機関協議会理事。大槌町復興まちづくり創造懇談会アドバイザー。
著書に、『地域医療テキスト』（分担執筆、自治医科大学監修、医学書院、2009）など。
　　　［執筆担当］　第2章、第3章、第4章第2節、第5章第1節・第2節・第4節・第9節、第6章第3節、編集後記

岡本玲子 (おかもと れいこ)
岡山大学大学院保健学研究科看護学分野　教授（公衆衛生看護学、地域看護学）
1983年聖路加看護大学卒業後、大阪府保健師として9年間勤務したのち、大阪府立看護短大・大学助手、神戸大学医学部保健学科助教授を経て2007年より現職。看護学博士（東京医科歯科大学）、社会学修士（関西大学）。
一般社団法人全国保健師教育機関協議会副会長、日本地域看護学会理事、日本公衆衛生学会評議員。
著書に、『ヘルスケアに活かすアクションリサーチ』（翻訳、医学書院、2005）、『対応困難な事例に学ぶケアマネジメント』（編著、医学書院、2003）など。
　　　［執筆担当］　第3章、第4章第1節第1項・第2項、第4章第2節、第5章第9節、第6章第3節

【執筆者紹介】（五十音順）

有本梓（ありもと あずさ）東京大学大学院医学系研究科地域看護学分野　［執筆担当］第2章第1節
和泉京子（いずみ きょうこ）大阪府立大学看護学部看護学科　［執筆担当］第6章第1節
岩本里織（いわもと さおり）神戸市看護大学看護学部看護学科　［執筆担当］第3章
上野昌江（うえの まさえ）大阪府立大学看護学部看護学科　［執筆担当］第6章第1節
大澤扶佐子（おおさわ ふさこ）岩手看護短期大学専攻科地域看護学専攻　［執筆担当］第2章、第5章第5節
岡本真澄（おかもと ますみ）東京大学大学院医学系研究科精神保健学分野　［執筆担当］第5章第8節
川上憲人（かわかみ のりと）東京大学大学院医学系研究科精神保健学分野　［執筆担当］第5章第8節
岸恵美子（きし えみこ）帝京大学医療技術学部看護学科　［執筆担当］第3章、第4章第3節、第5章第9節、第6章第3節
草野恵美子（くさの えみこ）千里金蘭大学看護学部看護学科　［執筆担当］第3章
小出恵子（こいで けいこ）岡山大学大学院保健学研究科　［執筆担当］第3章、第4章第1節第1項、第4章第2節、第5章第7節
小坂志保（こさか しほ）東京大学大学院医学系研究科成人看護分野　［執筆担当］第5章第6節
後藤純（ごとう じゅん）東京大学高齢社会総合研究機構　［執筆担当］第5章第3節
齋藤美紀（さいとう みき）川崎医療福祉大学医療福祉学部保健看護学科　［執筆担当］第3章
阪井万裕（さかい まひろ）東京大学大学院医学系研究科地域看護学分野　［執筆担当］報道記事一覧
酒井陽子（さかい ようこ）秋田県立看護衛生学院保健科　［執筆担当］第3章、第7章第3節
佐久間清美（さくま きよみ）愛知県立大学看護学部看護学科　［執筆担当］第5章第7節、第7章第1節
鹿内あずさ（しかない あずさ）天使大学看護栄養学部看護学科　［執筆担当］第4章第4節、第7章第2節
城島哲子（じょうじま のりこ）奈良県立医科大学医学部看護学科　［執筆担当］第3章、第4章第3節、第4章第4節
白井英子（しらい えいこ）天使大学看護栄養学部看護学科　［執筆担当］第7章第2節
多田敏子（ただ としこ）徳島大学大学院ヘルスバイオサイエンス研究部　［執筆担当］第3章、第5章第2節
寺本千恵（てらもと ちえ）東京大学大学院医学系研究科地域看護学分野　［執筆担当］第3章、第4章第1節第1項、第4章第3節
堂本司（どうもと つかさ）東京大学大学院医学系研究科地域看護学分野　［執筆担当］第2章第1節
西垣昌和（にしがき まさかず）東京大学大学院医学系研究科成人看護学分野　［執筆担当］第5章第6節
西田真寿美（にしだ ますみ）岡山大学大学院保健学研究科　［執筆担当］第3章、第4章第2節・第4節
野村美千江（のむら みちえ）愛媛県立医療技術大学保健科学部看護学科　［執筆担当］第3章、第5章第1節
針金佳代子（はりがね かよこ）天使大学看護栄養学部看護学科　［執筆担当］第7章第2節
松岡真紀子（まつおか まきこ）岩手看護短期大学専攻科地域看護学専攻　［執筆担当］第2章
宮内清子（みやうち きよこ）愛媛県立医療技術大学保健科学部　［執筆担当］第5章第1節
柳瀬裕貴（やなせ ひろき）東京大学大学院医学系研究科地域看護学分野　［執筆担当］第2章第1節

大槌町　保健師による全戸家庭訪問と被災地復興
―― 東日本大震災後の健康調査から見えてきたこと

2012年3月15日　初版第1刷発行
2018年3月22日　初版第3刷発行

編著者	村　嶋　幸　代
	鈴　木　るり子
	岡　本　玲　子
発行者	大　江　道　雅
発行所	株式会社　明石書店

〒101-0021　東京都千代田区外神田6-9-5
　　　　　　電　話　03(5818)1171
　　　　　　ＦＡＸ　03(5818)1174
　　　　　　振　替　00100-7-24505
　　　　　　http://www.akashi.co.jp

装幀　荒木慎司
印刷・製本　モリモト印刷株式会社

(定価はカバーに表示してあります)　　　　　ISBN978-4-7503-3556-8

JCOPY 〈(社)出版者著作権管理機構　委託出版物〉
本書の無断複写は著作権法上での例外を除き禁じられています。複写される場合は、そのつど事前に、(社)出版者著作権管理機構（電話 03-3513-6969、FAX 03-3513-6979、e-mail: info@jcopy.or.jp）の許諾を得てください。

新装版 人間と放射線 医療用X線から原発まで
ジョン・W・ゴフマン著、伊藤昭好、今中哲二、海老沢徹、川野眞治、小出裕章、小出三千恵、小林圭二、佐伯和則、瀬尾健、塚谷恒雄訳
●4700円

〈増補〉放射線被爆の歴史 アメリカ原爆開発から福島原発事故まで
中川保雄
●2300円

幻影からの脱出 原発危機と東大話法を越えて
安冨歩
●1600円

原発危機と「東大話法」 傍観者の論理・欺瞞の言語
安冨歩
●1600円

子どもたちのいのちと未来を守るために学ぼう 放射能の危険と人権
福島県教職員組合放射線教育対策委員会/科学技術問題研究会編
●800円

エコ・デモクラシー フクシマ以後、民主主義の再生に向けて
ドミニク・ブール、ケリー・ホワイトサイド著 松尾日出子訳 中原毅志監訳
●2000円

パブリックヘルス 市民が変える医療社会 アメリカ医療改革の現場から
細田満和子
●2600円

原発事故と私たちの権利 被害の法的救済とエネルギー政策転換のために
日本弁護士連合会 公害対策・環境保全委員会編
●2500円

東日本大震災と外国人移住者たち
移民・ディアスポラ研究2 駒井洋監修 鈴木江理子編著
●2800円

3・11後の多文化家族 未来を拓く人びと
川村千鶴子編著
●2500円

チェルノブイリ ある科学哲学者の怒り
ジャン=ピエール・デュピュイ著 永倉千夏子訳
●2500円

若者よ怒れ! これがきみたちの希望の道だ フランス発 90歳と94歳のレジスタンス闘士からのメッセージ
S・エセル、E・モラン著 林昌宏訳
●1000円

フランス発「脱原発」革命 原発大国、エネルギー転換へのシナリオ
B・ドゥヴュ、B・ラポンシュ著 中原毅志訳
●3800円

OECD医療政策白書 費用対効果を考慮した質の高い医療をめざして
《第2回OECD保健大臣会合背景文書》 OECD編著 小林大高、坂巻弘之訳
●3800円

教師・保育士・保健師・相談支援員に役立つ 子どもと家族の援助法 よりよい展開へのヒント
川畑隆
●2200円

市民社会政策論 3・11後の政府・NPO・ボランティアを考えるために
田中弥生
●2300円

〈価格は本体価格です〉

魂を震わせる言葉と、美しい写真の出会い。
いま、すべての日本人の心を揺さぶる写真詩集

私と
あなた
ここに生まれて

和合亮一
写真◎**佐藤秀昭**

四六判／上製／200頁　◎1300円
カラー写真多数収録

東日本大震災直後からツイッターで綴った「詩の礫」が多くの人の共感を呼び、以来震災の意味を問い続けている詩人が書き下ろした鎮魂と再起の言葉。被災地南三陸町在住の写真家とコラボレーションによる写真詩集。

私とあなた
ここに生まれて
ここで
手を結び
ここに　いまは
一人　立ち尽くして
私は　ここに
生きている

話をしよう
風と命と海鳥と
あなたと

あなたの生きた日々を
私は想っています
あなたの涙を
私の頬に流しながら

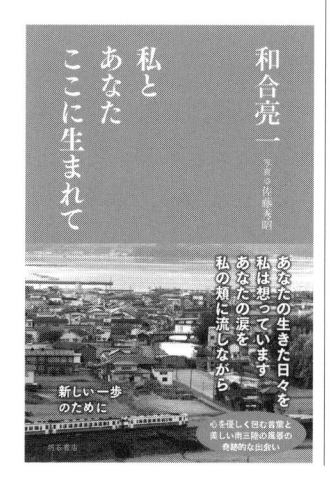

〈価格は本体価格です〉

3・11被災地子ども白書

NPO法人アスイク代表理事
大橋雄介

A5判／並製　◎1600円

東日本大震災発生直後、仙台にて教育支援NPO「アスイク」を立ち上げた著者が、被災地の子どもたちと家族が置かれた現状を丹念に聞き取り調査し、さまざまなデータを駆使して完成した白書。阿部彩氏の解説も含め、子どもへの必要な支援とはなにかを探る。

内容構成

1　調査の概要・目的
2　被災地の概況
　　被災3県の被害概況／学校の被害状況／仮設住宅、借り上げ住宅の状況
3　被災した子どもたちが置かれた現況
　　家庭の経済状態と経済的な逼迫感／親のストレス状態と子どもへの関わり方／子どもと保護者を取り巻く人間関係／生活環境／子どもの状態
4　動き出している支援
　　行政による支援／NPO・NGO等による支援
5　NPO法人アスイクの取り組み
6　総括と今後の課題

「原発避難」論
避難の実像からセカンドタウン、故郷再生まで

山下祐介、開沼博 編著

四六／上製／396頁　◎2200円

原発事故を受け約15万人が福島県内外に避難し、今も帰る見通しが立っていない。置かれた状況は多様であり、問題は複雑化し続けている。長期的避難を前提としたセカンドタウン構想をも視野に入れながら、見えざる難民たちを浮上させ、故郷再生の回路を探る。

内容構成

1章　東日本大震災と原発避難（山下祐介）
2章　ある聞き書きから──原発から追われた町、富岡の記録（山下祐介、吉田耕平、原田峻）
3章　全村避難をめぐって──飯舘村の苦悩と選択（吉田耕平）
4章　原発避難と家族──移動・再会・離散の背景と経験（佐藤彰彦）
5章　原発避難所の役割──ビッグパレットふくしまにおける支援体制の構築（須永将史）
6章　大規模避難団避難とその後──さいたまスーパーアリーナにおける遠方集団避難者／支援者（原田峻）
7章　首都圏への遠方集団避難──「支援者」（原田峻）
7章　「ホットスポット」周辺が生んだ地域再生運動──首都圏・柏から岡山まで（宝田惇史）
8章　いわき市における避難と受け入れの交錯──「オール浜通り」を目指して（高木竜輔）
9章　「難民」として原発避難を考える（開沼博）

〈価格は本体価格です〉